경증 성격병리의 정신치료

Eve Caligor, M.D. · Otto F. Kernberg, M.D. · John F. Clarkin, Ph.D. 지음
최영민 · 방현숙 · 손아영 · 송영옥 · 이선이 · 임유리 · 최지애 옮김

Handbook of Dynamic Psychotherapy for Higher Level Personality Pathology

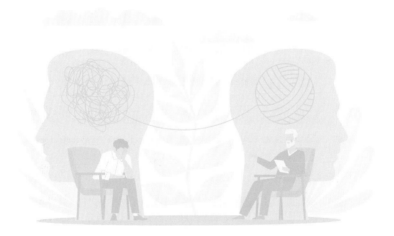

학지사

역자 서문

"시대마다 그 시대에 고유한 주요 질병이 있다."[1] 어느 문화비평가의 표현이다. 그는 21세기를 신경증적이라고 규정하였다. 이를테면 우울증, 경계성 성격장애, 소진증후군 등이 21세기 초의 병리학적 상황을 지배하고 있다고 보았다.

치료 현장에 있는 정신건강의학과 의사의 눈으로 볼 때 21세기는 점차 성격병리가 지배하는 시대로 자리 잡아 가는 것 같다. 세계를 지배하는 여러 정치가를 이야기할 때도 심심치 않게 성격병리라는 표현이 나온다. 멀리 보지 않고 가까운 사회 주변만 둘러보아도 다양한 성격병리에 의한 문제점을 어렵지 않게 접하게 된다. 세계의 많은 사회가 성격병리로 서서히 물들어 가는 것 같다.

아직까지 성격병리에 잘 듣는 치료약은 없기 때문에 주로 정신치료에 의존할 수밖에 없다. 성격병리는 어려서부터 오랫동안 형성되어 쉽게 변하기 어렵다. 뿐만 아니라 정작 본인은 문제를 인정하지 않고 치료의 도움을 잘 구하지 않는다. 정신치료 자체가 시작되기 어렵다는 뜻이다. 막상 정신치료가 시작된다 하더라도 또 다른 어려움에 부딪히게 된다. 성격병리를 가진 환자들은 하나의 단일 그룹으로 보기에는 심리기능의 차이가 너무 천차만별이기 때문이다. 효과적인 정신치료를 위해서는 각 환자에게 맞는 적절한 치료적 접

---

1) 『피로사회』(2012, 한병철 저, 문학과 지성사)

근이 필요하다는 것을 의미한다. 비교적 경한 성격병리를 가진 환자군과 보다 심한 성격병리를 가진 환자군을 구분하려는 것도 이런 이유 때문이다. 심한 병리를 가진 중증 환자군의 정신치료는 쉽지 않다. 안정된 치료동맹을 맺기도 어렵고 치료 과정 중에 많은 어려움을 겪게 된다. 무엇보다 3~5년 이상의 긴 치료과정을 요하는 경우가 일반적이다. 반면에 경증 성격병리를 가진 환자들은 보다 안정된 치료과정과 상대적으로 짧은 기간의 치료에 의해 많은 도움을 받을 수 있다.

이 책은 경증 성격병리를 가진 환자들을 위한 역동적 정신치료 핸드북이다. 경증 성격병리 환자에 대한 세밀한 설명과 함께 이들을 위한 역동적 정신치료가 어떻게 시행되는지에 대한 설명을 매우 자세하게 제시하였다. 역동적 정신치료 지침서답게, 치료를 전체적으로 구조화하고 치료 목적에 도달할 수 있도록 어떻게 치료 전략을 수립하는지부터 매 회기 매 순간 치료자가 어떻게 환자와 상호작용하며 치료적으로 개입하는지에 대한 기법의 설명에 이르기까지 꽤 자세하게 기술하였다. 단순한 이론적 설명이 아니라 풍부한 임상 사례가 곁들여 있어 마치 상담 현장에서 임상 실습을 하는 느낌을 준다. 당연히 이 책은 상담과 치료 현장에 있는 모든 상담자와 치료자를 위한 핸드북이다. 물론 상담 공부를 하거나 관심을 갖고 있는 학생들에게도 많은 도움을 줄 것이다.

최대한 내용이 손상되는 일 없이 생생하면서도 쉽게 전달되기를 바라면서 역자 모두 힘든 수고를 아끼지 않았다. 독자를 위한 뚜렷한 목표가 있었기에 가능한 일이었다. 서로를 아끼고 배려하면서 힘들고 고된 작업을 기쁘고 신나고 아름다운 시간들로 만들어 준 방현숙 선생님, 손아영 선생님, 송영옥 선생님, 이선이 선생님, 임유리 선생님, 최지애 선생님 그리고 함께 수고해 준 김혜순 선생님, 엄혜상 선생님께 깊은 감사를 드린다.

대표 역자
최영민

저자 서문

이 책은 성격병리 중 어떤 특정한 형태의 정신역동적 치료에 대해 설명하고 있다. 우리는 그것을 DPHP(Dynamic Psychotherapy for Higher level Personality pathology, 경증 성격병리에 대한 역동적 정신치료)라고 말한다. 현대의 정신역동적 대상관계 이론을 기반으로 하는 이 치료는, 개인의 심리적 삶이 내적 대상관계라고도 불리는 내적 관계 양상을 중심으로 체계화되는 방식에 초점을 둔다. 이 치료에서 우리는 환자의 현재의 관계에서 나타나는 그의 내적 관계 양상을 탐색하고 최종적으로 수정한다. 대상관계 이론에 비교적 친숙하지 않은 독자들을 위해, 이 책의 처음 세 개 장을 이 치료의 기초가 되는 대상관계 이론을 소개하는 것에 할애했다.

이 책에서 설명된 치료 모델은 전이초점 정신치료(Transference-Focused Psychotherapy: TFP)에서 발전한 것이다. TFP는 경계성 성격장애의 정신역동적 치료로, 샌퍼드 웨일 코넬 의과대학 성격장애연구소에서 개발되고, 실제적으로 검증되어 왔다. TFP는 장기 정신역동치료 중에서 다음과 같은 독특한 특징이 있다. ① 특정 형태의 정신병리를 치료하기 위해 개발되었고, ② TFP의 기법은 치료 매뉴얼에 명확하게 기술되며, ③ TFP는 실증적으로 연구되어 왔다.

컬럼비아 대학교의 정신분석 교육연구소에서 TFP를 가르치는 동안, 우리는 경증 성격병리에 적합한 치료가 없다는 사실을 발견했다. 이 책은 그 간극을 메우고, TFP 매뉴얼에 대한 동반 서적으로서의 역할을 한다. 동시에 이 핸드북과 TFP의 매뉴얼은 대상관계 이론에 대한 포괄적인 설명을 제공하는데, 이 이론은 통합된 성격 모델을 내포하면서 성격장애를 가진 환자 치료의 기반이 된다.

이 책은 숙련된 임상가들뿐만 아니라 정신치료에 관심 있는 학생들을 위해서 쓰였다. 우리는 가능한 한 명확하고 구체적인 치료법을 설명하고 있지만, 이러한 종류의 책이 더 유용하게 사용되려면 좀 더 정교할 필요가 있다는 것에는 의문의 여지가 없다. 우리는 역동 정신치료를 처음 배우는 사람들에게 도움을 주기 위해, DPHP의 기본 요소들뿐 아니라 기본 이론들을 명확하고 구체적으로 설명하였다. 우리는 DPHP의 목표, 전략, 그리고 전술을 설명함으로써 치료를 정의하는 기법적 접근의 근거를 독자들이 이해하도록 돕고, 풍부한 임상 자료를 통해 실례를 들어 설명하였다. 숙련된 임상가들을 위해서, 성격병리와 정신역동치료에 대한 현대 정신역동적 접근법을 통합적이고, 어느 정도는 혁신적인 종합체로 제공하였다. 우리는 임상가들이 자세히 읽고 여기에 우리가 설명한 접근법을 포함하여 자기만의 방식과 임상적 경험, 그리고 환자군에 따라 유연한 방식으로 이 접근법을 실행하기를 바란다.

특정 주제를 더 깊게 이해하기를 원하는 독자들을 위해, 우리는 각 장의 끝에 참고 도서를 남겨 놓았다. 우리는 앞 장에서 소개한 개념을 비교적 접근하기 쉽도록 상세하게 설명해 주는 도서와 특정 주제를 이해하는 데 많은 도움을 주는 좀 더 어렵고 정교한 도서 모두를 가능한 한 많이 포함시켰다.

공동의 노력이 있었기에 이 치료법과 이 책이 개발될 수 있었다. 우리는 샌퍼드 웨일 코넬 의과대학의 성격장애연구소와 컬럼비아 대학교의 정신분석 교육연구소의 합작인 연구단체에서 시작되었다. 참여자는 (알파벳순으로) Drs. Elizabeth Auchincloss, Eve Caligor, John Clarkin, Diana Diamond, Eric Fertuck, Pamela Foelsch, Otto Kernberg, Frank Yeomans이다. 컬럼비아 대학교의 정신분석 교육연구소의 지원자들과 뉴욕 정신건강의학과 협회의 수련의들이 우리의 접근방식을 공유하면서 우리의 생각을 좀 더 발전시켰

다. 두 그룹 학생들의 사려 깊은 질문들과 비판들은 이 책에 제시된 개념들이
발전하는 데 큰 기여를 하였다.

또한 우리는 자신들의 시간과 전문성을 아낌없이 제공해 준 동료들의 헌신
에 감사한다. Drs. Lucy LaFarge와 Steven Roose는 그동안 원고의 목차 형성
에 도움을 주었고, Drs. Daniel Richter와 Bret Rutherford는 이 책의 초기 초안
에 사려 깊은 논평을 해 주었다. Ms. Gina Atkinson은 편집을 도와주었다.

독자는 이 책의 목차들이 시간적인 순서, 즉 예를 들어 평가 및 시작 단계
에서 시작해서 종결로 이동하는 순서로 구성되지 않았다는 것을 알게 될 것
이다. 대신에, 우리의 치료법을 독자들이 가능한 한 가장 잘 이해할 수 있는
방식으로 목차의 순서를 선택하고 책을 구성했다. 우리가 우선적으로 강조
한 것은 '이럴 때 내가 무엇을 해야 하는가?'에 대한 특정 질문에 답하는 것이
아니다. 오히려 우리의 목적은 '지금 무엇을 할지 결정하는 데 있어서 어떻게
체계적으로 접근할 것인가?'라는 질문에 독자 스스로 대답할 수 있도록 하는
것이다.

이 책은 세 부분으로 나뉜다. 서론 후에, 이 책의 첫 번째 부분은 성격과 성
격병리에 대한 우리의 이론적 모델을 다룬다. 우리는 이론에 대한 철저한 소
개로 시작한다. 왜냐하면 이 책에서 설명하는 치료법을 적용하는 방법을 배
우는 데 있어 아주 필수적이지는 않지만, 성격병리 및 정신기능에 대한 우리
모델에 대한 철저한 이해는 매우 귀중한 기반이 되기 때문이다.

이 책의 두 번째 부분은 치료에 대한 자세한 설명을 제공한다. 이 부분은
DPHP의 기본 요소들과 우리의 모델로 치료가 어떻게 진행되는가에 대한 소
개와 개요로 시작한다. 다음으로 우리는 전체적으로 치료법을 조직화하는
DPHP의 전략들을 소개하고, 다음 장에서 소개할 정신치료적 기법의 담아내
기와 정신치료적 기법의 전략 역할을 하는 치료 설정에 대해서 설명한다. 이
부분의 마지막 두 장에서는, 치료자가 각 회기마다 순간순간 사용해야 하는
기법들, 치료자가 언제 어떻게 개입해야 할지를 안내하는 전술들, 치료의 특

수한 기법적 특징들을 다룬다.

이 책의 세 번째이면서 마지막 부분에서는, 평가와 특수한 상황들을 다룬다. 치료는 평가를 시작으로 하지만, 우리는 평가에 대해 설명하는 장을 책의 후반부에 기술하였다. 왜냐하면 환자의 평가와 치료 계획과 관련하여 합리적으로 결정하는 것은 성격병리와 정신치료에 대한 명확한 이해를 바탕으로 하기 때문이다. 환자 평가를 다룬 후에, 우리는 치료의 다른 국면인 특수한 문제를 논의한다. 우리는 DPHP의 약물관리와 다른 형태의 치료의 조합을 설명하는 장으로 끝을 맺는다.

본문으로 돌아가기 전에 우리는 이 책에 쓰인 임상 자료의 특성에 대해 말하고자 한다. 임상 상황에 대해 글을 쓸 때 저자는 실생활의 임상 자료를 제공하고 싶은 욕망과 환자의 비밀을 보호해야 할 필요성 사이에서 항상 갈등한다. 우리는 환자의 신원을 변형했음에도 환자의 비밀보장을 존중하면서 정확하게 임상 자료를 제시한다는 것은 불가능하다고 생각한다. 적어도 치료회기에서 인용된 환자는 그 임상 자료를 인지하게 된다. 결과적으로 이 책에서는 실제 환자 또는 실제 임상 자료를 선택하지 않았다. 우리가 제시하는 각 임상 사례들은 우리가 수년에 걸쳐서 치료했거나 치료감독을 한 사례를 합성한 것이다.

마지막으로, 독자들은 '그녀' 또는 '그녀 혹은 그'라고 정확하게 표현해도 좋은 경우에도, 우리가 '그'라고 표현하는 것을 알아챌 것이다. 우리가 이런 선택에 전적으로 만족하는 것은 아니지만, 어려운 자료들을 상대적으로 더 쉽게 읽히려는 목적으로 가능한 한 남성대명사를 명확하고 일관되게 사용했다.

차례

제1부

⋮

경증 성격병리의 이론적 이해

제3부

환자 평가, 치료 단계 및 기타 치료들과 DPHP의 병합요법

제1장
서론과 개요

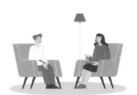

    이 책의 목적은 일차적으로 정신역동적 정신치료를 하는 임상가들이 유용하게 쓸 수 있는 정신치료적 방법과 기법들을 제시하여 정신치료의 교과서로 사용되기를 바라는 것이다. 이와 함께, 정신치료에 관한 임상 훈련과 연구에서도 사용될 수 있도록 충분히 명료하고 잘 구조화된 특정한 치료 매뉴얼(Caligor 2005)을 제시하려는 것 또한 이 책의 중요한 목적이다.

    이 핸드북은 경중 성격병리의 특징을 보이는 완고하고 부적응적인 성격 특성을 이해하고 치료하는 현대 정신역동적인 접근방법을 소개하려고 한다.[1]

---

1) 역자 주: 경중 성격병리(higher level personality pathology)는 성격장애 환자들을 그냥 하나의 단일한 그룹으로 간주하기엔 그들의 심리기능의 차이가 너무나 천차만별이다. 그래서 효과적인 정신치료를 하려면 각 성격병리를 가진 환자에 따라 매우 다양하게 접근해야만 한다. 실제 임상 현장에서 부딪히는 이런 어려움 때문에, 성격병리는 어느 정도 기능이 좋은 경중인 경우와, 보다 심하고 기능이 떨어지는 경우로 분류되었다. 경중 성격병리는 성격병리를 가진 환자군 중에서 상대적으로 건강한 집단에 속하는 환자들이 보이는 가벼운 성격병리라고 할 수 있다. 저자들이 경중 성격병리를 따로 분류하려는 이유는, 이 성격병리를 가진 환자들은 경중 성격병리에 대한 역동적

치료는 주 2회로 진행하였으며, 치료기간은 1~4년이 소요된 비교적 장기간에 걸친 정신역동적 치료로 진행되었다. 모든 치료자가 어떤 종류의 환자든지 일정한 방식으로 치료할 수 있도록 간략하게 정리된 표준화된 기법을 제시할 수 있으면 좋겠지만, 이런 종류의 치료에선 사실 그런 식으로 축소하거나 표준화하는 것은 거의 불가능한 일이다. 오히려 우리는 다양한 임상 상황에 적용할 수 있는 임상적 원리들을 정의하고 설명하려고 하였다. 그래서 우리가 기술하는 치료가 다양한 환자와 치료자들이 갖는 개인적인 유사점과 차이점을 다 아우를 수 있기를 기대한다.

성격병리를 이해하는 방법은 다양하다. 잘 알려진 방식으로 정신역동적 방법, 신경생물학적 방법, 대인관계적 방식, 인지적 접근 등을 들 수 있다(Lenzenweger and Clarkin 2005). 이 책이 제시하는 치료법은 Kernberg(1975, 1976, 1980, 1984, 1992, 2004a, 2004b)가 발전시킨 성격에 대한 정신역동적 접근에 기반을 두고 있으며, 정신역동적 대상관계 이론에 크게 영향을 받았다. 이 치료 모델을 사용하여 Clarkin, Yeomans, Kernberg가 경계성 성격장애에 대한 정신역동적 치료에 관한 책을 저술하였다(Clarkin et al. 2006). 이 책은 그 책에 대한 동반서적인 셈이다.

환자

다양한 형태의 정신병리를 가진 환자들이 다양한 치료로부터 도움을 받을 수 있다(Beutler et al. 2000). 그렇기 때문에 각 환자는 그가 가지고 있는 정신병리와 심리적 힘에 맞추어 정신치료적 접근이 조정되어야만 한다. 이 책에

정신치료(dynamic psychotherapy for higher level personality pathology: DPHP)라는 적절한 치료에 의해 좋은 결과를 얻을 수 있다고 생각했기 때문이다. 경증 성격병리의 특징적 양상에 대해선 제1장과 제2장을 통해 자세히 설명될 것이다.

기술된 치료는 비교적 좋은 기능 수준을 가진 성격병리(즉, 경증 성격병리)에 맞도록 설계된 치료법이다. 이런 종류의 정신병리를 보이는 환자들은 성격병리를 보이는 많은 환자군 중에서 상대적으로 건강한 집단에 속한다.

DSM−IV−TR(American Psychiatric Association 2000)[2]에서 강조하고 있는 중증 성격장애 환자들과 대조적으로, 경증 성격병리 환자들은 다음과 같은 특징을 보인다.

- 현실의 요구에 적응할 수 있다.
- 비교적 안정된 자기감으로부터 유익을 얻을 수 있다.
- 적어도 몇몇 관계를 맺고 유지할 수 있는 능력이 있다.
- 목표를 추구하고 어느 정도 지속적으로 일할 수 있는 능력이 있다.

그럼에도 불구하고 경증 성격병리를 가진 사람은 핵심적인 기능에서 심각한 어려움을 나타낸다.

- 친밀한 관계를 맺지 못하고 친구관계를 불만족스러워한다.
- 그들이 가진 능력이나 그들이 받은 훈련에 어울리는 수준의 일을 하지 못한다. 아니면 다른 관계나 흥미는 도외시한 채 오직 일에만 몰입하게 된다.
- 그들이 필요할 때 친구나 동료에게 도움을 잘 요청하지 못한다. 또 도움을 주겠다고 해도 그것을 잘 이용하지 못한다.
- 그들이 갖고 있는 능력을 충분히 발휘하지 못한다.
- 흔히 불안과 우울 증상 때문에 힘들어하며 또한 일반적으로 불행하다고 느끼며 삶의 만족감이 저하되어 있다.

---

2) 역자 주: APA에서 DSM−IV−TR의 개정판인 DSM−5(2015, 학지사)를 2013년에 출간하였다.

DPHP의 개요

DPHP(경증 성격병리에 대한 역동적 정신치료)[3]는 현대 정신역동적 대상관계 이론을 임상적으로 적용한 것으로, 경증 성격병리에서 나타나는 특징적 양상인 경직성을 치료하기 위하여 특별히 고안된 것이다. 정신역동적 틀 안에서 볼 때, 성격적인 경직성이나 부적응적인 성격 경향은 환자의 방어 작용으로서 기질적 요소들과 상호작용한 결과로 이해될 수 있다. 방어는 내적인 삶의 고통스럽고 위협적인 측면들을 의식적인 경험으로부터 분리(splitting)시킴으로써 환자로 하여금 그러한 고통과 위협을 피할 수 있게 해 준다. 방어는 이렇듯이 중요한 기능을 하기 때문에 환자는 방어 작용이나 그 기저에 있는 갈등에 대해 쉽게 통찰을 얻을 수 없다.

DPHP는 환자가 그들의 방어 작용이나 심리적 갈등을 깨달을 수 있도록 고안된 것이다. 전반적으로 말하자면 치료자와 환자 사이에 특별한 관계를 형성하여 그러한 관계 속에서 환자의 갈등이 의식으로 나오도록 촉진시키는 것이다. 이렇게 환자의 무의식이 의식으로 표출됨에 따라 환자가 (1) 경직된 방어 작용에 의해 제공되는 기능을 이해할 수 있도록, (2) 방어적으로 분리되어 떨어져 나갔던 내적 삶의 받아들이기 어렵던 부분들을 정서적으로 깨닫고 견뎌 낼 수 있도록, 치료자와 환자는 함께 작업해 나갈 수 있게 된다.

환자가 갈등을 일으키는 자신과 타인에 대한 이미지를 충분히 경험하고 그 이미지들을 의식 수준에서 동화하고 더 많이 이해할수록 경직되게 방어 작용을 유지하려는 환자의 필요성은 줄어들게 된다. 이러한 과정은 환자의

---

3) 역자 주: DPHP는 Dynamic Psychotherapy for Higher Level Personality Pathology의 약자로 경중 성격병리를 가진 환자들을 위한 정신역동적 정신치료를 가리킨다. 앞으로 이 책에선 약자 그대로 DPHP로 표시하였다.

방어 작용에 커다란 유연성을 가져오고, 개인의 경직성을 줄이며, 정서적 경험의 폭과 깊이를 넓혀 줄 것이다. DPHP를 시행할 때 환자의 모든 갈등 영역과 부적응적인 영역을 다루지는 않는다. 그 대신 환자가 호소하는 갈등, 환자와 치료자 사이에 상호 합의된 치료 목표와 연관된 갈등 및 경직성의 부분을 다룬다.

이 치료 작업이 진행되는 속도는 예측하기가 힘들다. 환자 방어의 경직성의 정도와 치료자의 기술적 능력 그리고 환자가 자기 관찰을 하려는 능력이나 마음가짐에 따라 상당히 다양할 수밖에 없다. 따라서 이 핸드북에선 특정한 개입을 4회기에 해야 된다든지 아니면 40회기에 하라는 식으로 제시하지는 않을 것이다. 대신에 기본적인 임상 원리에 근거하여 또 예상되는 진행과 치료 경과를 고려하여 적용할 수 있는 일련의 기법들을 제시할 것이다. 이 치료법은 융통성이 요구되고, 다양한 경과를 가지며, 비교적 긴 치료기간을 요하기 때문에, 독자들이 치료법을 습득하기 쉽도록 치료 목표, 치료 계획, 치료 전략, 그리고 치료 기법들을 명료하게 제시하려고 한다. 치료의 목표와 계획을 이해하고, 동시에 심리기능을 설명하는 이론들을 알고 있으며, 치료를 통한 변화에 대해 이해하고 있는 치료자라면 이 치료를 통하여 가장 좋은 결과를 산출할 수 있을 것이다.

DPHP에서 성격 경직성, 무의식적[4] 갈등, 그리고 내적 대상관계

정신역동적인 관점에서 볼 때, 정신적 갈등은 매우 강력하면서도 심리를

---

4) 저자 주: 무의식이라는 용어는 의식에서 전적으로 닿을 수 없는 심리적인 경험의 측면들을 지칭할 때 Sigmund Freud에 의해 사용된 용어이다. 이러한 용어의 사용은 심리적인 삶에서 방어와 관련하여 억압의 역할을 강조한다. 그러나 이 책에서 우리는 현재 방어적으로 의식에서 분리된 심리적인 경험의 모든 측면들을 지칭하면서 좀 더 일반적인 의미로 이 용어를 사용한다. 그래서 우리가 무의식이라는 용어를 사용할 때 억압된 내적인 경험뿐만 아니라 또한 선택적으로 부주의하거나, 그 중요성이 부정되거나 부인된 사고, 감정, 감각 등을 포함한다.

자극하는 소망이나 욕구, 혹은 공포와 같이 흔히 말하는 **갈등적 동기**로부터 생겨난다. 흔히 갈등을 일으키는 동기들로 성적 욕구, 분노, 가학성, 경쟁, 심리적 힘, 자율성, 그리고 자존감을 들 수 있다. 또한 사랑받고 싶고, 존중받고 싶고, 보살핌을 받고자 하는 소망도 이에 포함된다. 정신역동적인 관점에서 보면, 갈등적 동기는 그것들을 외부로 표현할 경우 고통스럽거나 위협적인 상황에 부딪히기 때문에 의식에서 깨닫지 못하도록 숨겨지게 된다. '내가 못되게 굴면, 나는 나쁜 사람이 될 것이다.' 혹은 '만약 다른 사람에게 사랑이나 도움을 요청하면, 나는 창피를 당할 것이다.' 등과 같이 만약 그것들을 표현할 경우 불안, 죄책감, 공포, 우울, 혹은 수치스러움 등의 불쾌한 감정에 빠지게 될 것이라고 예상한다. 이러한 위협적인 동기들을 의식으로부터 떼어 놓으려는 방어 작용이 성격의 기능에 경직성을 초래하게 된다.

갈등적 동기는 소망하거나 필요로 하는 관계, 혹은 두려워하는 관계의 이미지, 혹은 **내재화된 대상관계 양식**(Kernberg 1992)이란 관점으로 개념화할 수 있다. 예를 들면, '못되게 군다.'는 것은 누군가를 어느 정도 공격하고 피해를 준다는 것으로 경험된다. 반면에 '보살핌을 받고 싶은 소망'은 보살펴 주는 어머니로부터 양육받는 행복하고 의존하는 자기상으로 경험된다. 성격적 경직성은 고통스럽고 위협적인 내재화된 대상관계 양식이나 그와 연관된 감정들을 피하려는 욕구의 관점으로 이해할 수 있다.

정신역동적 대상관계 이론은, 내재화된 대상관계 양식을 핵심적인 정신 기능의 조직자로 본다. 이 관계 양식은 흔히 '내적 대상관계(internal object relations)'로 불리는데, 다른 사람('대상'[5]으로 지칭된다.)과 상호작용하는 자기의 이미지, 그리고 이와 연결되는 특정한 정서 상태로 구성되는 복합체라

---

5) 저자 주: 정신 분석적인 용어에서, 대상이라는 단어는 역사적인 이유로 다소 유감스럽게도, 주체가 관계를 가지는 사람을 지칭한다. 유사하게, 내적 대상이라는 용어는 표상이나 주체의 마음 안에 있는 또 다른 존재를 지칭하기 위해 사용된다.

고 개념화할 수 있다. 흥미로운 것은 다른 여러 이론에서도 유사한 개념들을 찾아볼 수 있다는 점이다. 애착이론에선 거의 같은 심리기능을 하는 심리적 활동의 조직자로 '내적 작동모델(internal working model)'의 중요성을 강조한다(Bretherton 1995; Fonagy 2001). 인지행동 이론에선 인지 도식(cognitive schema)이라고 지칭한다(Beck et al. 1979; Clark et al. 1999). 인지 신경과학적 시각에선 이 구조를 '연관 신경망'(associational neural networks)으로 간주한다(Gabbard 2001; Westen and Gabbard 2002).

Kernberg(1976)는 내적 대상관계가 의미 있는 대상들과의 감정이 실린 상호작용으로부터 유래한다고 생각하였다. 그런 상호작용이 성장과정 중에 내재화되고 영속적인 기억의 구조로 형성된 것이 내적 대상관계라는 것이다. 이런 맥락에서, 구조는 안정되고, 반복적으로 활성화되는, 영속적인 심리기능으로서 개인의 행동과 지각, 그리고 주관적 경험을 조직하는 것을 뜻한다. 비록 과거 관계에 의해 형성되긴 하지만, 그렇다고 내적 대상관계가 의미 있는 대상과 실제 과거 상호작용을 일대일로 상응하게 반영하는 것은 아니다. 그 대신 내적 자기표상과 대상표상은 과거의 실제 관계와 환상의 관계가 합쳐진 것을 반영하며 또한 이 두 측면과 연관된 방어도 포함된다. 비록 시간이 흘러도 내적 대상관계는 비교적 안정적으로 유지되지만 얼마든지 수정될 가능성은 있다.

DPHP의 전략, 전술, 그리고 기법

치료 전략(strategies)은 치료를 전체적으로 구조화하고 치료 목적에 도달하게 하는 데 가장 중요한 원리이다. DPHP에서는 성격적 경직성을 줄이려는 목적을 달성하기 위해서 환자가 현재 호소하고 있는 것의 기저에 있는 내재화된 관계 양상을 치료에서 찾아내고, 탐색하고, 훈습하도록 한다. DPHP에서는 치료자와의 관계를 포함하여 환자의 중요한 현재 관계의 맥락에서 갈등적 관계 양식을 훈습하게 한다. 이러한 모든 과정은 '통찰'과 '치료자와의 관계에서 담아내기(containing) 기능'이라는 두 요소에 달려 있다. 치료 설정과 정신치료적 관계는 모두 무의식적인 갈등과 관계 양상이 의식으로 드러나는 것을 촉진하도록 특별히 고안되었다.

전술(tactics)은 매 회기마다 언제, 어디서, 어떻게 개입할 것인지를 결정하기 위해 치료자가 사용하는 원리이다. DPHP에서 치료자는 매 회기마다 환자의 언어적 그리고 비언어적 소통에서 감정적으로 가장 지배적인 사안이 무엇인지를 파악하며, 치료자가 환자와 상호작용하면서 경험하는 치료자의 감정이 이를 뒷받침한다. 감정적으로 두드러진 사안 혹은 '우선적 주제'를 파악하면, 치료자는 이를 이 주제가 대변하는 지배적인 무의식적 갈등과 연관 짓고, 이 갈등과 관련된 자기표상과 대상표상을 그릴 수 있다.

일단 갈등의 윤곽이 분명해지면, 경험의 의식적 측면으로부터 의식에 보다 접근하기 어려운 측면으로, 또 방어로부터 근본적인 갈등적 관계 양상으로 이동하면서, 그러한 갈등을 체계적으로 탐색하게 된다. 갈등이 치료의 초점이 됨에 따라, 치료자는 갈등을 환자의 현재 호소 및 치료 목표와 연관하여 해석하게 된다.

DPHP의 어떤 회기에서든, 감정적으로 지배적인 주제는 치료자와의 관계나 치료자 이외의 관계에서 찾을 수 있다. 치료가 진행됨에 따라, 흔히 치료자와의 관계에 더욱 초점이 맞춰지는데, 이것은 과거와 현재의 다른 중요한 관계와 연결된다. (1) 전이, (2) 현재 관계, (3) 과거 성장과정에서 중요했던 과거 관계로 구성되는 '삼각형'(Malan 2004)은 환자의 현재 내적 대상관계와 무의식적인 갈등을 들여다볼 수 있는 창문 역할을 한다.

기법(techniques)은 치료자가 환자와 상호작용하면서 사용하는 치료적 도구로서, 환자에 대해 경청을 하든 치료적으로 개입을 하든지 매 회기 매 순간마다 치료자가 사용하는 특정한 방법이다. DPHP 치료자에 의해 사용되는 기법들은 다음과 같다.

- 담아내기
- 역전이를 활용하기
- 저항의 분석
- 심리적 갈등에 대한 해석
- 특별한 형태의 정신치료적 '경청'

DPHP에서는 격려나 충고 같은 지지적 기법은 사용하지 않는다. DPHP에서 지지적 기법을 사용하는 것은 치료적 중립성으로부터 일탈(deviation)을 나타낸다.

어떤 환자에게 어떤 치료를 할 것인가

경증 성격병리 환자는 예후가 좋으며, 지지정신치료와 단기역동 초점 치료부터 정신분석에 이르기까지 다양한 정신역동치료로부터 도움을 받을 수 있다. 지지치료와 단기역동에 기반하는 치료는 특정 부분에 초점을 두는 치료로서 상대적으로 빠른 증상 해소에 초점을 두는 반면, 기저에 있는 성격에 목표를 두진 않는다. 이와 대조적으로 정신분석은 수년 이상에 걸친 집중적인 치료를 통하여 모든 무의식적 갈등의 중요 영역들을 훈습할 수 있는 기회를 제공함으로써 비교적 포괄적인 방식으로 환자의 성격을 수정하는 것을 목표로 한다.

정신분석과 마찬가지로, 이 책에 기술된 DPHP는 성격의 경직성을 수정하기 위해 고안되었다. 하지만 정신분석과의 차이점은 DPHP는 갈등의 특정한 영역에 초점을 둔다는 것과 정신분석에서 하듯이 전이 해석에 지나치게 매달리지 않는다는 점이다. 전형적인 정신분석의 목표와 기법을 수정함으로써, DPHP는 정신분석에 비해 보다 짧은 기간(보통 1~4년)이 소요되고 덜 집중적으로(주 2회 치료) 시행하는 것이 가능하다.

현재 기분장애나 불안장애를 가진 경중 성격병리 환자는 인지행동치료 (cognitive-behavioral therapy: CBT), 대인관계 치료(interpersonal therapy: IPT)와 단기역동 정신치료(short-term psychodynamic psychotherapy: STDP) (Lambert and Ogles 2004)그리고 약물에 의해 도움을 받을 수 있다. 이러한 치료들은 불안장애나 우울증을 치료하기 위해 특별히 고안된 것들이다. 단기역동 정신치료는 정신역동치료의 원리에 기반을 두지만 제한된 시간 동안 행해지는 치료로서 특정한 증상이나 갈등 혹은 관계 양상에 대해 행해진다. 인지행동치료나 대인관계 치료는 정신역동치료가 아니다. 이 둘은 다양한 형태의 환경 자극에 대한 각 개인의 반응 양상에 초점을 둔다. 인지행동치료는 반복되는 부적응적인 행동과 인지양상에 초점을 두고 그것을 수정하려고 한다. 대인관계 정신치료는 부적응적인 대인관계 패턴에 초점을 두고 수정하려고 한다. 그래서 환자의 현재 대인관계를 향상시키는 것이 목적이다.

각 환자마다 어떤 종류의 정신치료가 가장 적합한가 하는 질문은 매우 중요하면서도 논쟁의 여지가 있는 부분이다. 경험을 통해 볼 때, 경중 성격병리 환자로 확인된 경우, 증상 개선을 목표로 할 것인지 아니면 부적응적인 성격 경향의 개선을 목표로 할 것인지를 판단하는 것이 혼란스러울 때가 많다. 모든 환자가 다 그런 것은 아니지만, 많은 경우 경중 성격병리 환자는 증상을 경감하기 위해서 처음 치료를 받으러 오기 때문에 어떤 치료가 필요한지 명확한 생각과 판단이 필요하다. 치료 목표가 명확해지면 그에 적합한 치료 계획을 세우는 것이 중요하다. 치료자는 치료를 시작하기 전에 환자가 치료 계획을 충분히 이해하고 그에 동의하게끔 하여야 한다. 치료 계획을 세울 때, 증상을 해소하는 것을 목표로 하는 치료를 할 것인지 혹은 DPHP의 경우와 같이 성격적 경직성을 해소하는 것을 목표로 하는 치료를 할 것인지를 구분할 필요가 있다.

우울장애, 불안장애, 물질남용, 섭식장애, 성기능장애 등과 같은 질환의 치료에 DPHP가 가장 효율적인 최선의 치료법이라고 생각하지 않는다. 그와 동시에 그러한 질병에 대한 일반적인 치료법들은 그 질병의 기저에 있는 성격 구조를 치료하기 위해 고안된 것이 아니라는 것도 분명하다. 그렇기 때문에, 경증 성격병리 환자가 어떤 증상을 가지고 있고 그 증상에 대해 이미 입증된 치료법이 확립되어 있는 경우, 최적의 치료법을 찾기 위해서 어떤 치료목표를 설정할 것인지 또 환자에게 어떤 가능한 치료들이 제공될 수 있는지 등에 대한 솔직하고 폭넓은 논의가 이뤄져야 한다. 보통 대중적 증상치료와 DPHP를 순차적으로 혹은 동시에 시행하는 것이 환자의 요구를 가장 만족시키는 최선의 치료이자 실제적인 해결책이 된다. DPHP와 약물치료 혹은 다른 형태의 치료를 결합하여 같이 시행하는 것에 대해 제11장에서 다룰 것이다.

　도움을 요청하는 성격병리 환자들이 모두 DPHP와 같은 비교적 장기간에 걸쳐 집중적으로 행해지는 치료에 관심을 보이는 것은 아니다. 상대적으로 경한 성격병리를 가진 환자들은 DPHP가 필요하지 않을 수 있다. DPHP를 선택할지 여부는 각 환자가 치료자와 지속적인 논의를 하면서 결정할 일이다. 그렇지만 경증 성격병리 치료에 관심을 보이는 대부분의 환자들에게 우리는 DPHP를 권유한다. 우리는 DPHP가 폭넓은 환자들에게 부적응적인 성격 기능을 수정하여 그들의 삶의 질을 영속적으로 향상시킬 수 있는 기회를 제공한다고 믿는다.

참고 도서

Clarkin JO, Yeomans FO, Kernberg OF: Psychotherapy for Borderline Personality. Washington, DC, American Psychiatric Publishing, 2006

Gabbard GO: What can neuroscience teach us about transference? Can J Psychoanal 9:1–18, 2001

Kernberg OF: Psychoanalytic object relations theories, in Contemporary Controversies in Psychoanalytic Theory, Techniques, and Their Applications. New Haven, CT, Yale University Press, 2004, pp 26-47

Leichsenring F, Leibing E: The effectiveness of psychodynamic therapy and cognitive behavior therapy in the treatment of personality disorders: a meta-analysis. Am J Psychiatry 160:1223-1232, 2003

Ogden TH: Internal object relations, in Matrix of the Mind: Object Relations and the Psychoanalytic Dialogue (1986). Northvale, NJ, Jason Aronson, 1993, pp 133-165

Rockland L: Supportive Therapy: A Psychodynamic Approach. New York, Basic Books, 1989

Sandler J, Sandler AM: A theory of internal object relations, in Internal Objects Revisited. Madison, CT, International Universities Press, 1998, pp 121-140

제1부

경증 성격병리의 이론적 이해

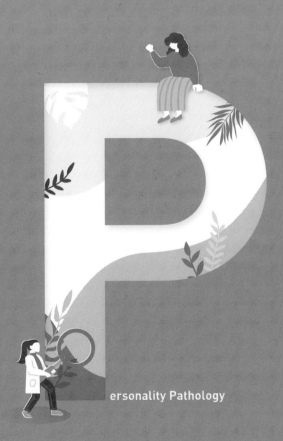

ersonality Pathology

제2장
개괄적 소개

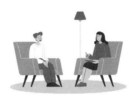

　이번 장에서는 성격 및 성격병리에 대한 정신역동적 접근에 대해 소개하려고 한다. 제2장에서는 DPHP(경중 성격병리에 대한 역동적 정신치료)로 치료할 수 있는 정신병리를 소개하고, 이 치료에 가장 알맞은 환자들에 대해 정의한다. 특히 경중 성격병리의 특징인 경직성에 초점을 맞추고 이 환자들에게 나타나는 경직된 성격의 임상 양상을 살펴본다. 또한 성격적 경직성과 관련되어 나타나는 방어기제의 종류에 대해서도 알아본다. 마지막으로 성격병리에 있어 무의식적 갈등이 어떤 것인지 그리고 무의식적 갈등과 내적 대상관계의 관련성에 대해 개괄적으로 다루려고 한다.

성격과 성격병리

성격 및 성격병리의 정의

성격이란 개인의 특성으로서 행동, 인지, 정서, 동기 및 타인과의 관계에서 지속적인/일관된 양상으로 나타나는 역동적 구조를 의미한다. 한 개인의 성격은 자기와 세계에 대한 경험에 있어 내재된 요소이기 때문에 그 자신은 다른 방식의 경험이 가능하리라고는 상상하기조차 어렵다. 개인의 성격을 구성하는 행동, 인지, 정서, 대인관계의 체계적 양상을 일컬어 성격 **특성**(personality trait)이라고 한다. 기질적인 요소보다는 주로 심리적, 발달적으로 결정되는 성격의 측면을 지칭할 때 정신역동 임상가들은 **성격 특성**(character trait)이라는 단어를 사용한다.

성격의 정의에는 다음과 같은 것들이 포함된다. (1) 성격 특성의 본질 및 구조의 수준, (2) 상황에 따라 활성화되는 성격 특성의 유연성 및 경직성의 정도, (3) 성격 특성의 적응성 및 기능을 저해하고 고통을 유발하는 정도, (4) 한 개인의 윤리적 가치 및 이상의 본질, (5) 심리사회적 스트레스에 적응하는(혹은 적응에 실패하는) 관습적 태도 등이다. 이렇게 직접적으로 관찰 가능한 성격 기능의 요소들은 성격 및 성격병리의 **기술적인**(descriptive) 특징을 구성한다.

정상 성격에서 성격 특성은 극단적이지 않으며 서로 다른 상황에서 유연하고 적응적으로 활용된다. 이런 관점에서 한 개인이 특정한 성격 '양식'(예를 들어, 강박성, 연극성 등)을 가졌다고 말할 수 있으며 이는 정신병리와 상관없이 가능한 기술이다. 상황에 따른 성격 특성이 극단으로 치우치고 더 경직될수록 성격 기능은 정상에서 점차 병리적 정도가 심해지게 되며 가장 심한 경우 성격 특성은 매우 적응성이 떨어지고 기능에 장애를 일으키게 된다. 성격병리의 정도가 어떻든지 간에 성격병리는 어느 정도의 정서적 고통 혹은 사회적·직업적 기능의 장애를 초래한다. 성격병리는 성인기 초기에 시작되며 시간이 흘러도 대체로 일정하게 유지된다.

　주로 심리적으로 기원하며 적응성이 떨어지고 경직된 방어기제를 나타내는 성격 측면을 다루는 것이 DPHP의 목표다. 그러나 성격의 모든 경직성이 심리적인 것은 아니다. 오히려 성격의 많은 측면, 예를 들어 수줍음, 자극 추구 성향 등은 유전적인 기반의 기질적 요소다. 또한 성격(character)의 경직성을 나타내는 것처럼 보이는 성격 특성, 예를 들어 우울한 인상, 불안을 반추하는 성향 등은 진단되지 않은 정동장애나 불안장애의 증상일 수도 있다.

성격 및 성격병리의 정신역동적 기술

　정신역동적 관점에서 통합적으로 성격병리를 기술하기 위해서는 다음과 같은 요소가 포함되어야 한다. (1) 질병에 대한 **기술적**(descriptgive) 특성, (2) 기술적 특성의 기저에 있는 **구조적** 심리 조직에 대한 서술, (3) 환자 성격의 기술적/구조적 특성에 의미를 부여하는 **정신역동** 이론 등이다. 기술적 특성의 평가를 통해 환자가 현재 겪고 있는 고통, 어려움, 적응성이 떨어지는 성격 특성, 중요한 타인과의 관계 양상에 대해 파악할 수 있으며 이를 통해 기술적인 진단[즉, DSM-IV-TR(American Psychiatric Association 2000)의 진단 기준에 의한]을 내릴 수 있다. 구조적인 서술(이는 이번 장에서뿐만 아니라 제9장 '환자 평가와 감별 치료 계획'에서도 소개할 것이다.)을 통해서는 환자 자신에 대한 경험, 중요한 타인과의 경험, 대상관계, 방어기제, 현실 검증력을 평가하여 성격병리의 중증도를 알아볼 수 있다(Kernberg 1984). 기술적 평가와 구조적 평가를 통합함으로써 임상가는 환자의 객관적/주관적 어려움을 명확하게 인지하며, 진단을 내리고 치료 계획을 세울 때 필요한 정보를 얻게 된다.

　비록 기술적/구조적 평가가 진단을 내리기에 충분하다고 할지라도, 통합적으로 정신병리에 대해 정신역동적 기술을 하기 위해서는 질병의 기저에 있는 무의식적 동기, 심리적인 갈등에 대한 이해 역시 필요하다. 이는 마음에 대한 정신역동적 모델과 정신역동적 치료가 '사람들이 행동하고 느끼는 것의 상당 부분에는 무의식적인 동기가 있다.'는 개념을 가지고 있기 때문이다. 정신역동치료자는 환자의 주된 감정 및 행동의 기저에 있는 무의식적 갈등을 밝혀냄으로써 환자가 치료받기를 원하는, 비이성적으로 보이는 고통의 의미를 알게 된다. 그리고 기저의 의미와 동기에 대해 탐색하고 훈습(working through)하면서 정신역동치료자는 환자가 더 많은 유연성을 발휘하고 적응할 수 있도록 돕게 된다.

경증 성격병리

이 책에서 소개하는 치료는 융통성 없고 적응력이 떨어지는 성격 특성으로 드러나는 성격 경직성, 즉 경증 성격병리를 가진 환자들을 위해 고안되었다. 이번 장에서는 이 환자군을 세 가지 서로 다른 관점에서 정의할 것이다. 제일 먼저, 진단을 내릴 때 고려할 점을 살펴보고, 뒤이어 경증 성격병리의 기술적 특징, 특히 적응성이 떨어지는 성격 특성에 초점을 맞춰서 상세히 설명한다. 마지막으로 이 환자군을 Kernberg(1984)의 정신역동적 · 구조적 접근을 통한 성격병리 분류를 이용하여 어떻게 정의할 수 있을지 논의하려고 한다.

경증 성격병리의 진단적 특징

DPHP는 성격병리를 가진 이들 중에서도 상대적으로 건강한 이들을 위한 치료다. 이들 중 일부는 DSM-IV-TR의 성격장애 진단 기준을 만족할 수 있으나, 대다수는 만족하지 않는다. 그러나 경증 성격병리 환자들의 대부분은 임상적으로는 의미 있는 수준의 고통이 있는데도 DSM-IV-TR '진단 기준에는 미치지 않거나(subthreshold),' DSM-IV-TR의 II축으로는 충분히 다룰 수 없는 병리를 갖고 있다.

DSM-IV-TR의 II축은 성격장애를 범주화해서 진단한다. 각각의 성격장애는 비슷한 성격 특성에 따라 특정 군으로 묶여서 진단 기준이 되며, 특정 성격장애의 진단은 환자가 구체적인 진단 기준의 개수를 만족하면 내려진다(예를 들어, 경계성 성격장애의 경우 아홉 가지 중 다섯 가지 진단 기준을 만족한다). 만족해야 하는 진단 기준의 개수는 다소 임의적으로 정해진 것이며(즉, 특정한 개인이 x개를 만족하면 성격장애를 진단받지만, x-1개를 가진 경우 진단되지 않는다.), DSM-IV 위원회는 진단 기준을 다소 엄격하게 설정한 바 있다(Widiger 1993). 이렇다 보니 경증 성격장애 및 경증 성격병리를 가진 많은 환자들은 DSM-IV-TR의 II축 진단에서 벗어나게 되었다. 다양한 성격병리가 DSM II축의 현재 분류에서 충분히 다뤄지지 못한다는 사실은 많은 이들의 관심을 받고 있다(Westen and Arkowitz-Westen 1998; Widiger and Mullins-Sweatt 2005).

경증 성격병리는 흔하고 또 임상적으로 중요하다. 그러나 Westen과 Arkowitz-Westen(1998)이 238명의 정신건강의학과 의사들 및 심리학자들에게 설문 조사를 한 결과, 임상적으로 유의미한 성격병리를 가진 이들의 60%가 DSM-IV-TR로는 진단되지 않는다고 보고했다. DSM의 성격장애 진단 기준에 미치지 못하는 병리도 정신 건강과 사회 적응에 부정적 영향을 준다는 증거가 있으며(Skodol et al. 2005; Widiger 1993), 정상 성격 특성의 연속선상에 성격병리가 있다고 보는 관점의 연구에 따르면 적응력이 조금 떨어지는 성격 기능도 적응과 삶의 질에 악영향을 미칠 수 있는 것으로 보고되었다(Costa and Widiger 1994; Kendler et al. 2004).

일부 경증 성격병리 환자들은 DSM-IV-TR의 성격장애 진단 기준을 만족하기도 한다(〈표 2-1〉). 경증 성격병리의 DSM-IV-TR의 II축은 DSM-IV-TR의 강박성 성격장애, DSM-IV-TR 부록 B의 우울성 성격장애, DSM-IV-TR

에서 상대적으로 기능이 좋은 연극성, 회피성, 의존성 성격장애로 구성된다.
나머지 경증 성격병리 환자들은 DSM-IV-TR II축에 제시된 다양한 성격 특
성들을 나타내지만 성격장애로 진단되기에는 그 증상의 개수가 부족하다.
이러한 환자들은 현재 DSM 체계에서는 '진단 기준에 미치지 않는' 성격장
애로 진단되거나, 성격장애 '성향(trait)'이 있는 것으로 진단된다(Oldham and
Skodol 2000). 결국 적응성이 떨어지는 성격 특성을 가지고 있는 많은 경증 성
격병리 환자들은 DSM-IV-TR 진단 체계에서 제대로 기술되지 않은 채로 임
상 현장에 흔히 존재하게 된다. 그들은 친밀감, 헌신, 수줍음, 낮은 자존감,
타인에 대한 평가절하, 직업적 장애 등의 문제를 가지고 있다.

〈표 2-1〉 경증 성격병리 환자군이 진단받는 DSM-IV-TR의 성격장애

회피성 성격장애
의존성 성격장애
우울성 성격장애 (연구 진단 기준)
연극성 성격장애
강박성 성격장애

『정신분석적 진단 매뉴얼(Psychoanalytic Diagnostic Manual)』(PDM Task
Force 2006)에서는 성격병리 및 성격장애에 대한 현대의 정신분석적 접근방법
을 제공하고 있다. 이 책에서는 많은 현대 정신분석가들이 수용하고 있는 차
원적(dimensional) 관점에서 성격병리를 다루고 가장 흔히 보이는 성격장애를
정신역동적인 관점에서 기술하고 있다. 이러한 정신분석적 진단 틀 안에서 많
은 경증 성격병리 환자들은 '신경증적 성격장애(neurotic personality disorder)'
그룹으로 분류된다. 신경증적 성격장애는 상대적으로 경한 성격장애로 구성
되어 있으며 정상 성격과 연속선상에 있으면서도 성격 양식이 과도하게 경직
된 것이 특징이다. 가장 흔한 신경증적 성격장애에는 강박성 성격장애, 히스

테리성[1]성격장애(연극성 성격장애보다 기능이 좋고 극단적인 면은 적다.), 우울성 성격장애, 우울성-피학성 성격장애가 있다(PDM Task Force 2006).

경증 성격병리의 기술적 특징

경증 성격병리에서 관찰되는 핵심적인 현상은 경직성이다. 성격 경직성은 성격 특성군으로 나타나거나 다양한 상황에서 융통성 없이 활성화되는 특정 성격 '양식'으로 나타난다. 성격 경직성은 심리적 증상의 원인이 되기도 한다. 성격병리에서 말하는 경직성이란 성격 특성들이 다소 적응성이 떨어지거나 환자와 주변 사람들에게 고통을 일으키는 원인임을 뜻한다.

경직된 성격 특성은 주어진 상황에 알맞은지 혹은 적응적인지와 상관없이 자동적이고 반복적으로 활성화되며, 이를 의식적으로 억누르거나 바꾸려고 할 때 보통 불안을 유발한다. 성격 특성은 상황 및 시간과 상관없이 지속적이고 안정적으로 유지되며 경험의 결과, 학습, 새로운 환경, 선택 등에 의해 잘 바뀌지 않는다. 가장 경한 정도에서 이러한 성격 특성은 자아동조적(ego syntonic)일 수 있다. 타인은 이를 인식하지만 정작 경험하는 자신은 문제를 알지 못한다. 성격 경직성이 더 심해지면 성격 특성은 명백히 병리적인 상태가 되며 개인은 자신의 특정 성격 특성이 환경적 요구 및 자신의 욕구를 방해한다는 것을 종종 느끼게 된다. 그러나 성격의 문제를 알게 되고 또 그로 인해 곤란을 겪더라도 스스로 자신을 바꾸기는 매우 어렵다. 주변의 조언을 얻고 스스로 최선의 노력을 다 하는데도 같은 실수가 반복되기 쉽다.

---

1) 역자 주: 정신건강의학과 진단 체계인 DSM에서는 DSM-III부터 히스테리성 성격장애 진단을 연극성 성격장애로 그 명칭을 바꾸었다. 그러나 정신역동적 문헌에서는 히스테리성 성격장애와 연극성 성격장애를 구별하고 있다. 연극성 성격장애와 비교했을 때 히스테리성 성격장애는 오이디푸스기 삼인 관계의 성숙한 대상관계 및 충동 조절이 가능하고 가벼운 방어 수준을 보이므로 이 책에서 다루려고 하는 경증 성격병리에 해당된다.

적응성이 떨어지는 성격 특성뿐 아니라 경중 성격병리는 아주 다양한 증상과도 연관이 있다. 여기에는 신체 증상, 기분장애, 사고장애, 행동의 비정상적인 활성 혹은 억제 등이 있다. 심리적 원인으로 인해 나타나는 흔한 신체 증상으로는 심인성 피로, 전환 증상, 발기 부전이 있다. 기분 증상으로는 불안과 경미한 우울감이 나타난다. 성격 경직성과 흔히 동반되는 인지 증상으로는 건강 염려와 반복적이고 침습적인 후회가 있으며 행동 문제로는 성적인 억제 및 불안을 유발시킬 수 있는 상황을 피하는 것이 나타날 수 있다.

성격 경직성에 대한 임상 사례

사람들과 어울리는 것을 좋아하는 젊은 남성의 사례다. 타인의 호감을 사려고 하는 성향을 갖고 있지만 그 자신은 이런 성격 특성에 대해 잘 알지 못하고 있다. 사실 그동안 딱히 문제가 된 적도 없었다. 문제는 변호사가 된 다음부터였다. 직장 동료들은 그에게 법정에서 상대와 다툴 땐 좀 더 강력하게 대응해야 한다고 지적하였다. 그 스스로도 자신의 행동을 바꿔야 한다고 결심하였다. 매번 법정에 들어서기 전에, "나는 더 강하게 대처해야 돼." 하며 혼자 되뇌었다. 그러나 막상 법정에 들어서서 상대 변호사를 보는 순간 자기도 모르게 불안감에 휩싸였다. 그리고 매번 상냥하고 타협적인 태도를 버리지 못하는 자신을 발견하곤 하였다.

경증 성격병리의 구조적 특징

이 책에서 소개하는 정신병리 및 치료의 모델은 정신역동적 대상관계 이론에 바탕을 둔 Kernberg의 성격장애 이론에서 유래한 것이다(1975, 1976, 1980, 1984, 1992, 2004a, 2004b). Kernberg는 정상 성격 기능 및 성격병리의 기술적 특징 안에 내재해 있는 심리적 '구조'에 초점을 맞추고 있다. 정신역동적 관점에서 말하는 심리적 구조란 특정 상황에서 반복적으로 활성화되는 심리적 기능의 안정되고 일관된 양식을 의미한다. 심리적 구조는 개인의 행동, 지각, 주관적 경험을 조직한다.

Kernberg의 모델에서 내적 대상관계(제1장 '개괄적 소개' 부분에서 소개한 바 있다.)는 가장 기초적인 심리 구조로, 각각은 타인표상과 상호작용하는 자기표상과 그와 연관된 특정한 정동으로 이뤄진다. Kernberg는 연관된 기능을 제공하는 내적 대상관계들이 모여 더 상위의 심리적 구조를 형성한다고 했다. Kernberg는 특히 정체성에 초점을 두어 이를 자신에 대한 경험 및 중요한 타인에 대한 경험으로 이뤄진 상위 심리 구조로 설명하였다(Kernberg 2006). Erikson(1956)의 이론을 바탕으로 Kernberg는 정상 정체성과 대비된 병리적 정체성 형성 과정에 주목하였고 이를 정체성 혼란(identity diffusion)이라고 명명하였다(Akhtar 1992).

정상 정체성에서는 내적 대상관계가 통합되어 있고 안정적이고 일관된 자기감(sense of self)을 형성하고 있으며, 자기 경험의 다른 측면들이 다양한 상황과 감정 상태에 따라 유동적으로 활성화된다. 정상 정체성을 가진 사람은 중요한 타인에 대한 경험 역시 잘 통합되어 있고 안정적이며, 타인의 서로 다른 측면에 대해서도 일관된 '전체' 이미지를 구성할 수 있다. 반면, 정체성 혼란을 겪는 경우 내적 대상관계를 구성하는 자기 경험 및 중요한 타인에 대한 경험은 잘 통합되지 않고 느슨하게 구성되어 있다. 정체성은 일련의 모순된 자기 경험으로 인해 일관되지 않고 불안정하게 형성되며 그 결과 통합되고 일관된 '핵심' 자기감이 없게 된다. 정체성 혼란 상태에서는 중요한 타인과의 경험도 통합되지 않고 분절되며 불안정하다.

Kernberg는 구조적 병리의 정도, 즉 '성격 구조의 수준'에 따라 성격병리를 크게 둘로 나누었다. 더 경한 수준의 환자들은 적응성이 떨어지는 성격 경직성을 보이지만 통합된 정체성을 가지고 있다. 더 심한 수준의 환자들은 임상적으로 유의미한 정체성 병리를 가지고 있으면서 성격 경직성 정도 역시 매우 심하며 적응성이 떨어진다.

더 나아가 Kernberg는 정상적이고 통합된 정체성을 가진 환자들과 그렇지 못한 환자들을 주요 방어기제 및 현실 검증력의 안정성에 따라 분류하였다 (〈표 2-2〉). 요컨대, 성격이 경직되어 적응성이 떨어지더라도 좀 더 건강한 환자들은 (1) 통합된 정체성을 가지고, (2) 주요 방어기제는 더 높은 수준인 억압[2]에 기반하며, (3) 현실 검증력이 정상이다. Kernberg의 분류 체계에서 는 이를 '신경증적 수준의 성격 구조(neurotic level of personality organization: NPO)'로 정의한다. 성격이 경직되어 적응성이 매우 떨어지는 더 심한 환자들 은 (1) 임상적으로 유의미한 정체성 병리가 있고, (2) 주요 방어기제는 더 낮 은 수준인 분리에 기반하며, (3) 평상시에는 대체로 정상이나 타인의 내적 상 태를 정확하게 인지하는 미묘한 부분이 손상되어 변동적인 현실 검증력을 지닌다. 이런 특징을 '경계성 수준의 성격 구조(borderline level of personality organization: BPO)'[3]라 한다.

〈표 2-2〉는 Kernberg의 신경증적/경계성 수준의 성격 구조를 범주화된 양식으로 나타내고 있으나 실제 임상 현장에서 이 진단 체계는 성격병리에 대한 차원적인 평가를 제공한다. 연속선상에서 가장 건강한 쪽에 있는 이들 은 통합된 정체성을 가지고 주로 높은 수준의 방어기제를 사용하며 안정된 현실 검증력을 지닌다. 반면, 연속선상의 극단에 있는 가장 심각한 병리를 보이는 이들은 심한 정체성 병리를 갖고 있고 주로 낮은 수준의 방어기제를 사용하며 불안정한 현실 검증력을 보인다. 그 두 극단 사이에는 다양한 정신

---

2) 저자 주: 방어기제의 분류 및 억압과 분리에 기반을 둔 방어기제의 역할에 대해서는 이 장의 후반 부에 기술하였다.

3) 저자 주: DSM-IV-TR에서 정의하는 경계성 성격장애(borderline personality disorder: BPD)와 경계성 수준의 성격 구조(borderline level of personality organization: BPO)를 확실히 구분해야 한다. BPD는 특정 성격장애로 이는 기술적인 특징들에 기반하여 진단된다. BPO는 구조적 특징 중에서도 특히 정체성 형성 병리에 기반을 둔 더 폭넓은 범주다. BPO 진단에는 DSM-IV-TR의 BPD뿐만 아니라 모든 심한 성격장애가 포함된다. DSM-IV-TR II축 진단 범주와 성격 구조 수준 의 관계에 대해서는 〈표 2-1〉을 참고하라.

〈표 2-2〉 구조적 진단: 성격 구조의 세 가지 수준

	성격 구조의 수준		
	정상	신경증적	경계성
정체성	통합됨	통합됨	잘 통합되지 않음
방어	주로 성숙한 방어기제	주로 억압 기반의 방어기제	주로 분리 기반의 방어기제
경직성	유연하게 적응함	경직됨	매우 경직됨
현실 검증력	안정적, 손상되지 않음	안정적, 손상되지 않음	• 기본적으로는 온전하나 강렬한 정동 상황에서는 손상을 보임 • 타인의 내면을 정확히 읽어 내는 능력이 저하되어 있음

병리들이 존재한다. Kernberg의 분류는 연속된 성격병리의 스펙트럼을 정체성 형성, 방어기제, 현실 검증력을 기준으로 가장 정확하게 개념화한 것이다. 신경증적/경계성 수준의 성격 구조의 경계는 범주화된 것이 아니므로 매우 경한 정도의 정체성 병리가 있으면서 혼합된 특징을 보이는 환자들이 존재한다.

　대상관계의 병리 정도에 따른 Kernberg의 분류 체계와 DSM-IV-TR의 II축 진단을 종합하여 성격병리를 2차원적으로 [그림 2-1]에 나타내었다. Kernberg의 분류상 우리가 정의한 경증 성격병리는 신경증적 수준의 성격 구조를 가진 이들, 그리고 BPO와 NPO의 경계선상에 있는 이들 (즉, 경한 정체성 병리가 있으면서 높은 수준과 낮은 수준의 방어기제를 섞어서 쓰는 환자들)에 해당한다. 반면, DSM-IV-TR의 성격장애로 정의된 환자들 대부분은 Kernberg의 분류에서 경계성 성격 구조에 속한다.

임상 현장에서의 정체성

정상 정체성은 때와 상황이 변해도 자기 경험 및 중요한 타인과의 경험을 연속적으로 할 수 있게 하며 타인에 대한 내적 경험 및 그 속성을 복잡성, 미묘함, 깊이를 포함하여 파악하게 한다. 정상 정체성은 직업적 · 지적 · 유희적 측면에 오랜 시간 동안 스스로를 투자할 수 있게 하며 자기 자신의 가치, 의견, 취향, 신념에 대해 '뚜렷한 자기 의견을 가지게' 한다. 이 책에 소개된 치료는 비교적 통합된 정체성을 가지고 있으면서 성격병리를 보이는 환자들을 위한 것이다. 이 정신치료적 기법은 환자가 통합된 정체성과 함께 기본적으로 심리적 힘이 있다는 전제 위에서 시행되는 것으로, 임상적으로 유의미한 정체성 병리를 가진 환자들은 이런 능력이 결여되어 있을 수 있다. 여기에 더하여 긴 시간의 치료에 스스로를 투자하고 전념하며 자기 관찰 및 자기 성찰의 힘이 잘 발달되어 있고 비교적 쉽게 치료적 관계를 확립하고 유지할 수 있으며 사고의 상징적 본질을 이해하고 적절히 충동 조절을 할 수 있는 능력이 필요하다.

임상적으로 유의미한 정체성 병리를 가진 환자들은 자기 자신과 세상에 대해 현저하게 다른 경험을 한다. 그들의 자기감 및 중요한 타인과의 경험은 시간과 상황에 따라 분절되어 있으며 불안정하다. 이런 환자들은 타인에 대해서 분화되지 않고, 미묘함과 깊이가 없으며, 극단화되고('흑백논리'), 피상적인 주관적 경험을 한다. 취향, 의견, 가치는 일관되지 않게 주변 사람들의 것을 그대로 받아들이며 환경의 변화에 따라 쉽게 그리고 극적으로 바뀐다. 정체성 병리가 있는 환자들은 타인을 정확하게 '읽어 내는' 능력이 부족해서 미묘한 사회적 신호에 적절하고 세련되게 반응하기 어렵다. 잘 통합되지 않은 정체성을 가진 이들은 보통 직업적 · 지적 · 유희적 추구에 의미 있게 스스로를 투자하지 못한다. DSM-IV-TR의 경계성 성격장애에서 분명히 드러나듯이 정체성 병리는 모든 심한 성격장애의 특징이다. 임상 현장에서 정체성 장애는 높은 치료 중단율, 자기 성찰 능력의 부족, 치료적 동맹 유지의 어려움, 경

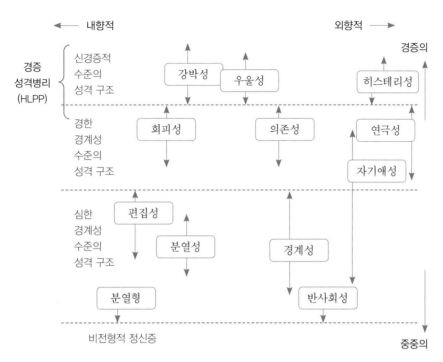

[그림 2-1] 성격 구조의 수준과 DSM-IV-TR II축 진단과의 관계

증상의 중증도는 그림의 위쪽으로 갈수록 경해지고 아래로 갈수록 심해진다. DSM-IV-TR 성격장애 진단명에 수직으로 그려진 화살표는 각 진단별 중증도의 범위를 표시한 것이다.

직된 사고 경향으로 인한 현실 검증력의 일시적 저하, 충동적인 행동화의 경향성과 종종 연관이 깊다.

성격 경직성

경중 성격병리는 정상 성격의 연장선상에 존재한다. 두 그룹 모두 통합된 정체성과 함께 온전하고 안정적인 현실 검증력을 보인다. 그러나 정상 성격에서 성격 기능이 적응적이고 유연한 반면, 경중 성격병리에서는 성격이 경직되어 적응성이 떨어진다.

성격 특성의 일부분은 특정 상황에서 개인이 자동적·반복적으로 사용하는 특정 방어기제의 집합으로 구성되어 있다. 적응적이고 유연하게 기능하는 정상 성격에서는 '건강하고' '성숙한' 방어기제를 융통성 있게 사용한다. 그러나 경증 성격병리의 특징인 경직성은 주로 사용하는 방어기제를 유연성 없이 사용한다. 또한 정상 성격에서 유연하고 적응적인 방어기제를 사용하는 반면, 경증 성격병리 환자들은 억압 기반의 '신경증적 수준'의 방어기제 및 분리 기반의 '이미지 왜곡형' 방어기제에 주로 의존한다. 통합된 정체성을 가졌음에도 신경증적/이미지 왜곡의 방어기제를 지속적으로 융통성 없이 사용하기 때문에 기능이 좋은 환자들이지만 성격 경직성이 나타나게 된다.

반면, 심한 중증 성격병리를 가진 환자들(즉, Kernberg의 경계성 수준의 성격 구조에 해당하고 DSM-IV-TR II축의 성격장애 진단의 대부분을 차지하는 환자들, [그림 2-1] 참고)은 정체성 병리와 성격 경직성을 함께 가지고 있다. 이들은 매우 적응성이 떨어지고 모순되고 불안정하며, 종종 사회적으로 부적절한 행동 양상과 성격 특성을 보인다.

억제적/반응적 성격 특성

경증 성격병리에서 적응성이 떨어지는 성격 특성은 정상 행동의 억제('억제적 행동 양식') 또는 특정 행동의 과장('반응적 행동 양식')으로 나타날 수 있으며 많은 환자들이 이 둘 모두를 사용한다. 억제적 성격 특성을 가진 경우 주어진 상황에서 기대되거나 적절해 보이는 행동을 하지 않게 된다. 예를 들면, 경쟁적인 공격성으로 갈등을 겪는 환자가 사적 영역 및 직업적 영역 모두에서 수동적인 태도를 취하는 것이다. 환자 자신의 생각과는 달리 타인에게 환자는 약하고 믿을 수 없는 사람, 요청을 해도 '적극적으로 책임을 지지는 않는' 사람으로 비춰진다. 반응적 성격 특성을 가진 경우 해당 상황에서 적절하지 않은 행동들이 나타나게 된다. 앞의 예로 설명해 보자면 수동적으로 반응하는 대신 환자가 자신과 관련된 모든 사람과 일을 늘 통제하려고 하는 것이다. 환자는 내내 걱정과 불안을 달고 살며 자신의 통제 행동 때문에 주변 사람들로부터 소외될 때마다 깜짝 놀라기도 한다. 그러나 그렇게 하지 않으려고 노력해도 행동을 바꿀 수가 없다.

성격병리에서 나타나는 억제적/반응적 성격 특성은 정상 성격에서 나타나는 승화적 성격 특성과는 대조적이다. 승화는 갈등의 동기들을 유연하고 적응적이며 건설적인 방향으로 중재한다. 앞의 예로 다시 돌아가 보자면 정상 성격을 가진 사람은 단호하고 효과적이며 확실한 태도를 취함으로써 경쟁적인 공격성과 관련된 갈등을 다루려고 시도한다. 그는 타인의 존경을 받게 되고 성공했으며 의지할 수 있는 사람으로 보인다. 만약 단호하게 행동하기에 적절치 않은 상황이라면 정상 성격을 가진 사람은 더 단호하게 밀어붙이고 싶은 자신의 욕구를 통제하여 자신의 행동을 조절한다.

경증 성격병리에서 나타나는 성격 경직성의 임상 양상

경증 성격병리에서 보이는 성격 경직성은 내면적/외부적 불안이나 갈등('스트레스 요인')을 순조롭게 다루기 어려워하는 것으로 나타난다. 환자들은 상황이 잘못되거나 계획대로 풀리지 않을 때 '견디거나' '웃어넘기기'를 어려워하며 과도하고 쓸데없는 걱정을 한다. 그들은 더 이상 할 것이 없을 때에도 실망한 것이나 문제에 대해 계속 생각하며 '그냥 내버려 두는 것'이나 '다음날 생각하는 것'을 할 수가 없다. 이들은 '잘 통제하는' 느낌을 중요하게 생각하기 때문에 문제가 발생하면 스스로를 비난하게 된다. 또한 상황이 흘러가는 대로 지켜보거나 어떤 것을 포기하거나 중간에 행동 지침을 수정하는 것을 어려워한다.

경증 성격병리의 경직성은 고통스럽거나 갈등이 있는 상황과 관련된 유쾌하지 않은 감정들을 '가볍게' 무시하는 것처럼 보이기도 한다. 그들을 자극하는 고통스러운 감정과 상황은 잠시 존재하다 사라지거나 혹은 전부 무시되고 간과된다. 이들은 자신이 타인에게 미칠 영향을 책임지지 못하거나 인지하지 못하는 경우가 많다. 그들은 문제에 대해 심사숙고하는 대신 문제의 존재를 잊어버리려고 하거나 그것이 중요하지 않다고 합리화하면서 스트레스 상황이나 갈등 상황에서 모든 것이 괜찮다고 생각해 버린다.

경중 성격병리의 경직성이 나타나는 또 다른 양상은 성생활, 친밀감, 직업적 성공에 대해 억제하는 것이다. 최적의 기능에 도달하지 못한 이 영역들은 그들에게 절망과 실망을 안겨 주지만 그들이 최선을 다해 바꾸려고 시도해도 변화가 쉽지 않다. 이 갈등 영역에서의 억제는 왜곡된 자기평가의 형태로 나타나기도 한다. 예를 들면, 이미 매우 성공한 환자가 자신이 특별히 성공한 것은 아니라고 생각하거나, 매우 매력적인 사람이 자신을 매력 없는 사람으로 생각하는 것이다. 보통 경중 성격병리 환자들은 타인이 보는 것처럼 온전히 자신을 보지 못하며 수년간 그렇지 않다는 피드백을 받더라도 자신을 지나치게 부정적으로 혹은 아이처럼 생각한다.

경중 성격병리에서 보이는 성격 경직성에 대한 임상 사례

사례 1 그녀는 일에 있어선 완벽주의자이지만 타인에 맞서 자신의 욕구를 관철시키는 것을 어려워하는 여성 투자 자문가다. 그녀는 현재 난임으로 어려움을 겪고 있다. 불임 전문가에게 진료 예약을 한 이 여성은 아무리 일이 바쁘더라도 진료 약속은 꼭 지키겠다고 마음먹고 치료자에게도 그러겠다고 약속했다. 하지만 막상 고객과 갈등이 생기면 마음이 불안해져 진료를 취소하게 된다. 직장에선 언제나 최선을 다해 노력하기 때문에 매우 좋은 평가를 받고 있다. 사실 그녀는 이렇게 애쓰며 일하는 것 외의 다른 방식은 상상조차 못하고 있다. 더욱이 종종 '내가 정말 잘 하고 있나?' 하고 스스로 의심이 들 뿐 아니라 직장 상사가 자신을 '게으름뱅이'로 볼까 봐 지속적으로 불안해하고 있다.

사례 2   대형 로펌에 다니는 여자 변호사로 개인 생활에서 어려운 상황에 부딪힐 때마다 불안하고 압도당하는 느낌을 호소한다. 불안할 때마다 남편에게 괜찮은 상황인지 반복적으로 물어보고 확인을 받아야 안심이 된다. 이렇게 할 때마다 스스로 비이성적이고 아이 같다는 생각을 하지만 묻지 않고 넘어가려고 노력하면 너무 불안해진다. 직업적으로 성공했으며 남편과 아이들에게서 사랑과 존경을 받고 있는데도 개인으로서 자신은 가치가 없다고 생각한다. 그녀의 말을 빌리자면 그녀는 '쓸모없는 인간'이다.

사례 3   그는 1년째 치료를 받고 있는 직장인이다. 현재 처음으로 여자 친구를 사귀고 있다. 그러나 일이 잘 풀리고 여자 친구와 친밀해질수록 오히려 우울과 불안을 느끼게 된다. 그는 이런 일이 일어날 줄 예상했지만, 통제할 수 없었다. 이럴 때마다 그는 패닉에 빠져서 여자 친구가 자신에 대한 관심을 잃어버리고 다른 남자들과 시시덕거리면 어떡하나 걱정에 빠지게 된다. 이 두려움 때문에 성관계 중 발기부전이 악화되고 있다.

경증 성격병리 환자들은 앞에서 묘사한 종류의 행동, 생각, 기분들을 조합한 증상을 보인다. 흔히 불안과 우울 증상으로 의뢰된 환자들은 장기간 친밀한 관계를 유지하는 것과 일에서 자신의 잠재력을 발휘하는 것에 있어 어려움을 겪고 있다. 아마도 가장 흔한 초기 양상은 직업적으로 성공했고 친구 관계도 만족스럽지만 파트너와는 장기적으로 친밀한 관계를 유지하기 어렵다는 게 문제일 것이다. 이들은 결혼하고 싶어 하지만 이 목표를 성취할 수가 없다. 이런 환자들은 종종 성적인 증상도 가지고 있다.

또 다른 흔한 임상 양상은 직업적 역할을 잘하고는 있지만, 무언가에 억눌려 야망을 쫓아 잠재력을 펼치는 것을 방해받고 있다는 느낌이다. 이런 환자들은 매우 성공했는데도 그 성공을 즐기거나 '인정할' 수가 없다. 또한 이들은 상사와 편안하고 효율적으로 일하는 것이나 직장 내 동료들과의 관계에서 종종 어려움을 겪는다. 일과 관련한 어려움을 호소하는 환자들은 장기적인 관계 유지의 어려움이나 성적인 문제들을 가지고 있을 수도 있고 그렇지 않을 수도 있다.

방어기제와 성격 경직성

방어기제란 내적/외적 스트레스나 정서적 갈등에 대한 자동적인 심리적 반응이다(Perry and Bond 2005). 모든 방어기제는 정서적 고통을 피하기 위해 주관적 경험을 바꾸는 기능을 한다. 이번 장에 흔히 쓰이는 방어기제 목록을 제시하겠지만, 실제 한 개인이 자신의 내적/외적 경험을 방어적으로 구성하는 방법은 무궁무진하다. 방어기제들은 위계가 있는 그룹으로 나뉜다. 스펙트럼의 한쪽 끝에는 가장 유연하고 적응적이며 건강한 방어기제들이 있으며 다른 한쪽 끝에는 가장 경직되고 적응성이 떨어지며 병리적인 방어기제들이 있다(Perry and Bond 2005; Vaillant 1992). 가장 적응적인 방어기제들은 내적/외적 현실을 전혀 혹은 거의 왜곡하지 않지만 부적응적이고 경직된 방어기제들일수록 현실을 왜곡하는 정도가 심해진다(Vaillant 1992).

적응 수준에 기초하여 방어기제들을 어떻게 그룹 짓고 위계를 부여할 것인지에 대해 연구자들 간에 상당히 합의된 바가 있다(Perry and Bond 2005). 이 합의된 사항은 DSM-IV-TR 부록 B에 방어 기능 척도로 수록되어 있다. Kernberg(1976)는 방어기제를 세 개의 그룹으로 나누었다. (1) 성숙한 방어기제, (2) 억압 기반 또는 '신경증적' 방어기제, (3) 분리 기반 또는 '원초적' 방어기제가 그것이다. 이 분류는 현재 연구자들 사이에서 합의된 사항과 많은 부분 일치하고 있으면서도[4] 방어기제의 기저에 있는 심리적 작용 원리를 더 강조한 것이다(〈표 2-3〉).

〈표 2-3〉 방어기제의 분류

성숙한 방어기제: 건강하게 적응하고 대처함

　억제(suppression)

　예기(anticipation)

　이타주의(altruism)

　유머(humor)

　승화(sublimation)

신경증적 (억압-기반) 방어기제: 내적 경험의 갈등 되는 측면을 의식에서 제거함

　억압(repression)

　반동 형성(reaction formation)

　신경증적 투사(neurotic projection)

　전치(displacement)

　격리(isolation of affect)

　지식화(intellectualization)

이미지 왜곡 (분리 기반) 방어기제: 갈등을 피하기 위해 의식적 경험의 측면들을 분리함

　분리(splitting)

　원초적 이상화(primitive idealization)

　평가절하(devaluation)

　투사적 동일시(projective identification)

　전능 통제(omnipotent control)

　원초적 부정(primitive denial)

*정신역동 문헌들에서 이미지 왜곡 방어기제는 종종 '원초적' 방어기제로 기술된다.

---

4) 저자 주: DSM-IV-TR 부록 B의 방어 기능 척도에서 성숙한 방어기제는 '높은 적응 수준(high adaptational level)'에, 신경증적 방어기제는 '정신적 억제 (절충 형성) 수준(mental inhibitions (compromise formation level)'에 각각 부합한다. DSM-IV-TR에서는 Kernberg가 정의한 분리 기반, 이미지 왜곡의 방어기제를 '가벼운 이미지 왜곡 수준(minor image-distorting level)' '주요 이미지 왜곡 수준(major image-distorting level)'으로 나누어 제시하였다.

성숙하거나 건강한 방어기제는 내면적/외부적 현실에 대해 최소한의 왜곡만을 보이며 이는 정상 성격의 유연하고 적응적인 기능과 관련이 깊다. 신경증적 수준의 방어기제는 갈등을 일으키거나 정서적 불쾌감을 줄 수 있는 심리적 경험을 의식에서 억압하거나 제거함으로써 고통을 피한다. 이미지 왜곡을 동반하는 '원초적인' 방어기제는 의식에서 내적 경험 자체를 제거하는 것은 아니지만, 가까워지면 심리적 불편감을 일으키거나 갈등을 일으키는 의식적인 내적 경험들 사이에 거리를 유지하는 구획화를 사용한다(Kernberg, 1976).

경중 성격병리 환자들은 신경증적 수준의 방어기제와 이미지 왜곡 방어기제를 통해 내적/외적 경험의 특정 측면들이 의식에서 자각되는 것을 무의식적이지만 확실히 막아 내며 이 과정에서 성격 기능의 경직성이 발생한다.

성숙한 방어기제: 적응과 대처

성숙한 방어기제는 적응적이고 유연한 대응 방식으로서 한 개인이 최소한의 정서적 고통 안에서 불안을 유발하는 상황을 다룰 수 있게 한다(Vaillant 1993). 성숙한 방어기제는 갈등의 어떤 측면도 의식에서 차단하지 않으며 갈등 상황에 처한 정서적 측면들 사이에 거리를 두지도 않는다. 성숙한 방어기제는 갈등을 유발하는 모든 측면들을 주관적인 의식 안으로 들여와서 왜곡을 거의 혹은 전혀 일으키지 않고 대응을 최적화하는 방식으로 처리한다. 억제(suppression), 예기(anticipation), 이타주의(altruism), 유머(humor), 승화(sublimation)가 그 예이다. 억제는 건설적인 방식으로 처리할 수 있을 때까지 특정 생각이나 감정을 의도적 · 적응적으로 잠깐 미뤄 두는 것이다. 예기는 스트레스가 예견되는 상황에 대처할 방법을 미리 계획해 두는 것이며 이타주의는 타인을 돕는 것을 통해 대신 만족을 얻는 것이다. 유머는 스트레스 상황에서 재미있는 부분을 찾아냄으로써 당장 처한 상황에서 유용한 심리적 거리

를 두고 불편감을 감소시킨다. 승화는 갈등을 유발할 수 있는 동기를 건설적
이고 창조적인 방향으로 수정하여 갈등이 유발되지 않는 영역에서 활용하는
것이며 이는 정상 적응의 가장 중요한 특징이기도 하다.

신경증적 방어기제: 내적 경험의 갈등적 측면을 의식에서 제거하기

신경증적 방어기제들은 억압(주관적 경험의 일부 측면이 분리되어 의식에서
차단되는 것)에 어느 정도 기반을 두고 있다(Kernberg 1976). 전형적인 억압에
서는 갈등을 일으키는 생각이나 사고는 억압되지만 이와 관련된 정동은 의
식 수준에 남아 있게 된다. 예를 들어, 아내에 대한 분노를 억압한 남편은 말
다툼이나 화가 난 이유는 기억하지 못하면서도 퇴근하고 집으로 돌아가는 길
에 알 수 없는 이유로 짜증을 느낀다. 다른 형태의 억압에서는 정동은 억압되
지만 사고는 의식 수준에 남기도 한다. 이 경우 남편은 매우 이성적이고 차분
하게 실망한 이유를 아내에게 설명하지만, 말하면서 강렬한 감정이 올라오고
있다는 것을 의식하지 못한다. 마지막으로 사고와 감정 모두 억압되어 방어
적인 행동 양상으로 대치되는 경우도 있다. 이렇게 되면 무의식적으로 자꾸
만 아내에게 애정 표현을 하지 않게 되거나 혹은 과도하게 애정을 표현하기
도 한다. 어느 쪽이든 이는 아내에 대한 분노, 비난하는 생각이나 감정을 자
신도 모르게 숨기는 것이다.

억압의 방어기제는 다양한 방식으로 나타나지만 기본적으로 모든 신경증
적 수준의 방어기제는 주관적 경험의 측면 일부를 의식에서 억누르거나 제거
하는 과정을 포함하고 있다. **전통적인 의미의 억압**(classical repression)은 사고
를 억누르는 것을 뜻하며 반대로 정동을 억압할 때는 이를 **격리**(isolation)라고
한다. **지식화**(intellectualization)는 격리와 비슷하게 정동은 억압된다. 대신 추
상적 사고에 의식적으로 초점을 맞춘다. **반동 형성**(reaction formation)이란 정
동과 사고가 모두 제거되고 그것과 정반대로 행동하는 것이다. 신경증적 투사

(neurotic projection)는 주체와 자신의 기분/동기 사이의 연관성이 억압되는 것이며 전치(displacement)는 특정 대상과 자신의 기분/동기 사이의 연관성이 억압되는 것이다. 합리화(rationalization)에서는 무의식적인 근원을 가지고 있는 행동에 대해 그럴듯해 보이는 이성적인 설명을 한다.

요컨대, 신경증적 수준의 방어기제는 갈등을 일으키거나 불쾌한 감정을 유발하는 자신의 심리적 경험의 일부를 무의식적으로 억누르거나 의식에서 제거함으로써 불안, 우울, 수치심, 죄책감, 두려움 같은 불쾌한 기분을 피하게 한다. 이렇게 신경증적 수준의 방어기제는 개인의 내적 현실은 바꾸지만 일반적으로 외적 현실에 대한 감각을 크게 왜곡하지는 않는다. 신경증적 수준의 방어기제는 인지 과정에 영향을 줌으로써 경험을 미묘하게 왜곡시키기 때문에 경직된 성격의 원인이 되며 또한 불편과 고통을 유발할 수 있지만, 일반적으로 매우 비정상적이거나 혼란스러운 행동까지 하게 만들지는 않는다. 정신치료에서 신경증적 수준의 방어기제는 성격의 특성 또는 성격 방어로 나타나며 환자와의 대화 흐름에서 무의식적인 생략과 중단으로 나타난다.

이미지 왜곡 방어기제: 갈등을 피하기 위해 의식적 경험의 측면들을 분리

신경증적 방어기제가 억압을 사용한다면 이미지 왜곡 방어기제는 심리적 갈등과 정서적 고통을 피하기 위해 해리(dissociation) 또는 '분리(splitting)'을 사용한다.[5] 해리와 분리는 갈등 상황에 있는 경험의 두 가지 측면이 모두 의식으로 완전히 드러나는 것은 허용하지만 이 측면들이 동시에 혹은 함께 같

---

5) 저자 주: 방어기제로서의 해리는 해리성 상태와 구분해야 한다. 해리성 상태는 의식이 어느 정도 감소된 상태에서 일어나는 복잡한 정신 경험을 뜻한다. 해리성 상태는 방어기제로서의 해리도 작동하지만 동시에 의식 상태의 변화 역시 나타난다. 반면 방어기제로서의 해리는 의식 상태의 변화는 나타나지 않는다.

은 대상관계로 경험되지 않는 심리적 과정을 일컫는다(Kernberg 1976). 직장에서 적극적이며 성과도 잘 내는 여성이 결혼 생활에서는 과도하게 순종적이고 수동적인 태도를 취하는 것을 그 예로 들 수 있다. 이미지 왜곡 방어기제를 사용하는 이 사례에서는 갈등을 유발하는 동기와 자기 경험의 측면들이 구획화되어 '분리되는' 것을 볼 수 있다. 해리적 방어기제들이 사용되면 어떤 것도 억압되지는 않으나 심리적 경험의 갈등적 측면들은 그 자신에게 있어 동시에 경험되지 않으며 이를 통해 갈등을 피하게 된다.

정신역동적 문헌들에서 종종 해리와 분리는 상호 호환되어 사용된다. 분리는 경험의 서로 다른 측면, 즉 이상화-박해, 사랑-증오의 측면이 해리될 때 주로 사용되는 반면, 해리는 자기 경험의 갈등적 측면(예: 성적 동기나 의존 동기)을 분리할 때 주로 사용된다.

분리 기반 방어기제는 Melanie Klein(1946, 1952)이 가장 먼저 체계적으로 기술하였으며 분리 외에도 이상화, 평가절하, 투사적 동일시, 전능 통제, 원초적 부정이 여기에 속한다. Klein은 이 방어기제들을 주로 사용하는 것이 '편집 분열 자리(paranoid schizoid position)'의 가장 중요한 특징이며 이는 심리적 발달과 정신 구조 단계에서 상당히 원초적인 것으로 심한 정신병리를 가진 환자들의 특징이라고도 설명했다. 그리하여 그녀는 분리 기반 방어기제를 원초적 방어기제라고 했으며 이를 억압에 기반한 신경증적 방어기제와 대비시켰다.

Klein의 많은 개념들은 여전히 유용하고 중증 성격장애 환자들에 대한 이론적·임상적 연구의 새로운 발전들과도 일치하며(Kernberg and Caligor 2005; Lenzenweger et al. 2001), 원초적 방어기제의 구성은 Kernberg(1975)의 경계성 수준의 성격 구조에서 핵심으로 남아 있다. Klein의 이론이 만들어진 이래 여전히 분리 기반의 정신병리가 심한 성격장애의 특징이기는 하지만, 경중 성격병리에서도 다양한 분리 기반 방어기제 및 해리성 방어기제들이 흔히 쓰인다(Bion 1962b; Joseph 1987; LaFarge 2000; Rangell 1982; Steiner 1992).

중증 성격장애에서 분리와 해리

Kernberg(1984)는 중증 성격장애 환자들이 갈등 상황에 있는 자기와 타인의 경험을 구획화하는 경향이 있으며 그들이 원형적으로 사용하는 방어기제는 분리(Kernberg는 이를 원초적 해리라고 했다.)라고 보았다. 이 그룹 환자들이 사용하는 분리는 흔히 긍정적이고 이상화된 경험들과 부정적이고 박해적인 경험들로 상호 해리된다. 그 결과 대상관계는 '전적으로 좋은 것' 혹은 '전적으로 나쁜 것' 중 하나로만 이뤄진다. 한 편에 사랑, 만족, 안전이 있고 다른 편에는 공격, 좌절, 공포가 있다.

투사적 동일시(projective identification)는 자기 안의 내적 경험 측면을 떼어 내어 타인에게 투사하고 투사한 자기의 측면을 타인의 일부로 경험하는 것이다. 동시에 투사된 것과 일치하는 반응을 타인으로부터 이끌어 내어 그 것과 상호작용한다(다시 말해, 투사적 동일시에서 투사는 현실화된다). **이상화**(idealization)는 분리의 한 종류로서 타인을 전적으로 좋은 것으로 평가하여 부정적인 감정으로 인한 불안을 피하는 것이다. 이상화 이후에는 종종 그 정반대인 **평가절하**(devaluation)가 나타난다. **전능 통제**(omnipotent control)란 과대 자기가 가치 없고 감정적으로 비하된 타인을 마술적으로 통제하려고 하는 것이다. **원초적 부정**(primitive denial)은 모순되거나 위협이 될 수 있는 내부/외부 세계의 측면들을 무시하는 것으로 분리를 지지한다. 원초적 부정을 사용하는 사람은 위협적인 경험에 대해 인지적으로 알고 있으나 그에 부합하는 정서적 반응을 유지하지는 못한다.

분리 기반의 방어를 사용하는 중증 성격장애 환자들은 양극화되어 있고 비현실적이며 피상적이고 정서적으로 매우 강렬한 자기와 타인에 대한 경험을 하게 된다. 정체성 병리가 있는 상태에서의 분리 기반의 방어는 일반적으로 불안정하며 종종 자기와 타인에 대한 이상화 경험과 박해 경험 사이를 빠르고 다소 혼란스럽게 이동한다(Kernberg 1984). 이렇게 하여 원초적 방어기

제는 대인관계 현실을 명백히 왜곡시킨다. 더 나아가 원초적 방어기제는 일
반적으로 행동 문제를 만들기 때문에 중증 성격병리가 있는 환자들은 흔히
파괴적인 행동을 하게 된다.

경증 성격병리에서 분리와 해리

　분리과 해리에 기반한 방어기제는 경증 성격병리 및 그 치료에 있어서도
중요하다. 정상 정체성과 비교적 잘 통합된 자기감을 가진 환자의 심리적 경
험에 분리와 해리가 미치는 영향을 중증 성격장애 환자들과 대비하여 살펴보
자. 이 상황에서는 주된 자기감으로부터 갈등적 자기 경험의 측면 및 동기가
분리 또는 해리되는 것으로 나타난다. 중증 성격장애와 마찬가지로 경증 성
격병리에서 분리는 부정(denial)을 통해 유지된다. 환자는 자신의 주된 자기
감과 대치되는 의식적 경험의 해리된 측면들이 중요하지 않다고 부정한다.

　경증 성격병리에서의 분리와 해리는 중증 성격병리에서보다 덜 극단적이
고 좀 더 안정적이므로, 중증 성격장애에서처럼 내적/외적 현실 경험이 심하
게 양극화되거나 빠르게 변화하거나 정서적으로 강렬해지지는 않는다. 따라
서 경증 성격병리에서 분리와 해리는 '원초적인' 정신 상태는 아니며, 전형적
으로는 갈등 상황에서 심리적 경험의 일부 측면을 분리하거나 혹은 주된 자
기감에서 갈등적 동기를 아주 미묘하게 해리시킨다. 경증 성격병리에서 분
리 기반의 방어기제는 특히 성격 경직성과 종종 관련되어 있으며 아주 단순
히 말하자면 이는 갈등 상황에 처한 자기의 동기 및 관점을 동시에 경험하지
못하고 다소 일차원적 · 피상적으로 경험하는 것이다.

경증 성격병리에서 보이는 분리 기반 방어기제에 대한 임상 사례

흔히 볼 수 있는 경증 성격병리에서 나타나는 분리 기반 방어기제의 예로서 성적 갈등을 겪고 있는 기혼 남성의 경우를 들 수 있다. 그가 성적 갈등을 피하려고 억압 기반 방어기제를 사용할 경우, 자신의 성적 욕구를 아내에게 투사하여 자신은 성적 욕구가 없는데 단지 아내의 성적 욕구에 맞춰 줄 뿐임을 경험할 수 있다. 그렇지 않고 해리에 기반한 방어기제를 사용할 경우 성적 대상관계를 다정하고 의존적인 대상관계와 분리시킬 수 있다. 예를 들어, 휴가 중 아이들과 집으로부터 멀리 떨어진 호텔에서는 아내와 성관계를 즐기지만 집에서는 성적 욕구를 못 느끼며 지낸다. 이런 경우 이 남성은 아내와의 성적 대상관계를 아내에 대한 의존적이고 친밀한 대상관계로부터 해리시켰다고 말할 수 있다. 그렇지 않은 경우 이 남성은 따뜻한 애정을 느끼지 못하는 그의 정부에게는 성적으로 몰입하면서도 여전히 사랑하는 아내와는 성적인 관계를 나누지 않을 수 있다. 뿐만 아니라 정부와의 관계는 아무것도 아니고 '단지' 성적 욕구를 채우기 위한 수단일 뿐 아내와는 아무런 상관이 없다고 부인할 것이다. 이런 경우 성적인 것과 다정하고 애정 어린 것을 각각 다른 관계에서 재연함으로써 해리하고 있다고 말할 수 있다. 이 남성이 휴가 때만 아내와 성관계를 하든 혹은 단지 정부와만 성관계를 하든 양쪽 경우 모두 성적인 동기와 애정 어린 동기를 한 사람에게 동시에 경험할 때 느껴질 수 있는 불안, 죄책감, 수치심 그리고 두려움을 피하려는 것이다.

무의식적 갈등

정신역동적 관점에서 부적응적 성격 특성 및 심리적 증상은 타고난 기질적 성향과 개인사에서 비롯된 무의식적 갈등 사이의 상호작용으로 이해한다. 태어나는 순간부터 우리는 중요한 타인과의 관계에서 정서적으로 충만한 상호작용을 하게 되고, 이는 기질적 요소의 영향을 받아 내재화되어 내적 관계 양상을 형성하며 우리는 이것을 내적 대상관계라고 한다. 개개인은 갈등과 관련 있는 내재화된 관계 양상을 방어기제를 통해 적극적으로 의식에서 몰아내고 의식적인 자기 경험에서 분리해 낸다.[6] 이렇게 방어기제는 내면세계의 고통스럽거나 위협적인 면을 의식하지 못하도록 해서 스스로를 보호하지만 대신 성격의 경직성(때로는 증상도 함께)을 만들어 낸다. 결국 의식적/무의식적인 심리적 경험 중 특정 측면을 받아들이고 참아 내지 못하기 때문에 경중 성격병리의 특징인 경직성이 발생하게 되는 것이다.

갈등과 구조

제1장('개괄적 소개')에서 언급했듯이 표현되면 고통스럽고 위협적이며 도덕적으로 받아들일 수 없는 강력한 소망, 욕구, 공포[갈등적 동기, 이를 전통적인 정신분석 용어로는 **충동**(impulse)이라 한다.]를 의식에서 몰아내거나 주된 자기감에서 해리하면서 무의식적 갈등이 구성된다. 또한 앞서 언급한 소망, 욕구, 공포 외에도 갈등을 일으키는 동기를 의식하거나 표현하지 않기 위해 동원되는 방어기제 역시 무의식적 갈등을 구성한다. 고통스러운 감정(죄책감, 상실감, 불안, 공포, 우울, 수치심)은 갈등적 대상관계의 역할재연(enactment)과 연관되기 때문에 이 부정적인 감정들은 방어를 동기화한다.

갈등적 동기는 소망하고 충족되길 바라고 두려워하는 관계의 이미지로 경

6) 저자 주: 우리가 주된 자기 경험(dominant self experience)에서 내부 대상관계를 분리한다고 표현할 때, 이는 갈등과 부정적 영향을 피하기 위해 자기감뿐만 아니라 외부 세계에 대한 경험 역시 그렇게 한다는 뜻이다. 자기 경험은 자기표상뿐만 아니라 타인표상에 따라 결정되며 정체성의 형성과도 깊은 연관이 있다. 따라서 주된 자기 경험에는 자기 자신에 대한 관점과 중요한 타인을 포함한 세계에 대한 관점이 모두 포함되어 있다. 예를 들면, 공격성과 관련된 갈등에 대한 반응에서 어떤 사람은 자신의 분노 감정을 방어적으로 의식에서 분리하고("나는 적대적인 사람이 아닙니다.") 다른 사람은 대상에 대한 분노를 의식에서 분리한다("나는 내가 사랑하는 사람들에 대해서는 적대감을 느끼지 않습니다.").

험된다. 이러한 이미지는 매우 강렬하게 정서적으로 채색된 내적 관계 양상, 즉 내적 대상관계로 표상되는데(Kernberg 1992), 이는 자기의 이미지가 타인의 이미지와 상호작용하는 것으로 구성된다. 심리적인 갈등에 연관된 성애적, 과시적, 애정 어린, 의존적, 공격적, 경쟁적, 자기도취적, 가학적 대상관계가 전형적으로 여기에 해당된다. 이렇게 정서적으로 강렬한 관계 양상을 역할재연하는 것은 고통스러운 감정을 불러일으키기 때문에 갈등적 동기와 연관된 대상관계는 억압되거나 해리되어 개개인의 주된 자기감에서 분리된다.

갈등적 동기처럼 방어와 불안 역시 내적 관계 양상인 내적 대상관계로 경험되고 나타난다(Kernberg 1992). 우리는 방어적 관계 양상을 역할재연하여 갈등적 대상관계를 의식에서 몰아내고 주된 자기감과 해리시키는 것을 임상에서 확인할 수 있다. 예를 들어, 성적 억제와 친밀감 문제를 가지고 있는 젊은 여성의 사례를 보자. 그녀에게는 성적으로 흥분한 아버지상과 성적으로 유혹하는 딸로서의 내재화된 관계 양상이 있기 때문에 그녀에게 성적 흥분은 갈등적 동기가 된다. 도덕적으로 받아들일 수 없기 때문에 이 성애적인 대상관계는 억압된다. 이렇게 성애적인 대상관계가 억압되는 것 때문에 방어적인 관계 양상이 활성화되고 역할재연된다. 예를 들면, 성적으로 무관심한 딸과 양육하는 부모상이 그것이다. 의식적으로는 이 방어적 대상관계가 경험되며 이는 환자의 주된 자기감이 된다. 양육하는 부모 대상과 연관하여 성적으로 무관심한 딸로 자신을 경험하는 환자는 자신의 연애 파트너뿐 아니라 치료 초기 치료자와의 관계에서도 자신을 동일하게 경험할 수 있다.

갈등적 동기와 방어 외에도 갈등적 동기를 역할재연할 때 '위험'을 암시하는 대상관계도 무의식적 갈등을 구성한다. 예측 가능한 위험은 부정적 감정(보통은 불안, 죄책감, 상실감, 우울, 공포, 수치심)과 연관되며 이는 방어를 불러일으킨다. 무의식적 갈등과 연관되어 방어를 불러일으키는 이러한 부정적인 감정의 집합들을 **신호 감정**(signal affect)이라고 부르며, 이는 갈등과 관련된

'불안'이기도 하고 동시에 '방어하는 동기'가 되기도 한다. 이런 용어들이 다소 추상적으로 들릴지라도 갈등적 동기가 표현될 때 위험 신호를 보내는 정동 및 관계 양상은 실제 임상 양상에서 꽤 쉽게 찾아볼 수 있다.

이를 알아보기 위해 바로 앞에서 묘사되었던 성적 욕구를 억압하는 갈등을 보였던 여성의 사례로 돌아가 보자. 이 환자에게 방어를 불러일으키는 감정은 우울과 상실이며 이는 인정해 주지 않고 거절하는 엄마와 사랑받지 못한다고 느끼는 어린 딸의 대상관계와 연관이 있다. 갈등적 동기가 방어를 뚫고 나오려고 할 때마다, 즉 환자가 성적 흥분의 가능성을 인지할 때마다 그녀는 설명할 수 없는 우울과 외로움을 느낀다. 이 정동 경험은 거절하는 엄마와 외로운 아이 사이의 내적 관계 양상에 부합하는 것이다. 환자는 종종 이 감정만 의식하여 알고 있고 그녀의 감정과 억압된 성적 욕구, 어머니상으로부터의 공상적 거절 사이의 연관 고리는 알지 못하기도 한다. 치료 상황에서는 새로운 남자를 만날 때마다 나타나는 외로움과 우울한 감정이 치료자에게 (혹은 환자 자신의 보고로) 드러날 것이다. 이런 '신호 감정'(Freud 1959[1926])은 성적 흥분의 가능성과 연결되어 거절하는 어머니상과의 고통스러운 관계 양상으로 활성화된다.

무의식적 갈등에 대한 임상 사례

치료를 시작할 시기에 환자는 그녀의 어머니와 남편을 이상적인 시선으로 봐 왔듯이 치료자 또한 이상적인 시선으로 보고 있었다. 이러한 애정 어린 보호자와 보살핌을 듬뿍 받는 아이라는 내재화된 관계 양상은 따뜻함, 안심, 안전이라는 감정 경험과 연관되어 있다. 의식적으로 나타나는 보살핌을 받으려는 이러한 태도는 방어적인 기능을 하기 때문에 그녀 자신을 스스로 부모의 지배하에 몰아넣고 있다는 또 다른 측면을 의식하지 못하도록 막고 있었다. 치료하는 과정에서 상처받고 방치된 아이의 이미지와 비난하고 이기적이며 경쟁적인 어머니의 이미지가 드러나기 시작하였다. 이와 연관되어 환자가 느끼는 분노와 공포의 감정도 드러났다. 환자는 치료자와 현재 직장 상사를 모두 이런 식으로 보게 될까 봐 불안해하기 시작하였다. 또한 그녀의 부모가 비난하거나 이기적이라고 느꼈던 기억들을 떠올리게 되었다.

이러한 불안에 대한 훈습의 과정을 거치면서 환자는 자신이 의지하고 있는 사람들이 갖고 있는 부정적인 면들을 의식하는 것을 점점 더 잘 견뎌 낼 수 있게 되었다. 그리고 그녀의 어머니와 직장 상사와 궁극적으로 치료자에 대한 그녀 자신의 비난하고 경쟁적이며 이기적인 감정들을 알아차리기 시작하였다. 처음에는 환자가 그녀 자신의 비난하고 경쟁적이며 이기적인 감정들을 어렴풋이 의식하기 시작하면서 불안과 죄책감을 느꼈다. 그래서 치료자는 비난받고 처벌받아 마땅한 나쁜 아이라는 그녀 자신의 이미지와 이를 연관 지을 수 있도록 도와주었다. 이러한 불안들에 대해 탐색하고 훈습의 과정을 거치면서 환자는 앞서 가지고 있던 경쟁적이고 비난하고 이기적이라는 무의식적인 자기 이미지를 더욱더 잘 견딜 수 있게 되었다.

비난적이고 경쟁적이며 이기적인 감정을 포함한 환자의 갈등을 탐색하고 훈습한 결과, 그녀는 더 이상 가족들과 권위적인 사람들을 경직되게 이상화할 필요가 없으며 또한 그녀 자신의 비난적이고 경쟁적인 감정을 회피하기 위해 애쓸 필요가 없다는 사실을 알게 되었다. 그녀는 더욱 경쟁적인 사람이 되었으며 주변 사람들의 이기적이고 비난적이며 경쟁적인 측면을 더욱더 잘 바라보고 견뎌 낼 수 있게 되었다.

대상관계와 방어: 계층화와 역할 전환

제3장('성격병리에서 보이는 내적 대상관계, 정신 구조, 주관적 경험')에서 내적 대상관계 및 방어의 관계에 대해 더 자세히 논의하겠지만 이 시점에서 그 주제를 잠시 언급하기로 한다. 임상 사례를 통해 내적 대상관계의 역할재연이 방어 기능을 제공하는 두 가지 방법에 대해 다룬 바가 있다. 첫 번째, 앞의 사

레에서 귀하게 자란 아이와 애정 어린 부모로 의식된 환자의 경험은 무심했던 돌봄 관계를 억압했다. 전통적인 용어로 표현하자면 이는 분리와 이상화, 그리고 억압으로 이뤄진 것이다. 동시에 대상관계 이론의 틀 안에서 살펴보자면 이 과정을 대상관계의 '계층화(layering)'라고 하며 이러한 방어적 대상관계의 역할재연은 더 위협적이면서 전형적으로 갈등적 동기의 표현에 더 가까운 기저의 내적 대상관계가 억압되도록 한다.

두 번째, 처음에 환자는 타인을 비난적이고 이기적이며 경쟁적인 대상으로 경험함으로써 그녀 안에 있는 비난적이고 이기적이며 경쟁적인 감정을 의식화하지 않을 수 있었다. 이렇게 단일 대상관계에 내포된 방어기제는 공격적 충동의 투사로 표현할 수 있다. 여기에 대상관계 이론의 틀을 적용시켜 보면 이 과정은 투사일 뿐만 아니라 역할 전환(role reversal)이기도 하다. 여기서 수용할 수 없는 감정과 동기들은 (우리 사례에서는 비난하고 경쟁하고 싶은 공격적 바람들) 의식적으로 나타나지만 자기로부터는 해리되어 대상표상으로 귀속되며, 환자는 자신이 지금 투사한 충동이 향하는 대상으로 자신을 동일시하는 것이다. (우리의 사례에서 그녀는 순진하고 사람을 잘 믿는 타인에게 공격적 충동을 품는 사람으로 자신을 경험하기보다는, 순진하고 사람을 잘 믿는 공격성의 희생자로 자신을 동일시했다.) 전통적인 신경증적 수준의 투사는 환자가 감정과 동기를 투사하면서 동시에 그에 부합하는 자기표상은 억압한다. 여기서 짚고 넘어가야 할 것은 환자가 특정 갈등적 동기를 자신에게서 제거할 뿐만 아니라 동시에 다른 대상(우리의 사례에서 보자면 순진하게 믿는 사람)으로 자신을 동일시했다는 것이다.

참고 도서

Akhtar S: Broken Structures: Severe Personality Disorders and Their Treatment. Northvale, NJ, Jason Aronson, 1992

Kernberg OF: Identity: recent findings and clinical implications. Psychoanal Q 65:969-1004, 2006

Kernberg OF: Projection and projective identification: developmental and clinical aspects, in Aggression in Personality Disorders and Perversions. New Haven, CT, Yale University Press, 1992, pp 159-174

Kernberg OF, Caligor E: A psychoanalytic theory of personality disorders, in Major Theories of Personality Disorder, 2nd Edition. Edited by Clarkin JF, Lenzen weger MF. New York, Guilford Press, 2005, pp 115-156

McWilliams N: Psychoanalytic Diagnosis: Understanding Personality Structure in the Clinical Process. New York, Guilford, 1994

Mischel W, Shoda Y: Integrating dispositions and processing dynamics within a unified theory of personality: the cognitive-affective personality system, in Handbook of Personality: Theory and Research, 2nd Edition. Edited by Pervin LA, John OP. New York, Guilford, 1999, pp 197-218

PDM Task Force: Psychodynamic Diagnostic Manual, Personality Patterns and Disorders. Silver Spring, MD, Alliance of Psychoanalytic Organizations, 2006

Shapiro D: Neurotic Styles. New York, Basic Books, 1965

Vaillant G: The Wisdom of the Ego. Cambridge, MA, Harvard University Press, 1993 Westen D, Gabbard G, Blagov P: Back to the future: personality structure as a context for psychopathology, in Personality and Psychopathology. Edited by Kruger RF, Tackett JL. New York, Guilford, 2006, pp 335-384

Zetzel ER: The so-called good hysteric. Int J Psychoanal 49:256-260, 1968

제**3**장

성격병리에서 보이는
내적 대상관계, 정신 구조, 주관적 경험

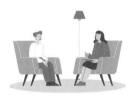

이 장에서는 성격병리와 내적 대상관계 사이의 연관성에 대해 논의하고자한다. 제2장('성격병리에 대한 정신역동적 접근')에서 논의한 바와 같이, 경중 성격병리 환자의 경우 정체성은 통합되어 있으며 내적 대상관계와 주된 자기경험 또한 비교적 잘 통합되고 안정적인 편이다. 이 구조적 체계는 잘 발달된자기 성찰 능력, 그리고 상대적으로 현실적이고 안정적인 자기 및 중요한 타인과의 경험에 상응한다. 그러나 갈등 영역에서 내적 대상관계는 잘 통합되지 않는 경향이 있고, 자기와 타인의 갈등적 표상은 주된 자기 경험으로부터분리된다. 또한 갈등 영역에서는 자기 성찰 능력이 어느 정도 손상된 경우가많다.

이 장에서는 상대적으로 잘 통합되지 않은 갈등적 대상관계와 방어 작용(defensive operation)의 연관성을 살펴보고, 내적 대상관계가 방어 작용으로기능하는 다양한 방법을 설명한다. DPHP(경중 성격병리에 대한 역동적 정신치료)는 갈등적인 내적 대상관계의 통합을 증진시키기 위해 고안되었으며,

이는 때때로 **구조적 변화**라고 일컬어지는 치료 과정이다. 우리는 경증 성격병리 환자에서 내적 대상관계의 점진적인 통합과 구조적 변화를 '우울 자리(depressive position)' (Klein 1935)에서의 갈등 훈습의 특징과 연관 짓는다. 우울 갈등이 훈습되고 양가감정이 용인되면서, 내적 대상관계의 통합이 확대되고 성격 경직성이 감소되는 것을 볼 수 있다.

자기표상, 대상표상, 그리고 성격 경직성

우리 모델에서 무의식적 갈등과 방어 작용은 내재화된 관계 양상의 형태로 정신세계에 내재되어 있다(Kernberg 1992). 앞서 설명한 것처럼 구조적인 관점에서, 경증 성격병리 환자는 통합된 정체성이 있는 상태지만 성격 경직성을 나타낸다. 정체성 통합은 환자의 의식 및 전의식 속에서 자기표상 및 대상표상이 통합되어, 안정적이면서도 유동적인 자기 및 중요한 타인과의 경험을 형성함을 의미한다. 동시에 경증 성격병리 환자는 자기와 타인에 대한 의식적·무의식적인 경험의 '특정한' 측면이 자기 자신과 세계에 대한 전반적인 감각과 양립되지 않아 고심한다. 자기와 타인의 갈등적 경험, 그리고 그와 연관된 정동은 주된 자기 경험으로부터 분리되며 변화나 환경적인 영향에 상대적으로 잘 적응하지 못한다. 이러한 대상관계를 의식하지 못하게 하는 방어 작용은 성격 기능에 경직성을 유도하고, 자기 및 타인의 갈등적 표상을 활성화하는 상황은 불안을 자극할 것이다.

성격병리에서 자기 및 대상표상과 주관적 경험

과거로부터 파생되어 현재에서 활성화된 내적 대상관계는 내부 및 외부 현실의 경험에 영향을 미친다. 경증 성격병리 환자에서 의식에 가장 가까운 내

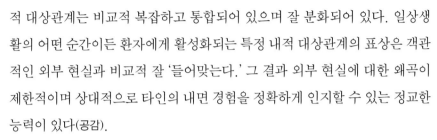

적 대상관계는 비교적 복잡하고 통합되어 있으며 잘 분화되어 있다. 일상생활의 어떤 순간이든 환자에게 활성화되는 특정 내적 대상관계의 표상은 객관적인 외부 현실과 비교적 잘 '들어맞는다.' 그 결과 외부 현실에 대한 왜곡이 제한적이며 상대적으로 타인의 내면 경험을 정확하게 인지할 수 있는 정교한 능력이 있다(공감).

그러나 갈등 영역에서 경증 성격병리 환자의 내면세계는 상대적으로 경직되어 있고 고정적이며, 외부 현실에 대한 경험은 방어적 필요에 의해 어느 정도 왜곡되어 있다. 그 결과 갈등 영역에서의 내적 경험은 갈등하지 않는 영역에서의 경험보다 외부 현실과 더 거리가 있으며 유연하지 못하다. 또한 갈등 영역에서 자기와 타인에 대한 환자의 내적 표상은 자신의 통상적인 통합의 수준에 비해 잘 분화되거나 통합되지 않고 더 극단적이며, 이러한 표상과 관련된 정서는 보통 더 강렬하고 위협적이다.

요약하면 경증 성격병리 환자에서 나타나는 **갈등적 내적 대상관계의 역할재연(enactment)**은 종종 환자 자신, 세계, 그리고 타인에 대한 경험의 미묘한 왜곡으로 이어진다. DPHP는 그러한 갈등적 자기표상 및 대상표상을 의식수준으로 표출하기 위해 고안되었다. 치료 과정 동안 치료자를 포함한 현재 인간관계에서 나타나는 갈등적 대상관계와 역할재연은 환자의 내면세계에 접근하는 주요 경로가 된다.

경증 성격병리 환자의 정신 구조와는 대조적으로, 중증 성격병리 환자는 정체성이 완전히 통합되지 않고 자기표상 및 타인표상이 불안정하고 통합되지 않으며 양극화되어 있다. 중증 성격장애의 전형적인 이 내면 상황은 자기와 타인에 대한 환자의 경험을 장기간에 걸쳐 심각하게 왜곡한다(Kernberg 1984). 원초적이고 극단적인 대상관계가 **억압**되어 있는 경증 성격병리와는 달리, 중증 성격병리에서는 그러한 대상관계들이 해리되어 있고 의식으로 충분히 접근할 수 있다. 중증 성격장애를 가진 환자의 치료에서 이러한 내적 대상관계의 활성화는 치료자와의 관계를 빠르게 왜곡시킨다. DPHP는 해석과 담아내기(containing)를 통해 해리된 자기표상과 대상표상의 통합을 촉진하는 동시에 행동화를 견디도록 고안되었다(Clarkin et al. 2006).

자기 성찰과 성격병리

경중 성격병리 환자는 일반적으로 자기 성찰을 위한 역량이 잘 발달되어 있다. 그러므로 경중 성격병리 환자는 특정한 갈등적인 내적 대상관계를 재연할 때 동시에 그렇게 행동하는 자신을 인지하고 있다. 이는 경중 성격병리를 가진 개인에서 갈등적인 내적 대상관계가 활성화될 때, 정체성 통합에 상응하는 조직화된 자기감이 관찰자 혹은 암묵적인 '제3자'의 기능을 하기 때문이다. 치료 시간에 치료자에게 말하고 본질적으로 함께 작업하는 것은 환자의 관찰자기(observing self)이다. 환자를 돕기 위해 환자를 관찰하고 있는 치료자와 환자의 관찰자기 사이에는 치료 동맹이 형성된다(Kergberg 2004b).

반면, 중증 성격병리 환자들은 특히 강렬하게 감정이 고조된 상태에서 자기를 성찰하는 능력이 더 떨어진다. 특정 대상관계가 활성화되면 환자는 즉시 그리고 전적으로 이인 대상관계(dyadic object relation)의 역할재연을 겪게 되며 이때 주관적 경험은 자기 인식과 연관된 자기 관찰 혹은 '삼각적(triangular)' 특성[1]을 상실하게 된다. 따라서 중증 성격병리 환자들은 특히 강렬하게 감정을 느끼는 상태에서, 전이에서 경험되는 치료자와 자신을 돕고 관찰하는 치료자를 구분하는 데 어려움을 겪을 수 있다. 그 결과 중증 성격병리 환자의 경우 치료자와 환자의 동맹이 경중 성격병리 환자보다 더 약하고 안정적이지 않다(Bender 2005).

경중 성격병리 환자들은 대체로 자기 성찰이 가능하지만 갈등 영역에서의

---

1) 역자 주: 환자와 치료자 그리고 환자 자신과 치료 상황을 객관적으로 경험할 수 있는 환자의 관찰
    자아

자기 성찰 능력이 약화되어 있다. 갈등이 활성화되고 감정이 강렬해지면 사고는 경직되고 경험은 즉각적인 것이 된다. 사고가 더 경직되면서 심적 표상(mental representation)의 상징성을 이해하고 성찰하는 역량이 손상될 수 있다.[2] 치료 중 무의식적인 갈등이 활성화될 때, 관찰하는 치료자는 자기 관찰과 자기 성찰을 장려하기 위해 환자의 약화된 '관찰자기'에 합류할 것이다. 또한 이 과정을 치료 과정 내내 회기마다 반복하면서 환자가 불안과 무의식적인 갈등을 직면하더라도 자기 성찰 능력을 개발할 수 있게 도울 것이다. 치료 과정에서 갈등이 잘 훈습되어 환자의 자기 성찰 능력이 더 깊어지면 환자는 자기 탐색을 할 때 치료자에게 점차 의존을 덜하게 된다.

자기 성찰에 대한 역량의 심화 단계에 대한 임상 사례

한 연구원이 낮은 자존감의 문제를 호소하며 방문하였다. 그는 내면의 여러 측면에 대해 충분히 자기 성찰을 할 수 있었지만 열등감과 결핍에 관해서는 경직되어 있었다. 자신에 대한 이러한 태도 때문에 치료 초기에 그는 속으로 자신이 치료자에게 '최악의 환자'라고 생각했다. 자신이 '최악의 환자'라고 너무 확신하고 있었기 때문에 그가 이 문제를 치료자와 나누는 데에도 몇 달이 걸렸다. 그는 자신이 최악의 환자가 아닐 수도 있다고 생각하면서도, 동시에 자신이 치료자의 환자 중 가장 치료가 안되는 환자일 것이라고 굳게 믿었다. 시간이 흐르면서 치료자는 환자가 이를 '중요한 사실'로 받아들이기보다는 환자의 이러한 관점에 대한 의미를 탐색하도록 제안하였다. 낮은 자존감에 대한 환자의 내적 갈등이 치료 시간에 다루어지면서 그는 더 이상 자신을 치료자의 '최악의 환자'로 여기지 않게 되었다.

---

2) 저자 주: 심적 표상의 상징성을 이해한다는 것은 우리가 그들을 대상으로서 경험하는 것과 대조적으로, 각각은 대상을 상징으로 인식하는 것을 의미한다. 예를 들어, 특정한 개에 대한 생각은 그 개에 해당하지만 그 개 자체와 동등한 것은 아니다.

그러나 몇 달 후 환자는 또다시 똑같은 경험을 하는 자신을 깨닫게 되었다. 이때 그는 자기 비난에 대해 치료 초기와는 다른 태도를 보였다. 그는 이제 '자신이 생각하고 느끼는 것'이 실제 사실보다는 현재 자신의 내면세계를 반영한다는 것을 인지할 수 있었다. 즉, 특정한 이유로 특정한 시간에 활성화된 특정한 자기표상을 경험하고 있다는 것을 깨닫게 된 것이다. 이렇게 그는 자신의 생각을 이미 일어난 구체적인 현실로 경험하지 않고 그 생각의 의미를 되새길 수 있게 되었다.

성격병리의 발달력과 정신치료

환자의 '발달력'과 '정신치료 과정 중에 활성화되는 내면화된 대상관계' 사이는 복잡하다. 치료 과정 동안 경증 성격병리 환자는 과거와 현재의 삶에서 부모 및 중요한 타인과 관련하여 의식적 · 전의식적 · 무의식적 자기표상들을 나타낸다. 이러한 표상들은 특히 치료 초기에는 종종 일관되고 믿을 만하다. 대조적으로 중증 성격병리 환자들의 자기표상과 대상표상은 전형적으로 불안정하고 양극화되어 있으며 환상적이다.

그러나 경증 성격병리 환자를 치료할 때, 치료자는 어린 시절 양육자 및 다른 중요한 인물과의 관계에 대한 환자의 의식적인 관점이 고정적이거나 과거의 타당한 외부 현실을 꼭 반영하는 것은 아니라는 것을 명심해야 한다. 오히려 이러한 관계에 대한 이미지들은 기억(발달 단계의 영향을 받은)과 환상, 그리고 현재 상황에 의한 방어 사이에서 절충되어 구성된 것으로 이해된다 (Kernberg 1992). 또한 치료 과정 중 치료자를 포함한 다른 사람들과 경험하는 현재 관계 역시 복잡하고 유동적인 구조로 인식해야 한다. 치료 과정 동안 환자는 이러한 관계들을 사랑스러운 사람과 증오스러운 사람, 성적인 사람, 보살피는 사람, 상대적으로 성숙한 사람, 겉보기에 더 원초적이거나 유치한 사람과 같은 광범위한 이미지들로 경험하게 된다(Schafer 1985).

성격병리에서 나타나는 대상관계와 주관적 경험

요약하면 한 개인에서 나타나는 방어 작용의 '경직성' 대 '유연성'의 정도는 그의 내면세계에 내재된 내적 대상관계의 양질 및 통합의 정도와 더불어 그의 내부 및 외부 현실에 대한 주관적 경험을 결정하게 될 것이다. 정상 성격은 내부 및 외부 상황에 의해 활성화되는 다양한 대상관계를 자유롭게 경험할 수 있다. 하지만 경중 성격병리 환자는 갈등 영역과 연관된 자기 및 타인의 의식적·무의식적인 경험을 엄격하게 방어하려고 할 것이다. 이를 위해 환자는 자기 및 타인의 갈등하는 측면을 억압하거나 해리하여 그의 주된 경험이 아닌 상태로 유지한다. 이러한 회피적인 대상관계를 활성화하는 상황은 불안을 일으키고 내부 및 외부 현실에 대한 방어적 왜곡을 야기할 것이다.

DPHP에서는 갈등적 대상관계를 활성화하기 위해 저항 분석과 함께 치료 설정을 이용하며, 이것은 환자와 치료자가 자기와 타인의 무의식적인 경험 및 관련된 방어 작동에 대해 접근할 수 있도록 돕는다.

성격병리에서 내적 대상관계와 방어 작용

우리의 정신치료 기법은 치료 설정에서 매 순간 활성화되는 내적 대상관계를 분석하는 데 중점을 두고 있다. 환자의 현재 삶 및 치료 상황에서 생기는 갈등 때문에 활성화되는 내적 대상관계는 환자의 내면세계를 들여다볼 수 있는 창을 제공하고 이를 통해 궁극적으로는 환자의 무의식을 볼 수 있게 한다. 환자의 내적 대상관계가 치료자를 포함한 현재의 관계에 나타나면서 성격 경직성 및 관련된 증상들의 기저에 있는 갈등적 동기, 방어, 불안이 밝혀질 것이다.

앞서 설명한 것처럼 무의식적 갈등에서는 방어와 갈등적 동기가 내재화된 관계 양상으로 나타나고 주관적으로 경험된다. 또한 그것은 소망하거나 두려워하는 관계에 대한 무의식적인 환상들과도 연결되어 있다. 방어적으로 기능하는 자기와 타인의 표상은 상대적으로 의식에서 접근하기 쉬운 반면, 갈등적 동기의 표현과 연관되어 잘 통합되어 있지 않고 감정적으로 더 고조된 내적 대상관계는 억압되거나 해리된다.

우리는 치료 과정을 통해 핵심 갈등을 알아내고 훈습하기를 기대한다. 치료 과정은 방어적으로 기능하는 관계 양상에 대한 탐색으로부터 시작해서 보다 더 갈등적인 기저의 대상관계로 진행된다. 환자와 치료자가 특정한 내적 대상관계의 표현적이고 방어적인 기능을 이해하게 되면, 이전에 방어해 왔던 다른 내면화된 관계 양상이 밝혀질 것이다. 이러한 방식으로 치료가 진행됨에 따라 환자와 치료자는 환자가 현재 겪고 있는 어려움과 불안에 대해 더 복잡하고 심오한 이해를 거듭하게 된다.

특정 대상관계의 역할재연은 여러 가지 방법으로 방어 작용의 역할을 한다. 첫째, 방어적인 내적 대상관계의 역할재연은 갈등적 동기들의 직접적인 표현에 더 가깝고 더 갈등적인 다른 내적 대상관계에 대한 억압을 유지한다. 이것은 **본래적 의미의 억압**에서 나타난다. 둘째, 어떤 내적 대상관계든 그것을 역할재연하는 것은 어느 정도 절충형성의 기능을 한다. 왜냐하면 용납할 수 없는 동기들을 대상표상에 귀속시키면서 그 대상표상과 짝을 이루며 대응하는 자기표상과는 무관하다고 느끼기 때문이다. 이것은 **신경증적 투사**에서 나타난다. 세 번째, 갈등적 대상관계의 역할재연은 이 대상관계의 역할재연이 주된 자기 경험과 통합되지 않은 채 남아 있을 때 방어적 기능을 할 수 있다. 이것은 **분리 또는 해리**에서 나타난다.

방금 설명한 세 가지 방어 과정은 모두 자기와 갈등적 동기 사이에 거리를 두는 것을 의미한다. 동시에 이 과정들은 갈등 관계에 있는 다른 동기들끼리 거리를 두거나 분리하는 것 역시 수반한다. 갈등적 동기와 자기 경험 사이의 관계에 대한 초점은 DPHP의 **목표**에 반영되어 있다. 갈등적 동기와 덜 갈등되는 다른 동기 사이의 관계에 대한 초점은 DPHP의 **전략과 전술**에 반영되어

있으며 우리의 치료가 효과를 내는 원리에 대한 모델에도 나타나 있다. 다음
에서 이러한 내용에 대해 자세히 설명하였다.

억압: 내적 대상관계의 계층화

의식에 가장 가까운 내적 대상관계의 역할재연이 더 위협적인 내적 대상관
계의 인지나 역할재연을 방어하는 과정은 본래적 의미의 억압의 한 예이다.
억압은 내적 대상관계의 '계층화(layering)'로 이해할 수 있다. 계층화란 의식
적이거나 의식의 표면에 가까운 내적 대상관계로 기저에 있는 무의식적 내
용들이 활성화되는 것을 방어하는 역동을 말한다. 방어와 용납할 수 없는 동
기 모두, 소망하고 두려워하는 관계에 대한 무의식적인 환상과 연관된 내적
대상관계로 표상된다. 결과적으로 환자가 무의식적인 갈등을 방어하기 위해
억압을 사용할 때, 우리가 관찰할 수 있는 것은 방어적인 기능을 하는 대상
관계의 역할재연이 반영된 행동이다. 이러한 방어적 대상관계의 역할재연은
갈등이 되는 소망, 욕구, 두려움의 표현과 더욱 밀접하게 연계된 또 다른 내
적 대상관계의 억압을 유지하는 기능을 한다.

내적 대상관계의 계층화에 대한 임상 사례

습관적으로 남들의 부탁에 필요 이상의 노력을 하는 젊은 남성의 경우를 보자.
이 남성은 자상한 부모를 만족시키려는 어린아이의 내재화된 관계 양상을 나타내
고 있다. 이 내적 대상관계는 자동적이고 일상적으로 활성화되며, 더 위협적이고
갈등적인 동기의 표현에 더 가까운 자기와 타인의 관점에 대한 인식을 피하는 역할
을 한다. 예를 들어, 자상한 부모와 부모를 만족시키려는 아이의 내적 대상관계를
역할재연하는 것은 가학적인 부모와 화난 아이로 구성된 내적 대상관계의 활성화
를 막아 주는 방어 역할을 할 수 있다. 동시에 이 전체 갈등, 즉 방어와 충동의 활성

화는 궁극적으로 다른 갈등의 활성화를 방어하는 기능을 한다. 예를 들어, 만약 이 남자가 치료를 받고 있다면 분노와 가학성(sadism)에 대한 그의 불안이 성적 갈등을 방어한다는 것이 밝혀질지도 모른다. 아마도 그것은 유혹적인 부모와 지나치게 자극된 아이 사이의 관계로 경험되었을 것이다.

억압을 뒷받침하는 투사: 역할 전환과 내적 대상관계

내적 대상관계의 역할재연이 억압을 뒷받침하는 또 다른 방법은 용납할 수 없는 동기를 대상표상에 귀속시키면서 용납할 수 없는 동기와 자기 사이의 연결을 억압하는 것이다. 이러한 방어 작용은 갈등적 동기가 의식에서 완전히 사라지는 본래적 의미의 억압(우리가 계층화라고 일컫는 것)과 구별될 수 있다. 갈등적 동기는 의식에서 완전히 제거되는 대신, 의식적인 자기 경험에서 제거된다.

이 과정에는 갈등적 동기가 자기 경험으로부터 분리되거나 해리되어 어떤 대상에 귀속되는 투사, 그리고 자기와 용납할 수 없는 충동 사이의 연관성에 대한 모든 인식을 억누르는 억압이 포함된다. 요컨대, 환자는 갈등적 동기를 분리하여 보다 더 갈등적인 동기는 대상표상에 귀속시키고 덜 갈등적인 동기는 동일시한다. 이 대상관계가 재연될 때 환자는 의식적으로는 분리된 대상표상에 해당하는 태도를 취하면서 본래 그 자신의 것이었으나 투사로 처리했던 충동이 대상으로부터 자신에게로 향하는 것을 경험할 것이다. 즉, 환자는 의식적으로 자신과 대상을 동일시하고 갈등적 동기는 대상으로부터 자신에게 향하는 것으로 경험한다. 이러한 방어 작용은 역할 전환(role reversal)의 한 형태로 개념화할 수 있다. 투사는 투사된 충동에 대한 감정적인 인식도 없고 투사된 충동에 대해 대상에게 무의식적인 유도도 없다는 점에서 투사적 동일시와 대조된다(Kernberg 1992).

역할 전환에 대한 임상 사례
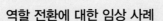

　　성적이고 유혹적인 대상에 대해 순진하고 사랑스러우며 성적이지 않은 자기로 구성된 내적 대상관계를 습관적으로 나타내는 젊은 여성을 생각해 보자. 이 대상관계에서 모든 성적 흥미와 유혹은 대상표상에 기인하는 반면, 자기표상은 이러한 충동들과 아무런 관련이 없다. 이 젊은 여성의 의식적인 자기 경험은 사랑과 성적 순진함이며, 아마도 어린아이와 같은 위치에 있는 자신을 느끼는 것과 관련이 있을 것이다. 이러한 자기 경험은 그녀의 성적 감정에 대한 인식을 방어한다.

　　비록 성적인 것들을 환자는 사랑스럽고 순진한 자기와 완전히 분리되어 대상으로부터 오는 것으로 경험하지만, 이 대상관계에 내재된 것은 환자의 성적 관심의 표현이며 그녀가 유혹적이기를 바라는 소망의 표현이다. 결국 우리는 이 내적 대상관계를 환자 자신의 성적 충동과 유혹적인 충동에 대한 은밀한 표현과 방어 둘 다로 볼 수 있다(이것은 '절충형성'을 의미한다). 이 젊은 여성의 성적 욕망은 완전히 무의식에 있지는 않았으나 그녀 자신과 성적 욕구와의 연관성은 완전히 그녀의 무의식에 있었다.

　　치료를 시작할 때 경중 성격병리 환자는 주로 특정한 내면화된 관계 양식의 한쪽만을 동일시한다. 성공적인 치료가 끝날 때쯤 환자는 양쪽 관계에서 동일시에 대한 인식을 견뎌 낼 것이다. 예를 들어, 바로 앞의 임상 사례에서 처음에 환자는 순진하고 사랑스러우며 어린아이와 같은 자기표상을 동일시했다. 치료를 받는 동안 그녀는 자신의 성적 자기 및 유혹적인 자기와의 동일시에 대한 인식도 견디게 되었다. 양 측면을 잘 견딜 수 있게 되자 그녀는 순진한 자기 혹은 유혹적인 자기에 대한 동일시가 갖는 방어 기능을 관찰할 수 있게 되었다. 본질적으로 순진하고 사랑스러운 아이와 동일시하는 것은 성적인 것과 관련된 불안을 방어하는 반면, 성적인 모습과 동일시하는 것은 취약성 및 사랑과 관련된 불안감을 방어한다.

어떤 환자는 양 측면 중 한 측면과의 동일시가 더 불안을 유발한다고 느낄 것이며, 다른 환자는 그 반대일 수 있다. 치료 과정에서 관계의 양 측면에 대한 환자의 동일시가 의식으로 드러나는 것을 볼 수 있지만, 이는 반드시 즉각적으로 일어나지는 않는다. 이러한 다양한 동일시가 나타나고 처리됨에 따라 환자는 더 다양하고 유연한 자기 경험을 자유롭게 할 수 있게 된다. 예를 들어, 순진한 표상을 가진 환자도 자신의 성적이고 유혹적인 충동을 자유롭게 누려야 하고, 성애적 사랑을 경험하고 즐길 수 있는 가능성을 남겨 둔 채 더 이상 성생활로부터 정서적 취약성과 사랑을 분리할 필요가 없다.

투사에서 통합으로

방금 설명한 방어 작용은 일반적으로 투사의 한 형태로 개념화된다. 앞의 사례에서 받아들일 수 없는 성적 욕구와 소망은 성애적 동기와 연관된 자기의 측면과 함께, 자기 경험으로부터 분리되어 대상에 투사되었다. 이런 서술은 환자의 투사 내용에 중점을 둔 것이다. 그러나 사례에서 보듯 이런 방어 작용에서는 용납할 수 없는 동기 및 그와 관련된 정동이 투사될 뿐만 아니라, 갈등 상황에 놓인 동기 역시 서로 분리되는 것을 볼 수 있다. 다시 말해, 투사에서는 갈등적 동기가 대상에게 귀속될 뿐만 아니라, 한 대상관계 안에서 갈등적 동기가 포함된 두 가지 종류의 동기가 서로 분리된다는 것이다.

잠시 이전 사례로 돌아가 보자. 그녀가 자신의 성적 욕구를 받아들일 수 없어서 그 욕구를 억누를 필요가 있었던 것이라는 설명만으로는 환자의 문제를 충분히 묘사할 수 없다. 더 정확한 설명은 환자가 자신의 성적 욕구 및 성적 관계를 의존적 욕구 및 의존적 관계와 통합하는 데 있어 특정한 어려움을 갖고 있다는 것이다. 그녀의 방어 전략은 단순히 받아들일 수 없는 성적 동기를 없애는 것이 아니라 성적 동기가 의존적 욕구로부터 분리되도록 하는 것이었다. 초기에 이 젊은 여성은 자신의 연애에 내재된 모든 의존적 욕구를 자신

안에 담고 모든 성적 욕구는 대상에게로 귀속시켰다. 이렇게 되면 그녀는 성
적 욕구가 전혀 없고 상대방(대상)은 의존적 욕구가 전혀 없다.

　대상관계 이론의 틀에서 단일 대상관계 내의 갈등적 동기를 생각할 때는
투사보다는 구획화 혹은 분리에 대해 초점을 맞추는 것이 더 도움이 된다. 이
러한 관점은 환자의 방어가 덜 견고해지기 시작하면서 나타나는 임상적 상황
과 일치한다. 방어가 느슨해질 때 전형적으로 먼저 보이는 것은 역할 전환이
다. 즉, '순진한 환자와 성적 대상'에서 '순진한 대상과 관계된 성적인 환자'로
의 변화이다(Kernberg 1992). 이것은 비록 환자가 이제 자신의 성적 욕구에 대
한 인식을 더 잘 견딜 수 있지만, 그녀의 성적 욕구와 의존적 욕구가 분리되
어 있는 상황에서만 그렇게 하는 것이 안전하다는 것이다. 환자는 분리된 양
측면(성적인 것과 의존적인 것)과의 동일시를 훈습하고, 한 측면의 동일시가 다
른 측면과의 동일시를 방어하는 것은 물론 두 갈등적 동기를 동시에 경험하
는 불안 역시 방어하는 것을 훈습해야 한다. 그런 후에야 우리는 통합이 증가
하고 성격 경직성이 감소하는 것을 볼 수 있다.

　이 환자가 성적 · 낭만적 억제에서 벗어나려면 자신의 성적 욕구에 대한 인
식을 견뎌야 할 뿐 아니라 성적 · 의존적 동기의 분리를 중단하고 이 둘을 통
합시켜야 할 것이다. 이러한 변화는 사랑하는 성적인 대상과의 관계에서 사
랑하고 의존적이며 성적인 자기의 내적 대상관계로 표상될 것이다. 이러한
방식으로 성적 충동과 의존적 충동을 통합하는 것은 오이디푸스 갈등과 관련
된 환상과 불안을 환자가 받아들이게 되는 근거가 된다.

경증 성격병리에서의 분리와 해리

　경증 성격병리 환자들은 무의식적인 갈등에 직면했을 때 억압을 기반으로
한 방어뿐 아니라 분리 또는 해리를 기반으로 한 방어에도 의존한다. 분리와
해리는 연관된 자기 경험의 측면과 마찬가지로 갈등되는 동기들이 서로 떨어

져 있다는 점에서 투사와 유사하다. 그러나 투사는 단일 대상관계 내에서 동기를 분리하는 측면에서 개념화될 수 있는 반면, 분리를 기반으로 한 방어는 서로 다른 대상관계 간에 갈등적 동기를 분리하는 측면에서 개념화될 수 있다. 그리고 투사가 두 충동 간의 연결뿐만 아니라 충동과 자기 사이의 연결 역시 억압하는 반면, 분리와 해리는 억압하지 않으며 갈등적 충동과 자기 사이의 완전한 단절을 수반하지도 않는다.

경증 성격병리 환자에서 분리와 해리는 갈등하는 두 개의 동기를 분리하여 각각을 다른 내적 대상관계와 연관시키고 해리된 대상관계 사이에는 연관성이 없도록 만든다. 투사와는 달리 분리와 해리에서는 아무것도 억압되지 않으며 두 대상관계는 모두 의식적으로 경험된다. 우리가 임상적으로 보는 것은 갈등적 동기가 의식적으로 경험되고 재연되는 동안, 이 동기가 갈등 관계에 있는 다른 동기와 자기 경험의 측면으로부터 분리되어 있는 것이다. 이 과정은 갈등하는 동기를 통합하는 것과 관련된 심리적 위험을 피하게 하지만, 동시에 갈등적 동기의 표현이 자기 경험에 완전히 통합되지 못하게 한다. 환자들은 종종 공격성으로부터 의존성을, 성으로부터 사랑과 의존성을, 그리고 사랑과 연약함에서 공격성을 분리한다.

경증 성격병리에서의 분리와 해리에 대한 임상 사례

경증 성격병리 환자에서 분리와 해리가 내부 경험과 외부 기능에 미치는 영향을 설명하기 위해, 성애적 욕구와 관련된 갈등을 가진 젊은 여성의 임상 사례로 돌아가 보자. 투사를 사용하는 이 환자에 대한 우리의 논의에서 그녀는 의존적 욕구가 없는 성적 대상과의 관계에서 성적 욕구가 없는 사랑스럽고 의존적인 사람으로 자신을 경험했다. 반대로 만약 이 환자가 자신의 성적 갈등을 해결하기 위해 투사보다는 주로 분리의 방어기제에 의존한다면, 한 대상관계에서는 성애적인 색채가 없이 사랑과 의존의 욕구 및 소망을 재연하고 짝이 되는 또 다른 분리된 대상관계에

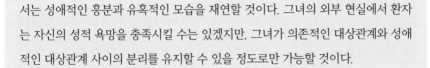

서는 성애적인 흥분과 유혹적인 모습을 재연할 것이다. 그녀의 외부 현실에서 환자
는 자신의 성적 욕망을 충족시킬 수는 있겠지만, 그녀가 의존적인 대상관계와 성애
적인 대상관계 사이의 분리를 유지할 수 있을 정도로만 가능할 것이다.

오이디푸스 갈등

　앞 장에서는 성격병리에 대한 서술적이고 구조적인 특징에 대해 토론했
다. 이 시점에서 우리는 정신역동적 주제에 대해 살펴보기로 한다. 정신역동
이라는 용어를 사용하거나 특정 환자의 '역동'에 대해 이야기할 때, 우리는 환
자의 성격병리와 관련된 갈등의 본질과 발달적 기원을 다루고 있는 것이다.
우리는 두 가지 주요 불안 범주의 관점에서 경중 성격병리에게서 흔히 마주
치는 핵심 심리적 갈등을 개념화할 수 있다. 첫 번째 갈등군은 이인 대상관계
라는 관점에서 개념화될 수 있다. 이 갈등들은 타인에게 의지하고 신뢰하는
것과 취약해지는 것에 대한 두려움을 중심으로 조직된다. 두 번째 갈등군은
삼인 대상관계 측면에서 개념화된다. 이러한 갈등은 종종 양쪽이 모두 원하
는 무언가 혹은 누군가를 얻기 위해 다른 이와 경쟁하는 것에 대한 두려움을
중심으로 조직된다. 삼인 대상관계의 갈등은 종종 오이디푸스 역동과 관련
이 있다.

삼인 갈등과 오이디푸스 콤플렉스

　오이디푸스 발달과 갈등의 특징은 삼인 관계라는 것이다. 이는 자신이 사
랑하고 욕망하며 필요로 하는 사람과의 관계가 심리적으로 제3자와 불가분
의 관계에 있다는 것을 의미한다. 삼인 구조의 내적 대상관계의 원형은 아이

와 부모와의 관계다. 오이디푸스 상황의 발달적 어려움은 우리가 사랑하고 필요로 하는 사람들이 우리를 배제하는 다른 사람들과 관계를 맺는 세상에서 사는 것을 수용하는 데 있다. 이러한 딜레마를 이해하고 극복하는 능력은 주관적인 내면의 삶을 가진 자기, 자기로부터 분리되어 자기에 의해 통제되지 않는 타인, 그리고 제3자를 인식하는 능력에 그 근거를 둔다. 이렇게 구성된 관계는 심리적 발달과 인지적 발달의 비교적 성숙된 수준을 의미하며, 일반적으로 자기 관찰 및 자기 성찰 능력과 관련이 있다.

오이디푸스 갈등에서 성적 · 의존적 · 경쟁적 · 공격적 소망, 욕구, 두려움은 부모 중 한쪽 또는 양쪽 부모의 관심을 가지기 위해 부모를 헤어지게 하거나, 다른 부모나 가족구성원을 배제하고 승리하는 어린 시절의 환상과 관련이 있다. 따라서 성적 · 의존적 · 경쟁적인 욕구와 소망, 그리고 이들과 연관된 환상은 갈등적이다. 성적 · 의존적 · 공격적 동기의 표현과 관련된 대상관계를 재연하는 것은 죄책감과 상실감으로 이어질 것이며 이는 두려운 징벌에 대한 환상과 결합되어 있다.

예를 들어, 오이디푸스 콤플렉스를 겪는 소녀의 경우, 아버지를 사랑의 대상으로 삼으려는 소녀의 환상은 어머니를 쫓아내고 이겨 내며 어쩌면 어머니를 없애 버리려는 환상을 포함할 것이다. 자신의 어머니에 대한 긍정적인 심상을 가진 경우 소녀는 자신의 라이벌 감정 앞에서 고통스러운 갈등에 직면한다. 성적 충동과 가학적 충동을 충족시키고자 하는 소망과 아버지를 소유하고자 하는 경쟁적이고 자아도취적인 욕망은 어머니에 대한 사랑, 어머니에 대한 의존, 어머니의 응징에 대한 두려움과 상충된다.

어른이 되어서도 이 갈등이 해결되지 않은 채 묻혀 있을 수 있다. 이들은 오이디푸스 갈등 상황, 특히 성적 친밀감 및 경쟁적 투쟁과 관련된 상황에서 불안, 죄책감, 두려움을 느낄 것이다. 이는 근친상간적 승리의 죄책감을 유발하는 어린 시절의 환상과 성적 사랑이 무의식적으로 연관되어 있기 때문이다. 두드러지는 오이디푸스 갈등을 가진 환자들은 정열적인 성애와 부드러운 사랑을 통합하는 데 어려움을 겪는다.

이인 갈등과 의존성

　보통 삼인 갈등(triangular conflicts)이 경증 성격병리 환자의 핵심 역동이기는 하지만, 치료 중 환자들은 이인 갈등(dyadic conflicts)도 드러낸다. 우리가 의존하는 타인도 그들 자신의 욕구와 우리를 제외한 다른 사람들과의 관계를 가진다는 것을 인정하는 삼인 갈등과는 달리, 이인 갈등은 전형적으로 제3자에게는 관심이 없으며 타인에 대한 기복이 있는 의존 그 자체와 관련되어 있다. 이인 관계의 원형은 어린아이와 양육자의 상호작용이며 특히 그 관계에서 만족하고 좌절했던 아이의 경험이다. 이인 갈등의 구조는 신뢰하고 의존하는 관계를 수립할 수 있는 개인의 역량과 관련이 있다. 이인 갈등은 때때로 '오이디푸스 전 단계'로 개념화된다. 즉, 부모인 부부와 아이 사이의 관계가 아닌 보호자인 부모 1인과 아이 사이의 관계이다.

　삼인 갈등에서 만족은 같은 것을 원하는 다른 누군가로부터 그것을 빼앗는 것을 의미하고, 좌절과 박탈감은 다른 누군가가 '내가 원하는 것'을 얻는다는 측면에서 경험된다. 반면, 이인 갈등에서 만족은 '내가 원하는 것을 항상 나에게 주는 사람'으로부터 '내가 원하는 것'을 얻는 데서 경험된다. 그리고 좌절과 박탈감은 '내가 원하는 것을 주려고 하지 않는 사람'으로부터 '내가 원하는 것'을 얻지 못하는 데서 경험된다. 이인 갈등은 삼인 구도가 아니기 때문에 만족에 의해 자극되고 의미가 부여되는 모든 사랑은 물론, 좌절에 의해 자극되는 모든 분노 역시 상호작용이 일어나는 모든 일에 전적으로 책임이 있는 것처럼 경험되는 단일 대상에 초점을 맞춘다. 예를 들어, 어린 소녀의 엄마와의 경험은 아이를 먹이고 보호하며 사랑하는 엄마의 표상과 함께, 좌절과 부러움을 야기하며 소용없거나 산만한 엄마에 대한 모순된 표상을 만들어 낸다.

　이인 갈등과 삼인 갈등은 보통 응축되고(condensed) 서로 상쇄된다. 의존성 및 신뢰와 관련된 갈등은 삼인 갈등 및 오이디푸스 상황을 다루기 어렵게 만든다. 또한 이인 관계에서의 욕구와 갈등을 경험하면서, 삼인 관계, 즉 오이디푸스 갈등에서 오는 경쟁과 성에 대한 불안을 피하기도 한다. 결과적으로 DPHP의 궁극적인 역동적 초점은 종종 삼인 갈등이지만, 의존성에 대한 해결되지 않은 갈등은 치료의 어떤 단계에서든 중심이 될 수 있다. 오이디푸스 수준의 내용물의 활성화가 때때로 의존성과 신뢰를 포함하는 이인 갈등의 출현을 방어하기 위해 사용되듯이, 치료에서 이인 대상관계의 활성화는 때때로 오이디푸스 갈등을 피하기 위해 사용될 것이다

우울 자리

Sigmund Freud는 오이디푸스 콤플렉스(Freud 1953[1900])의 구조를 소개했고 궁극적으로는 오이디푸스 콤플렉스를 심리적 갈등과 병리학 이론의 초석으로 삼았다. Klein은 오이디푸스 콤플렉스를 우울 자리(depressive position) 구조에 통합함으로써 오이디푸스 수준의 삼인 갈등에 대한 우리의 이해를 더욱 발전시켰다(Klein 1935). 우울 자리에서 주체는 자신이 사랑하는 대상으로부터 오고 또 그 대상으로 향하는 적대감을 인식하면서 양가감정을 견디기 시작한다. 양가감정에 대한 자각은 처음에는 우울감, 고통, 상실, 죄책감, 그리고 후회와 보상을 받고 싶은 욕망으로 이어진다. 궁극적으로 개인은 자신과 대상에 대한 이상적인 이미지의 상실에 대한 감정적 인식을 받아들이면서 환상 속에서 자신이 대상에 가한 손상에 대해 책임을 지며 슬퍼하게 된다(Segal 1964).

이러한 우울한 불안을 훈습하는 것은 개인으로 하여금 타인에게 있는 파괴적이고 공격적이며 성적인 충동에 대한 인식을 견디면서 자기 자신의 그러한 충동에도 책임을 지게 한다. 또한 서로 의존하는 관계를 형성할 수 있게 하며, 자신과 구별되고 복잡한 것으로 경험되는 타인을 사랑하고 걱정하는 것

을 가능하게 한다. 더 나아가 타인을 분리된 것으로 경험할 수 있는 능력은 상징적 사고 능력과 밀접하게 연관되어 있다(Spillius 1994).

Klein은 우울 자리를 더 '원시적인' 편집 분열 자리(paranoid-schizoid position)와 대조했다(Klein 1946). 편집 분열 자리는 양가감정이 용납되지 않고 분리가 우세하며, 긍정적이고 사랑스러운 대상관계와 부정적이고 공격적인 대상관계가 분리되어 있다. 우울 자리의 중심적 불안이 파괴적이거나 상처를 줄 수 있는 자신의 잠재력에 대한 죄책감과 관련이 있는 반면, 편집 분열 자리에서의 불안은 주체에서 비롯되기보다는 외부로부터 오며 절멸의 두려움과 관련이 깊다. 편집 분열 자리에서 자아 경계는 상대적으로 허술하고 대상은 통제되며 사고는 경직되고 전지전능하다.

편집 분열 자리와 우울 자리의 현대적 견해는 이것이 심리적인 경험을 조직하는 두 가지 방법이라는 것을 강조한다. 두 자리는 우리 모두에게 어느 정도 안정된 평형으로 존재하는 두 개의 다른 정신 상태로 개념화된다(Bion 1963; Steiner 1992). 각 자리는 각각의 불안 및 방어 작용과 관련이 있다. 또한 두 자리는 심리 구조의 통합 정도가 다르다는 것을 의미한다. 즉, 편집 분열 자리에서는 잘 통합되지 않은 심리 구조와 분리된 또는 '부분적' 대상이 우세하지만, 우울 자리에서는 더 잘 통합된 심리 구조와 '전체적' 대상이 우세하다.

편집 우울 자리 혹은 우울 자리 수준에서 환자의 방어 구조를 구성하는 것은 중증 성격병리 환자와 경중 성격병리 환자를 구별한다. 구조적 관점에서 보면 편집 분열 자리의 심리 구조는 중증 성격병리 환자의 내면세계에 해당하고 우울 자리는 경중 성격병리 환자의 내면세계에 해당한다. 그러나 역동적 관점에서 볼 때 경중 성격병리 환자는 우울 자리와 편집 분열 자리 사이에서 움직인다. 그리고 편집 분열 자리와 우울 자리 사이의 기능 방식이 순간순간 변하는 것이 경중 성격병리 환자들의 심리치료에서 보이는 특징이다. 치료가 성공적으로 진행되면 편집적 불안과 우울한 불안의 점진적이고 반복적인 주기 후에 환자가 점차 확고하게 우울 자리의 기능으로 전환되는 것을 보게 된다.

임상적으로 볼 때 매 순간의 경험 수준에서 환자는 자신의 경험을 조직할 때 편집적 방식과 우울적 방식 사이를 오고 갈 것이다. 따라서 통합된 정체성과 전반적으로 우울한 수준의 기능을 갖고 있더라도 경중 성격병리 환자는 자신의 내적 대상의 통합 정도, 자신의 충동에 책임지는 정도, 편집과 두려움보다 죄책감과 걱정을 느끼는 정도, 자신을 관찰하고 상징적으로 생각하는 능력을 유지하는 정도에 상당한 가변성과 유동성을 보일 것이다.

역동적 관점에서 DPHP의 주된 초점은 성적 · 의존적 · 공격적 동기 및 자기애적 요구에 대한 갈등에서 비롯된 편집적 불안과 우울한 불안을 훈습하는 것이다. 훈습은 갈등을 의식 속으로 불러들여, 갈등하는 내적 대상관계 및 그것의 재연과 연관된 불안, 방어를 탐색함으로써 이루어진다. 지금-여기에서 갈등이 활성화되고 재연되면서 환자는 이를 의식적으로 경험하고 이해할 수 있는 기회를 갖게 된다. 환자가 점차 갈등적 동기에 책임을 지고 죄책감, 상실감, 걱정을 경험하게 되면서 편집적 불안과 우울한 불안에 대한 훈습이 일어난다. 이 과정에서 환자는 과거와 현재에서 고통스럽거나 자기와 세상의 주된 감각과 양립할 수 없었던, 자신 및 중요한 타인의 측면을 받아들이게 될 것이다.

DPHP에서 편집 및 우울 불안에 대한 임상 사례

한 중년 남성이 직장에서 승진하지 못해 좌절감을 호소하며 방문하였다. 치료 초기 몇 주 동안 치료자는 종종 환자에게 치료와 관련하여 그가 취하고 있는 수동적인 태도를 지적하였다. 이에 대해 환자는 치료자가 자신을 비난하고 있다고 느꼈고, 치료자가 자신을 좋아하지 않는다며 걱정하기 시작했다. (치료자와 관련된 환자의 이러한 초기 입장은 치료의 시작 단계에서 환자가 주로 편집증적인 성향을 가지고 있다는 것을 반영한다.) 환자의 경험은 다소 경직되어 있었고, 그는 치료자가 자신을 지지해 주고 안심시켜 주지 못한 것에 대해 화가 나기 시작했다.

이 시점에서 치료자와 환자는 전이에서 활성화된 대상관계, 즉 분노하고 겁에 질린 아이와 강력하고 비판적이며 거부하는 부모의 대상관계를 확인할 수 있었다. 환자는 자신의 대상관계 원형에 상당히 충격을 받았다. 이를 되돌아보면서 그는 어린 시절에 겪었던 아버지와의 일련의 고통스러운 상호작용들을 슬프게 회상했다. 환자는 자신이 치료자를 너무 차갑고 비판적으로 경험하고 있는 것을 성찰했고, 회기가 끝날 무렵에는 치료자를 불신해 온 자신을 매우 이상하게 여겼다. (여기서 환자가 주로 우울한 방향으로 옮겨 갔음을 알 수 있다.)

환자가 다음 회기에 도착했을 때 치료자는 환자의 태도 변화를 즉시 알아차렸다. 환자는 분명히 치료자에게 예민했고 치료자가 시도했던 모든 중재에 대해 매우 비판적이었다. 치료자가 이것을 지적하자 환자는 자신이 그동안 치료자에게 비판적이었기 때문에 치료자가 이제는 분명 화가 났을 것이라고 응답했다. (이전 회기와 현재 회기 사이에, 환자는 이전 회기가 끝났을 때 표현했던 우울한 불안으로부터 멀어져 다시 한 번 치료자와 관련하여 편집증적인 성향을 띠게 된 것이다.) 치료자는 무슨 일이 일어나고 있는지 생각하고 나서, 환자에게 그들이 이전 회기에서 탐색했던 것과 같은 관계 양상으로 다시 돌아갔으며, 다만 지금은 그 관계 내에서 역할이 바뀐 것 같다고 말했다. 지난 회기에는 치료자가 비난한다고 생각하고 환자가 화가 났던 것과는 달리, 이번에는 환자가 비판과 거부감을 느끼고 그로 인해 치료자가 자신에게 화가 났을 거라고 예상하고 있다는 것이다. 또한 치료자는 두 가지 구성 모두에서 그들 사이의 지배적인 관계는 적대감이라고 지적했다.

환자는 치료자의 말을 곰곰이 생각하면서 조금 편안해진 것처럼 보였다. 이때 치료자는 환자에게 지난 회기가 끝날 무렵에 나누었던 내용을 계속해서 상기시켜 주었다. 치료자는 그들이 이야기했던 것들이 그 당시 환자에게 마음이 아프고 꽤 의미 있는 것 같았지만, 지금 시점에서는 그러한 감정들이 완전히 상실된 것 같다고 말했다. 환자는 지난 회기의 마지막 부분에 관하여 정말로 잊어버렸음을 인정했다. 이어서 치료자는 지난 회기에 치료자가 자신에게 도움이 되는 것 같다고 말하면서 환자가 자기 자신에 대해 걱정했던 말들도 상기시켜 주었다. 치료자는 아마도 현재 환자가 상호 간의 적대감과 비판에 초점을 맞추는 것이 이전 치료의 마지막에 그가 느끼기 시작한 더 부드러운 감정으로부터 그를 보호하는 데 도움이 되었을 것이라고 제시했다. (정신역동적인 용어로 말하자면, 치료자는 환자에게 새로 나타난 우울 불안—특히 연약함, 취약함, 그리고 걱정과 관련된 불안감—을 방어하기 위해 환자가 우울에서 더 편집적인 방향으로 방어적으로 물러났음을 암시했다.)

구조적 변화

DPHP의 궁극적인 목표는 성격 경직성을 감소시키는 것으로, 이는 환자의 심리 구조의 변화에 해당한다. 구체적으로 서술하자면 성격 경직성을 줄이고 심리적 기능을 보다 유연하고 적응적인 방향으로 조정하는 것은 심리 구조의 점진적인 통합과 일치한다. 심리 구조의 점진적인 통합은 갈등적 대상관계의 질, 그리고 주된 자기감과 연관된 갈등적 대상관계의 조직(organization) 둘 다에 반영된다. 심리적 갈등이 훈습되면 표상들은 덜 일차원적이 되고(더 복잡하고 더 잘 분화된다.) 관련된 감정들 또한 덜 강렬해지고 더 잘 분화되는 등 갈등적 대상관계의 질적인 변화가 일어난다. 또한 환자의 갈등적인 내적 대상관계가 주된 자기감을 구성하는 비갈등적 자기표상 및 대상표상과 연합되는 조직적 변화도 볼 수 있다. 이러한 구조적 변화는 갈등적인 내적 대상관계를 감정적으로 경험하고 상징적으로 나타내는 역량의 향상과 일치하며, 이것은 자기 경험의 일부가 된다.

내적 대상관계의 통합

구조적 관점에서 보면 심리적 갈등의 훈습은 갈등적인 대상관계를 의식적

인 자기 경험으로 동화시키는 결과를 낳는다. 이 과정의 일부로서 우리는 갈
등적 동기의 표현과 긴밀히 연관된 대상관계에서 질적인 변화를 다수 관찰할
수 있다. 갈등적 대상관계가 의식적인 자기 경험에 더 잘 **통합**될수록, 그것들
은 더 '복잡성'을 띤다. **복잡성**이란 단일 대상관계나 대상표상에 대한 둘 이상
의 동기를 의미한다. 복잡성이 증가하고 통합이 더 잘 이뤄지면 자기와 타인
에 대한 정신표상은 더 잘 **분화**되며, 이는 표상이 미묘해지고 더욱 현실적인
것이 됨을 의미한다. 또한 갈등적 대상관계가 더 잘 통합될수록 감정이 잘 분
화되고 조절이 가능해지며 감정에 덜 압도되는 등 대상관계의 재연과 연관된
정서적 경험의 질적 변화 역시 일어난다.

갈등적 대상관계가 통합되면 동일한 대상관계 안에서 공격적인 동기, 분
노와 함께 사랑하는 동기와 부드러운 감정도 나타날 수 있게 되며 이 과정에
서 공격적 충동은 덜 무서워지고 격양된 정도 역시 줄어든다. 마찬가지로 성
적 욕구는 사랑스럽고 부드러운 감정 및 의존적인 열망과 공존할 수 있고, 그
과정에서 성적인 욕구는 덜 위협적이고 덜 '충동적인 것'이 될 수 있다. 통합
이란 예를 들어 다정하고 의존적인 아이가 때때로 비판적으로 행동할 수 있
다는 것을 의미하며, 비판적이고 거절하는 부모도 다정하고 의존적일 수 있
다는 것을 의미한다. 마찬가지로 사랑스럽고 의존적인 아이도 양육자에게
성애적 감정을 가질 수 있고, 양육자 역시 자신의 아이에 대한 애정과 성애적
감정에 대한 인식을 견딜 수 있으며 한 명의 이성 상대가 '마돈나'와 '매춘부'
둘 다 될 수 있다.

자기표상과 타인표상이 더 복잡해지고 덜 위협적이며 덜 압도적이므로 그
것들은 환자의 주관적인 자기 경험을 구성하는 표상들에 동화될 수 있다. 이
러한 갈등적 대상관계의 질적 변화는 주된 자기감의 변화와 일치하게 된다.
대상관계가 더 잘 통합됨에 따라 이전에 분리되었던 자기와 타인의 경험을
받아들일 수 있게 되고, 그러한 경험들은 자기 및 세상에 대한 전반적인 감각
에 동화되어 잘 담아낼 수 있게 된다. 또한 갈등적 동기의 표현에 대한 압박

역시 유연하고 적응적으로 다룰 수 있게 된다. 갈등적 대상관계의 점진적인 통합 과정과 그들의 주된 자기감으로의 동화는 정신 조직의 구조적 변화를 나타내며, 바로 이것이 DPHP의 구조적 변화를 의미하는 것이다.

치료적 변화에 대한 임상 사례

성공적인 치료 과정 동안 예상되는 구조적이고 역동적인 변화의 사례로, 직장 갖기를 두려워하는 중년의 가정주부를 생각해 보자. 치료를 받기 진 그녀는 경쟁적 상황에서의 자신과 타인을 순전하게 선의를 가지고 있거나 혹은 무자비하고 남을 멸시하는 존재로 경직되게 경험했다. 더 나아가 그녀는 성공이나 권력의 감정을 일으키는 경험으로부터 기쁨을 느끼지 못하고 그러한 경험을 지속적으로 피하거나 왜곡해 왔다.

치료가 진행되면서 직업적·성적 영역에서의 경쟁적 성공에 대한 두려움이 내적 대상관계와 연관되어 있음이 분명해졌다. 이는 순수하고 좋은 의도를 가지고 있지만 약하고 무력한 어린 자신과 상호작용하는, 강력하고 무자비하고 의기양양한 부모의 내적 대상관계였다. 이러한 내재화된 관계 양상은 환자가 오랫동안 두려워하고 무의식적으로 싫어했던 성공한 사업가 어머니와의 과거 어린 시절 경험과 밀접한 관련이 있었다. 치료를 통해 이전에 억압해 왔던 경쟁적이고 적대적인 어머니의 대상표상을 동일시하면서 그녀는 어머니에 대한 경쟁적이고 적대적인 감정을 알게 되었다.

회기가 거듭될수록 그녀는 이러한 표상들 및 승리의 기쁨과 연관된 감정을 자신과 어머니의 사랑스런 부분들에 대한 그녀의 표상과 더 잘 통합하게 되었다. 이러한 성공과 권력의 더 잘 통합된 표상들은 그녀의 주된 자기 경험에 동화될 수 있었다. 그 결과 환자는 경쟁 상황에서 자신과 타인에 대해 보다 복잡하고 유연하며 판단하지 않는 이미지를 발달시키면서 경쟁의 즐거움을 누릴 수 있는 능력을 개발했다.

양가감정

양가감정은 동시에 같은 대상을 향하는 갈등적 동기에 대한 인식을 받아들이고 용인하는 능력으로 정의된다. 지금까지의 설명을 통해 경중 성격병리에서 구조적 변화를 구성하는 통합의 과정은 환자가 양가감정을 견디는 능력을 향상시키는 것에 달려 있다는 것을 유추할 수 있다. 통합된 내적 대상관계는 정의상 양가적이다. 양가감정은 주체가 자기와 대상에서 갈등하고 있는 공격적ㆍ성적ㆍ과시적ㆍ경쟁적ㆍ자기도취적ㆍ애정적ㆍ의존적 부분을 의식하고 대처할 수 있는 것을 의미한다.

현대 Klein학파들은 양가감정을 받아들이는 과정을 '우울 자리의 훈습'이라고 한다(Hinshelwood 1991). 이것은 정신병리와 치료에 대한 현대 Klein식 접근법의 중심이론이다. 자아심리학 모델처럼 Klein모델에서도 삼인 갈등의 중심 역동은 갈등되는 공격적ㆍ성적 소망에 대한 인식을 견디기 어려워하는 것이다. 그러나 Klein학파에서 보는 근본적인 문제는 사랑의 동기와 공격적인 동기를 완전히 통합하지 못하는 것이다(Segal 1964). 사랑하는 사람에 대한 공격성은 용인되지 않는다. 비슷한 원리로 어떤 성적인 관계도 삼인 관계의 경쟁적 승리와 결부되어 있고 무의식적으로는 사랑하고 필요로 하는 일차 대상과 연결되어 있는 만큼, 성적인 감정은 사랑과 의존성의 세계에서 용인되지 않으며 경쟁하는 것은 문제가 된다.

Klein학파 모델에서 우울 자리를 훈습하는 것은 의존적인 필요를 인정하고 심리적으로 사랑이 지배적인 도덕적 세계에 머무는 동안, 공격적이고 성적인 감정을 정서적으로 경험하고 전적으로 책임지는 것을 수반한다. 우울 자리의 핵심적 불안은 자신과 분리되어 자율적으로 행동하는 사랑하고 필요로 하는 대상에게 자신이 공격적인 동기를 갖고 있다는 것을 어렴풋이 인지하는 것이다(Segal 1964). 이러한 동기들이 더 이상 분리되거나 투사되거나 거부되거나 억압되지 않고 소망하고 욕구하고 두려워하는 자기 자신의 일부라는 것을 의식할 수 있게 되면, 개인은 자신의 공격성과 승리하고 싶은 소망에 대해 책임을 질 수 있게 된다.

상반된 동기들을 의식하는 것은 이전에는 분리했던 공격적이고 성적인 동기를 사랑스럽고 부드럽고 의존적인 자기 및 타인의 경험에 통합하는 과정의 첫 번째 단계이다. 이 과정에서 성적 충동과 공격적 충동은 위협적인 정도와 격양된 정도가 줄어들고 경직성도 줄어든다. 성적·공격적 소망과 두려움은 물론 그것이 재연되는 것과 연관된 환상 역시 이전처럼 행동으로 표현되기보다는 점차 생각, 감정, 욕망, 두려움으로 경험된다. 파괴성과 성적 승리에 대해 책임을 지는 것은 자신의 파괴성을 인정하면서 느끼는 죄책감, 후회, 상실을 견디고, 삼인 구도와 자신이 배제되는 것의 현실을 받아들이며, 더 나아가 공격성과 삼인 구도로부터 완전히 보호받을 수 있다는 이상적 관계의 희망을 상실하는 것에 대한 훈습을 수반한다. 이것은 애도의 한 과정이다(Steiner 1996). 이 과정의 일부로 주체는 그가 환상에서 손상을 입혀 온 사람들에게 보상을 한다.

Klein학파의 접근방식은 단일 대상에 대한 사랑과 공격적 감정을 동시에 경험하는 어려움과, 갈등이 되는 성적·공격적 대상관계를 '자아', 즉 자기에 통합하는 어려움을 강조한다. 반면, 우리는 좀 더 폭넓은 관점을 유지하고 있다. 우리는 사랑과 공격성 사이의 갈등을 훈습하는 어려움뿐 아니라, 이들 각각의 동기를 의존적 욕구는 물론 자율성과 자존감을 유지하려는 욕구와 통합하는 것의 어려움 역시 강조한다. 덧붙여 우리는 환자의 비교적 잘 조직되고 통합된 자기감을 경험하는 것에 크게 강조점을 두는데, 이런 자기감으로부터 갈등적 대상관계가 분리되어 있다. 이러한 분리된 갈등적 대상관계를 환자의 핵심적이고 의식적인 자기 경험에 통합하는 것이 치료의 분명한 목표이다. 결국 DPHP의 목표(갈등적 동기를 해리하고 투사하는 대신 주된 자기 경험에 잘 통합하는 것)는 Klein학파의 우울 자리에서의 훈습과 비슷하지만, 어느 정도 다른 부분도 있다.

역동적 관점에서 보자면 DPHP의 목표, 전략, 전술 및 기법은 단일 대상관계 내에서 갈등적 동기를 동시에 경험하는 것과 관련된 불안감을 자극한다. 그리고 환자가 이러한 불안을 견디고 탐색하며 이해하도록 돕고 궁극적으로는 이를 극복하도록 돕는다. 이런 방식으로 DPHP에 의해 이루어진 구조적 변화는 환자의 정신적 평형(mental equilibrium)의 **역동**적 변화와 관련이 있다. 통합 과정을 겪으면서 환자는 이전에 억압되거나 해리되었던 자기표상과 타인표상 및 갈등적 동기들에 대한 인식을 견뎌 낼 수 있게 된다. 이러한 동기와 표상들은 그가 억압, 투사, 분리, 해리, 부정에 의존하지 않고 갈등적 동기들을 다루는 능력을 개발함에 따라 환자의 주관적인 경험의 일부가 된다.

환자는 더 이상 갈등적 대상관계의 활성화와 관련된 불안을 피하기 위해 자신의 내적 경험을 제한할 필요가 없기 때문에, 경직되거나 억제하지 않으면서도 유연한 방어 작용으로 더 넓은 범위의 경험을 자유롭게 즐길 수 있다. 이는 환자의 정신 기능에 대한 **역동**적 변화를 나타낸다. 심리학적 구조의 통합을 늘리는 이러한 과정은 마음 작동의 유연성 증가와 연관이 있으며, 이는 치료를 통해 성격병리를 가진 환자를 정상 기능 수준으로 이동시키는 과정이기도 하다.

참고 도서

Britton R: The Oedipus situation and the depressive position, in Clinical Lectures on Klein and Bion. London, Routledge, 1992, pp 34–45

Greenberg J: Introduction: toward a new Oedipus complex, in Oedipus and Beyond: A Clinical Theory. Cambridge, MA, Harvard University Press, 1991, pp 1–20

Kernberg OF: Object relations theory in clinical practice, in Aggression in Personality Disorders and Perversions. New Haven, CT, Yale University Press, 1992, pp 87-102

Ogden TH: Between the paranoid-schizoid and the depressive positions, in Matrix of the Mind: Object Relations and the Psychoanalytic Dialogue (1986). North vale, New Jersey, Jason Aronson, 1993, pp 101-129

Ogden TH: The depressive position and the birth of the historical subject, in Matrix of the Mind: Object Relations and the Psychoanalytic Dialogue (1986). Northvale, NJ, Jason Aronson, 1993, pp 67-99

Schafer R: The contemporary Kleinians of London. Psychoanal Q 63:409-432, 1994. Reprinted in Schafer R: Introduction: the contemporary Kleinians of London, in The Contemporary Kleinians of London. Madison, CT, International Universities Press, 1997, pp 1-25

Schafer R: The interpretation of psychic reality, developmental influences, and unconscious communication. J Am Psychoanal Assoc 33:537-554, 1985

Segal H: An Introduction to the Work of Melanie Klein. New York, Basic Books, 1964 Spillius EB: Development in Kleinian thought: overview and personal view. Psychoanalytic Inquiry 14:324-364, 1994

Spillius EB: Development in Kleinian thought: overview and personal view. Psychoanalytic Inguiry 14: 324-364,1994

제2부

경증 성격병리의 정신치료

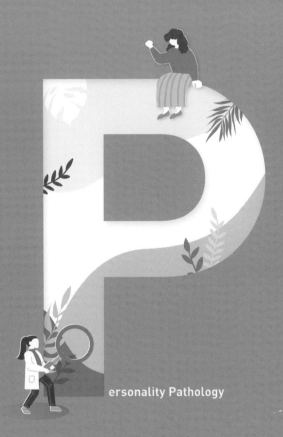

ersonality Pathology

제**4**장

DPHP의 기본 요소

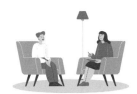

이 장의 첫 부분에서, 우리는 DPHP(경중 성격병리의 역동적 정신치료)에 관한 기본적 치료과제에 대한 개요를 보여 주고, 치료의 전체적인 관점을 제시하고 다음 장에서 자세히 논의할 구성을 소개하고자 한다. 다음으로 정신역동치료 모델의 중심 구조인 전이(transference)라는 주제를 다루려 한다. 대상관계 이론의 틀 내에서 전이가 어떻게 개념화되는지를 설명하고, 정신치료를 함에 있어 전이의 구조를 대상관계 이론으로 어떻게 통합해 왔는지를 설명할 것이다. 이 모델이 가져다주는 변화에 대한 논의로 이 장은 마무리된다. DPHP의 결과로써 환자들에게 어떤 변화가 일어나는지와 이 책에서 설명된 정신치료적 기법들이 얼마나 이런 변화들을 이끌어 낼 수 있을지에 대해 논의할 것이다.

DPHP의 기본 과제들

DPHP 치료자의 첫 번째 과제는 설정(setting)을 만드는 것으로, 이는 환자들에게 내재된 갈등적 내적 대상관계가 의식에 떠오르도록 촉진하는 것이다. 두 번째 과제는 모든 회기에서 정서적으로 주된 자기와 타인과의 갈등 표상 속에 내재되어 있는 불안, 방어, 동기를 탐색하고 해석하는 것이다. 세 번째 과제는 환자의 현재 관계 속에서, 그리고 치료자와의 관계 속에서 반복적으로 활성화되고 나타나는 갈등을 해석해줌으로써 환자가 이를 훈습하도록 도와주는 것이다. 훈습의 과정을 통해서, 우리는 환자의 핵심적 갈등과 치료적 목표 사이의 연관성을 강조한다. DPHP의 기본과제들은 〈표 4-1〉에 요약되어있다.

〈표 4-1〉 DPHP의 기본 과제들

과제1 갈등적 대상관계를 치료 안으로 가져오기
과제2 무의식적 갈등을 탐색하고 해석하기
과제3 치료적 목표를 강조하면서 훈습하기

갈등적 대상관계를 치료 안으로 가져오기

치료 설정(treatment setting)은 치료의 변치 않는 특성들을 말한다. 치료 설정은 정신치료적 관계, 즉 환자와 치료자 사이에서 만들어지는 독특한 관계를 포함하며, 환자의 갈등적 대상관계의 활성화와 탐색을 촉진하도록 설계된다. 이런 과정은 저항 분석을 통해 촉진된다. 치료틀은 치료 조건과, 치료 내에서 환자와 치료자 각자의 역할로 정의한다.

치료틀

치료틀(treatment frame)은 모든 종류의 정신치료의 본질적 특징이고, 치료를 위해 상호 합의된 구조를 제공한다. 치료틀은 환자와 치료자 각자의 역할로 정의한다. 또한 회기의 빈도와 기간, 일정과 비용 처리에 대한 협의, 환자와 치료자 간의 정기적 약속 이외에는 전화 또는 대면으로 연락할지를 설정한다. 치료가 시작되기 전에 환자와 치료자는 치료틀에 대해 정식으로 설계하고 상호 합의를 해야만 한다. 환자와 치료자 간의 상호 합의로 치료틀이 성립되며, 이는 종종 치료 계약(treatment contact)이라고도 불린다(Clarkin et al. 2006; Etchegoyen 1991).

정신치료적 관계

치료 설정은 신뢰적 구조를 제공하고, 이 속에서 DPHP 치료자와 환자는 특별한 관계, 또는 대상관계를 만드는데 이를 **정신치료적 관계**라고 한다. 정신치료적 관계는 한쪽, 즉 환자는 자신의 내면 욕구에 대해 가능한 충분히 표현하도록 격려되고, 반면 다른 참가자인 치료자는 그러한 행동을 절제한다는 면에서 매우 특별한 관계다. 치료자의 그런 역할은 치료자의 전문지식을 활용하여 환자로 하여금 자기 인식을 더 폭넓고 더 깊어지게 한다. 이를 위해서, 치료자는 환자의 언어적 그리고 비언어적 소통과 역전이를 이해하기 위한 지속적인 노력을 충분히 해야 한다. 치료의 첫 단계에 치료자는 정신치료적 관계를 만들고, 정신치료적 관계는 이 책에서 설명된 정신치료적 기법을 구현하는 데 꼭 필요한 맥락이다.

치료 동맹

치료 동맹(Bender 2005; Orlinsky et al. 1994)은 정신치료적 관계에서 중요한 구성요소다. 도움을 원하고 도움을 활용할 수 있는 환자의 자기 관찰 부분과 도움을 주는 전문가 역할을 하는 치료자 사이에 확립된 관계다(Gutheil and

Havens 1979). 한편으로, 동맹은 치료자가 훈련, 전문지식, 관심을 가지고 자신을 도와줄 것이라는 환자의 현실적인 기대를 반영하며, 치료자는 환자에 대한 진전된 이해를 통해 환자를 돕기 위해 전념한다. 대부분의 경증 성격병리 환자들은 치료 초기 단계에서 비교적 쉽게 동맹을 형성할 수 있다(Bender 2005; Gibbons et al. 2003; Piper et al. 1991).

기법적 중립성

DPHP 치료자가 환자와 치료 동맹을 맺기 위해서는, '중립적' 자세(Levy and Interbitzin 1992; Moore and Fine 1995)를 유지해야 한다. 우리는 기법적 중립성(technical neutrality)을 강조하는데, 이는 치료자가 환자의 경과에 반응이 없거나 무관심한 태도를 말하는 게 아니다. 오히려, 환자를 향한 치료자의 태도에는 환자의 행복에 대한 관심과 기꺼이 도와주려는 의지가 반영되어야 하며, 따뜻함과 배려의 태도가 결합되어야 한다(Schafer 1983). 우리가 **기법적 중립성**을 말할 때는, 환자를 대하는 치료자의 태도를 언급하는 게 아니고, 오히려 환자의 갈등을 대하는 치료자의 태도를 말하는 것이다. 기법적 중립성은 치료자가 적극적으로 환자의 갈등에 관여하거나 편드는 것을 피하는 것으로, 환자의 삶에 개입하려는 시도를 하거나 조언을 하는 식의 지지적 개입을 자제하는 것을 말한다. 대신에, 중립적 치료자는 환자의 갈등과 환자의 행동의 가능한 한 모든 면을 열린 마음으로 살펴보고, 가능한 한 완전하게 환자의 내적인 삶을 이해하려는 약속을 지키려고 노력해야 한다. 이를 위해서, 중립적 치료자는 자기 관찰 능력이 있는 환자의 일부와 동맹을 맺는다(Kernberg 2004b). 기법적 중립성은 정신치료적 관계 내에서 DPHP 치료자 태도의 필수적 측면이다.

지지 및 지지적 기법

정신치료에서 **지지적 기법**은 직접적으로 환자의 방어가 적응되도록 강화시키고, 환경적인 요구사항에 잘 대처하도록 도와주는 개입이다. 지지적 기법의 예로 조언을 하고, 대처기술을 교육하고, 현실 검증력을 지지해 주고 환경적 개입을 해 주는 것들이 있다. 지지적 기법은 지지적 정신치료의 중추를 형성하고(정신역동적 지지정신치료에 대한 정보가 담긴 훌륭한 토론은 Rockland 1989 참조) 특히 급성 및 만성의 I축 장애(AXIS I disorders)의 환자에게 유용하다(American Psychiatric Association 2000).

대조적으로, DPHP 치료자는 지지적 기법을 일상적으로 사용하지 않는다. 우리의 접근방식이 다른 많은 사람들이 권장하는 방식(예: Gabbard 2004)과 다소 차이점이 있더라도, DPHP 치료틀에서는 우리의 접근방식이 합리적이고 유용하다고 생각한다. DPHP 치료자는 지지적 개입을 자제해야 하는데 그 이유는 경증 성격병리 환자는 일반적으로 치료자에게 독립적이며, 치료 외에서도 정서적이고 환경적으로 지지해 주는 충분한 심리사회적 지원과 충분한 심리적 자원을 가지고 있기 때문이다. 그리고 지지적 개입을 자제하는 방식이 유용한 이유는 DPHP 치료자가 환자들의 내적 투쟁 속에서 적극적인 참여자가 되기보다는, 환자의 내적 투쟁을 관찰하는 사람이 되는 것이 더 효과적이기 때문이다.

이와 같은 설명을 통해서, 환자가 치료자로부터 정서적으로 **지지를** 받는다고 느끼는 것과 치료자가 **지지적 기법을** 사용한다는 것 사이엔 명확한 차이가 있다는 것을 확실히 하려고 한다. 심지어 DPHP 치료자가 기본적으로 지지적 기법을 사용하지 않아도, 환자는 DPHP와 치료자를 통해서 전반적으로 아주 적극적인 지지를 받고 있다는 경험을 하게 된다. 일관되고 신뢰할 수 있는 치료틀, 치료자의 헌신, 관심 및 열정, 환자에 대해 수용하고 판단하지 않는 치료자의 태도는 환자의 내적 욕구와, 이해받고 도움을 바라는 환자의 소망에 대해서 본질적으로 지지하는 환경을 창조한다.

참여 관찰자[1]로서의 치료자

DPHP에서, 치료자가 개입을 할 때 중립적인 입장을 유지한다. 그러나 환자에 대한 치료자의 내적 반응 측면에서, 치료자는 중립성을 위해 노력하기보다는 환자로부터 자극받은 생각들과 느낌들을 가능한 한 충분히 환자에게 개방하도록 노력해야 한다. 기법적으로 중립적 태도를 유지하는 DPHP 치료자의 능력은 환자에게 자기 자신을 개방하고, 환자와의 상호작용을 관찰하는 것에 달려 있는데, 이는 환자의 언어적·비언어적 소통으로 치료자를 자극하는 사적인 느낌들을 심사숙고하는 것이다. 따라서 DPHP 치료자는 참가자이면서 동시에 관찰자가 되어야 한다(Sullivan 1970). 환자와의 상호작용에서 환자가 치료자에게 내적 영향을 미치는 것을 허용하면서, 그리고 뒤로 물러서서, 그 회기에 무슨 일이 벌어지고 있는지를 심사숙고해야 한다.

자유롭고 열린 소통

DPHP에서, 환자의 역할은 치료 시간 내에 그의 마음에 떠오른 것은 무엇이든, 가능한 자유롭고 개방적으로, 구조화되지 않은 방식으로 말하는 것으로, 때때로 이런 과정을 **자유연상**이라고 한다(Moore and Fine 1995). DPHP에서는 환자가 특정 사안에 대해 말하는 것을 잠시 미루고, 대신 환자의 마음이 자유롭게 돌아다니도록 내버려 둔다. 이렇게 접근하는 근거는 그것이 환자의 갈등적 대상관계를 치료 안으로 가져오는 매우 효과적인 방법이기 때문이다. 이때 환자의 언어적 그리고 비언어적 소통을 통하여, 또 자신을 열고 자유로운 소통을 하는 것에 대한 **저항**을 통하여 갈등적 대상관계를 치료 안으로 가져오게 된다(Busch 1995; A. Freud 1937).

----

1) 역자 주: 참여 관찰자(participant observer)란 Sullivan이 발전시킨 개념으로, 치료자가 환자의 행동을 단지 밖에서 들여다보듯이 관찰하는 사람에 머물러선 안 되고, 환자의 경험의 장(field)에 같이 참여하면서 그 경험을 공유하는 '중요한 타인(significant other)'이 되어야 한다는 것을 강조하는 개념이다.

저항 분석과 방어

치료 설정과 치료자의 중립성은 환자의 갈등적 대상관계의 활성화를 촉진
시킨다. 그 결과, 치료에서 이런 갈등적 관계 양식이 재연되는 경향이 있고,
또 반대로 그것을 억압하거나 다른 방식으로 방어하려는 경향도 있다. 치료
에서 갈등적 대상관계의 역할재연(enactment)에 저항하는 환자들에게는 잠
재된 힘(즉, 환자의 방어 작용)이 있어서, 이것은 자동적으로 방어적 대상관계
를 활성화시킨다.

정신치료에서 환자의 방어 작용의 활성화와 역할재연을 '저항'(Moore and
Fine 1995)이라고 한다. 환자의 방어 작용이 개방적인 의사소통에 대한 저항
또는 자기 관찰에 대한 일종의 저항으로 나타날 때는, 우리는 일반적으로 저
항이라는 용어를 사용한다. 환자가 의식적으로 치료에 저항하거나 의도적으
로 반대할 때는 저항이라는 용어를 사용해서는 안 된다. 일반적으로 방어 작
용으로서의 저항은 자동적이며, 대부분 무의식적이고, 그리고 심지어 치료자
에게는 분명히 보임에도 환자는 보통 눈치 채지 못한다. 저항 분석은 치료 시
간에 활성화되고 일어나는 환자의 방어적 대상관계를 인지하고, 탐색하고,
그리고 해석하는 것을 말한다.

무의식적 갈등 해석

해석은 환자의 활성화된 갈등이 무의식적으로 인식 밖에서 일어나든 증상
으로 표현되든 이를 의식적으로 인식하도록 하는 것이다. 해석은 방어, 방어
하려는 동기, 방어되고 있는 대상관계 사이를 연결한다. 해석 과정은 환자가
말하는 내용의 불일치 또는 모순에서 시작되고, 이에 대해서 명백한 가설을
이끌어 내어 환자가 인지할 수 있게 한다(Kernberg 1984).

해석 과정

해석 과정의 초기 단계에는 기본적으로 명료화와 직면이 포함된다. **명료화**(clarification)는 환자의 주관적인 경험에 대해 치료자가 명확하게 설명하는 것을 뜻한다. 환자가 말한 내용 중 모호한 부분들을 환자와 치료자 둘 다 명확하게 이해할 때까지 다루고, 또는 환자 자신의 생각에 대한 근본적인 모순이 드러나 환자가 당혹스러워할 때까지 다룬다. **직면**(confrontation)은 치료자가 모순되거나 서로 맞지 않는 환자의 언어적 · 비언어적 표현을 명확한 정보로 모으고, 더 많은 탐색과 이해가 필요한 자료를 세련되게 제시하는 것을 의미한다. 직면은 환자의 방어 작용이 활성화되는 것을 넌지시 언급하고, 환자의 언어적 및 비언어적 소통을 통합한다(Etchegoyen 1991).

엄밀한 의미로 해석은 명료화와 직면을 따르며, 방어되고 있는 무의식적 갈등에 대한 가설을 만드는 것을 의미한다. '완벽한' 해석은 방어, 방어를 일으키는 불안, 방어되고 있는 근본적인 갈등적 동기로 서술될 수 있다. 그러나 환자에게 단계적으로, 좀 더 작은 조각으로 해석을 해야 하는 경우가 아주 흔하다. 해석은 명료화와 직면으로 시작하여 방어적 대상관계의 인식으로 옮겨 가고, 방어를 일으키는 불안에 대한 탐색이 따라오고, 궁극적으로는 방어되고 있는 근본적인 갈등적 대상관계에 대한 탐색에 이르는 하나의 과정으로 보는 것이 가장 좋은 생각이다.

전이 해석

DPHP에서 해석은 Joseph Sandler(1987)가 '현재 무의식(present unconscious)'이라고 언급한 것을 중점으로 두어, 주로 지금-여기(here and now)에서 이루어진다. 이는 대부분의 해석이 환자의 현재 일상생활과 치료에서 유발되는 최근의 불안에 초점을 맞추고 있음을 의미한다. 때때로 갈등적 대상관계는 환자의 현재 대인관계와 관련하여 재연되고 해석된다. 다른 경우에는 환자의 내적 대상관계가 치료자와 관련하여 재연되고 해석될 수 있다. 후자의 경우, 치료자가 만드는 그 해석은 **전이 해석**(transference interpretation)이 된다. 때때로 갈등적 대상관계는 환자의 대인관계의 삶 속에서, 그리고 전이 속에서 동시에 나타난다. 이런 상황을 통해 치료자는 환자의 갈등적 내적 대상관계, 환자의 현재의 어려움 및 전이 사이의 연관성에 대해 해석할 기회를 찾는다.

'기원적' 해석

경중 성격병리 환자를 치료할 때, 최근 치료에서 활발하게 일어나는 갈등과 환자의 과거 발달력에 있었던 중요한 사건들이나 중요한 관계들이 흔히 쉽게 연결된다. 이런 종류의 해석은 환자의 초기 병력과 연결되며, 때로는 이것을 **기원적 해석**(genetic interpretation)이라고 한다. 환자의 과거와 현재의 갈등을 섣부르게 혹은 과도하게 집중해서 연결 짓는 것은 일반적으로 피해야 한다. 그런 방법은 회기에서 너무 과한 지식화로 이어지게 하고, 즉각적이면서 정서적으로 의미 있는 방식으로 환자의 갈등을 경험하는 것을 방해할 수 있다. 반대로, 치료의 후반 과정에서, 환자의 초기 병력과 환자의 최근 어려움과 갈등 사이를 연결시켜 주는 해석은 앞서 치료에서 해석해 왔던 갈등적 대상관계에 대해서 환자들이 더 깊은 정서적인 경험을 할 수 있게 하고, 어느 정도의 훈습을 할 수 있게 한다.

통찰

해석은 환자 스스로가 인식하지 못하는 내면의 삶의 일부 측면을 인식하고 이해하도록 도와준다. DPHP에서 우리는 최근에 경험하고 있거나, 활발하게 방어되고 있는 갈등들을 항상 해석하기 때문에, 해석은 환자가 그 순간 활발하게 경험하고 있는 (혹은 경험하지 않으려고 노력하는) 어떤 것을 환자가 이해하도록 도와준다. 새롭게 이해한 것에 대해 관심을 유지하는, 정서적 경험과 지적 이해의 이런 조합을 우리는 **통찰**(insight)이라고 한다(Moore and Fine 1995). 통찰은 환자에게 안도감이나 자기 이해를 제공한다는 면에서 종종 도움이 되는 경우가 많지만, DPHP의 목표인 구조적이고 역동적인 변화들을 자동적으로 가져오지는 않는다. 통찰을 성격 변화로 이끌어 내는 것은 **훈습의 과정**이다.

담아내기

담아내기(containment)라는 용어는 Wilfred Bion(1962a)에 의해 소개되었다. 일반적으로, 담아내기는 격정적인 감정 상태를 생각하는 능력을 말한다(Bion 1959, 1962a, 1962b). 담아내기는 감정에 끌려다니거나 즉시 행동으로 표현하지 않으면서도 감정을 온전하게 경험하는 것을 의미한다. 즉, 담아내기는 자유로운 감정과 자기 인식 모두를 의미한다. DPHP에서 치료자는 환자 및 전이에 대한 치료자의 감정적 반응을 담아낸다. 그리고 이런 과정을 통해 치료 과정에서 생겨나는 불안을 환자들이 더 잘 담아내도록 돕는다. 해석과 마찬가지로, 치료자의 담아내기는 치료의 잠재력을 키우고, 통찰을 발달시키고 훈습의 과정에서 필수적 요소가 된다.

해석은 외현적인 과정인 반면, 담아내기는 환자의 내면세계를 탐색하고 이해함으로써 환자와 치료자의 상호작용에 내포된 요소다. DPHP에서 치료자는 환자가 감정적으로 압도된 심리적 경험을 말로 표현하도록 하고, 그런 경험들을 성찰할 수 있도록 돕는다. '담아내는' 치료자는 환자와의 상호작용에 대해 (내적으로) 정서적 반응을 하고, 환자의 언어적 그리고 비언어적 소통 그 무엇이든 반영한다. 환자의 소통에 대한 치료자의 반응은 언어적 · 비언어적 형태가 되고, 치료자는 치료에서 올라오는 불안들을 환자가 견딜 수 있도록 돕는다. 치료자는 환자가 느끼는 것과 의사소통하는 것을 정확하게 인식하면서 환자와 의사소통해야 하고, 동시에 치료자는 그 자신의 내적 상태와 환자의 내적 상태를 관찰하고 반영할 수 있는 능력을 유지해야만 한다(Bion 1962b; Fonagy and Target 2003; Kernberg 2004b).

훈습과 변화 과정

훈습의 과정은 다양한 상황과 그리고 시간의 흐름 속에서 보이는 특정 갈등에 대한 반복적인 활성화, 역할재연, 담아내기, 그리고 해석이 포함된다 (Fenichel 1941; Sandler et al.1992). 사실, DPHP 작업의 대부분은 훈습 과정이다. 일단 핵심 갈등과 그와 연관된 대상관계가 확인되면, 그것들은 치료 과정 동안 반복적으로 일어나고 탐색된다. 이렇게 주어진 갈등에 대한 반복적인 활성화, 재연, 해석, 그것과 관련한 다양한 대상관계를 연결하는 과정은 환자가 스스로에 대해서 더 깊고, 더 정서적으로 의미 있게 이해하도록 도움을 준다. 더 나아가, 우리는 훈습의 과정이 통찰과 치료적 변화 사이를 연결해 준다고 믿는다.

훈습은 전이−역전이에서 유발되는 불안을 치료자가 얼마나 잘 담아내느냐에 달려 있고, 갈등적 대상관계의 활성화와 그와 연관된 정신상태에서 오는 불안들을 환자가 정서적으로 얼마나 잘 경험하고 잘 담아내는가에 달려 있다. 이 과정에서, 환자는 어떤 특정한 대상관계의 양 측면(즉, 억압되거나 해리된 측면과 그렇지 않은 측면 모두)을 동일시하는 역할을 이해하게 되고, 뿐만 아니라 특정한 대상관계나 갈등을 활성화하여 다른 관계나 갈등을 억압하는 방식도 알게 될 것이다. 궁극적으로는, 환자는 이전에 억압되고 해리된 자신의 측면과 억압되고 해리된 자신의 내적 대상에 대해서 정서적으로 인식을 하게 되고 그것에 책임을 질 수 있게 될 것이다.

DPHP의 훈습 과정에서는 치료의 목표와 현재의 불편감에 해당되는 환자의 주된 어려움에 초점을 둔다. 환자에게 치료 목표에 집중하기보다는 자유롭게 생각할 수 있도록 격려하되, 치료자는 치료 목표를 마음에 두고 있어야한다. 치료에서 갈등적 대상관계가 나타나고, 환자의 핵심 갈등에 점차 집중하게 되면, 치료자는 그 자신에게 질문해야 할 것이다. '현재 탐색되는 대상관계와 치료 목표 사이의 연관성은 무엇인가?' 훈습의 과정에서, 치료자는 현재 나타나는 갈등과 상호 합의된 치료 목표 사이의 관계에 초점을 두고 해석하게 된다. 그 내용은 국소적으로 나타나는 부적응적인 성격 경직성에 대한 것이다. 한편, 기능이 상대적으로 덜 손상된 영역은 다루지 않고 그대로 둔다.

전이란 무엇이며, DPHP에서 어떤 역할을 하는가

전이라는 용어는 길고 복잡한 역사를 가지고 있다(현대적 견해를 보려면, Etchegoyen 1991; Harris 2005; Joseph 1987; Smith 2003 참조). 우리는 이 용어가 마음과 치료의 특정한 모델의 틀 안에서만 의미 있게 정의될 수 있다고 믿는다.

전이와 내적 대상관계

이 책에서 언급된 대상관계적 틀에서, 전이(transference)라는 용어는 과거에 중요한 관계로부터 파생된 상호작용 유형이 현재에 일어나는 것을 말한다. 이런 상호작용의 유형은 환자가 현재 만나는 한 사람과의 관계 속에서 환자의 내적 대상관계의 활성화를 나타낸다. 특히, 과거에 있었던 병적인 경험들과 관계들은 성격 구조에 엄청나게 영향을 준다. 이러한 경험들과 관계들은 방어적으로 재연되고, 현재 대인관계에서 나타나는 경향이 있으며, 뿐만 아니라 전이 발달에서 가장 두드러진 특징을 보인다(Kernberg 1992).

우리의 모델에서, 초기의, 의미 있고, 그리고 정서적으로 충만한 상호작용들과 그와 연관된 환상들과 방어들은 기억구조의 유형으로 또는 내재화된 관계 양상으로 우리의 마음속에 조직화되는데, 이를 우리는 내적 대상관계(internal object relations)라고 한다. 잠재적 도식들(개인이 그의 경험을 잠재적으로 조직화하는 방법들)로서의 이러한 심리적 구조들은 특정 내용들을 활성화시킬 것이다(Kernberg and Caligor 2005). 활성화된 내적 대상관계는 개인의 주관적 경험에 색을 입히고, 현재에 활성화된 내적 대상관계에 해당되는 방식으로 그가 행동하고 느끼게 만들 것이다. 우리는 이런 과정을 그의 일상적 삶 속에서 '재연하는(enacting)' 내적 대상관계 또는 '삶으로 드러나는(living out)' 내적 대상관계라는 관점으로 본다. 내적 대상관계가 나타날 때 심리적 구조들이 현실화된다. 전이라는 용어를 쓸 때는 이런 과정을 말하는 것이다.

전이라는 용어는 환자의 내적 대상관계가 치료자와 연관되어 실현될 때 가장 많이 사용된다. 이 용어를 치료자와의 관계에 한정하지 않고 폭넓게 활용하여, 환자의 내적 대상관계가 타인과의 상호작용에서 나타나는 역할재연(enactment)을 지칭하기도 한다. 이런 방식으로 설명하면, 내적 대상관계, 특히 갈등적 대상관계가 대인관계 속에서 실현되거나, 방어적으로 표면화되는 일반적인 과정을 전이라고 할 수 있다. 이런 관점에서는, 치료자에 대한 전이도 심리적 구조들이 대인관계의 삶에서 실현되거나 혹은 '재연된' 것으로, 그저 일반적인 현상의 좀 더 특별한 경우일 뿐이다. 우리는 더 명확히 하기 위해, 좀 더 구체적인 의미로, 치료자와 연관되어 나타나는 대상관계에만 제한해서 전이를 사용하려 한다.

Westen과 Gabbard(2002)는 신경과학적 관점에서 전이 구조를 설명해 왔다. 이 저자들은 심적 표상(mental representations)과 내적 대상관계는 뇌의 영역에서 '연관 신경망(associational neural networks)'의 형태로 부호화된 것이라고 제안한다. 이것들은 신경망으로써 하나의 혹은 또 다른 신경구조들과 연결되어 조직화되고, 특정 연결망에 있는 뉴런들은 특정한 자극에 반응하여 즉각적으로 예측되고, 자동적으로 활성화될 것이라는 것이다. 우리의 이론과 유사하고 양립되는 이 모델에서, 표상과 전이는 신경망 전반에 분포하여 나타나는 전기전위이며, 동시에 전기전위는 활성화되면서 표상을 만들어 낸다(Gabbard 2001).

전이 역할재연

이 책에서, **재연하다**(enact) 그리고 **역할재연**(encatment)이라는 용어는 대인 관계의 삶에서 그의 내적 대상관계를 삶 속으로 끌어오는 것 혹은 개인적인 '실행' 방법을 말한다. 이런 방식으로 사용되는 재연이라는 용어는 내적 대상관계가 경험을 조직화하는 잠재적 도식 또는 잠재적 방식으로서, 사고, 느낌, 행동들을 실현화하는 과정으로 묘사된다. 이런 방식으로 '재연'을 사용할 때는 환자의 관점에서 말하고 있는 것이다. 이 용어의 이런 식의 사용은 종종 정신분석 문헌에서 **전이 역할재연**(transference enactment)과 **전이-역전이 역할재연**(transference-countertransference enactment)으로 사용될 때와 다소 다르다.

정신분석 문헌에서 **전이 역할재연**은 환자의 경험과 행동뿐만 아니라 치료자의 행동과 경험에 주목하는 것을 말한다(Moore and Fine 1995). 특히, 전이 역할재연이란 치료자가 환자와 상호작용하고 전이를 실현시키면서 치료자가 적극적으로 참여하는 행동을 의미한다. 따라서 '전이 역할재연'(그저 평범한 '전이'와는 구별되는 의미로서)이라고 분석가가 말할 때는, 그것은 치료자가 환자의 전이에 반응하여 적극적인 참여자가 되는 방식을 강조한 것이다(Steiner 2006).[2]

현대정신분석에서 쓰이는 **전이 역할재연**과 우리가 다소 다른 방식으로 쓰는 **역할재연**이라는 용어 사이에 차이점이 있다. 우리는 환자의 전이가 나타날 때 DPHP 치료자가 얼마나 적극적으로 참여했는지는 모호하다는 것에 초점을 맞춰서 이 용어를 사용하였다. 우리의 관점에서는, 환자의 내적 대상관계

---

2) 역자 주: 고전적 의미에서 전이는 갈등적 경험이나 대상관계를 (텅 빈 스크린과 같은) 현재의 치료자에게 재연하는 것이다. 그러므로 전이는 치료자의 관여 없이 단지 환자의 심리에서 일어나는 일이다. 반면, 전이 역할재연은 전이 자체가 이미 치료자가 알게 모르게 관여하여 생긴 것이라는 개념이다. 즉, 전이를 환자와 치료자가 상호작용하여 구성하는 것으로 간주한다. 다시 말하면, 고전적 전이개념이 환자의 심리내적이고 개별적인 차원을 강조하는 반면, 전이 역할재연은 환자와 치료자 사이에서 일어나는 분석적 조우(analytic encounter)의 관계적이고 경험적인 차원을 강조하는 용어이다.

가 나타날 때, 타인의 참여 정도나 본성에 큰 상관없이 내적 대상관계는 환자로 인해 '살아난다.' 예를 들어, 한 사람이 복종적인 성격이라면, 우리의 관점으로 살펴보면 그가 복종적으로 반응하는 대상이 어떠한가와 상관없이 특정 대상관계를 나타낼 것이다. 동시에 그가 복종한 사람은 항상 일종의 반응을 보이는데, 그래서 역할재연은 항상 두 당사자의 행동을 포함한다.

이런 관점에서, 모든 대인관계에 상호작용하는 방식으로 역할재연이 지속적으로 유지되도록 하는 것이 DPHP의 특징이다. 이것은 비교적 간단해 보인다. 하지만 정신치료적 관계의 환경에서 우리의 역할재연 역동을 살펴보면, 중립적인 치료자가 환자의 내적 욕구와 환자의 방어적인 대상관계에 적극적으로 참여하느냐 참여하지 않느냐가 중요한 고려사항이 된다.

정신치료적 관계의 목표는 환자의 내적 세계를 탐색하고 이해하는 최적의 환경을 만드는 것이다. 이런 목표는 환자와 감정을 나누고, 환자에게 반응하는 치료자의 존재에 달려 있다. 더 나아가, 환자와 치료자는 지속적으로 상호작용하고 있고 치료자는 로봇이 아니기 때문에 전이-역전이 역할재연을 피하는 것은 가능하지도 않고 바람직하지도 않다. 동시에 치료자는 환자들이 '원하는' 어떤 것이든 실현해 주고 싶은 자신의 타고난 성향을 억제하고, 좀 더 중립적인 자세를 유지해야 한다. 이것은 특정 대상관계를 나타내려는 환자의 욕구에 집중하면서, 이런 대상관계를 치료에서 좀 더 쉽게 구분하고 탐색하려는 것이다. 즉, 치료자가 환자의 전이적 기대를 적극적으로 실현시켜 주지 않으면, 환자는 자신이 어떤 특정한 방식으로 치료자가 움직이기를 원했다는 것을 좀 더 쉽게 깨닫게 된다.

DPHP에서 치료자는 환자와 관련하여 반응은 하지만 절제된 방식으로 행동함으로써 감정을 나누되 중립적으로 행동해야 하는 것 사이에서 긴장을 다루고, 반면에 역전이에 대해 주의를 기울여야 한다. 이것은 Joseph Sandler(1976)가 '역할 반응성(role-responsiveness)'으로 기술한 태도를 말한다. 때때로 치료자가 행동하기 전에 환자와 특정한 방식으로 상호작용하고 싶은 유혹을 느낄 것이다. 다른 때에는, 치료자는 그런 행동 이후에서야 환자와 특정한 방식으로 상호작용하려는 그 자신의 성향만을 알아차릴 것이다. 두 상황 모두에서, 치료자는 그 자신과 환자의 상호작용을 성찰함으로써, 치료 상황에서 어떤 일이 일어나고 있는지를 더 잘 이해할 수 있고 또 전이에서 나타나고 있는 대상관계를 더 잘 설명할 수 있게 될 것이다.

역할재연과 행동화

　전이 역할재연은 환자가 그렇게 행동하고 있음을 인지하고 있는가의 여부와 상관없이 전이에서 활성화되는 대상관계들을 환자가 실현하는 것을 의미한다. 대조적으로, 우리는 **행동화**(acting out)라는 용어를 사용하는데, 이것은 환자가 치료자와 연관된 갈등적 내적 대상관계를 실현하기보다는, 오히려 정서적인 인지를 차단하기 위해 행동으로 전환하는 것을 의미한다. 이런 과정에서 환자는 내재된 갈등과 관련해서 어떠한 불편감도 느끼지 않는다. 일반적인 방어기제의 행동화는 환자가 심리적 갈등으로 인해 유발되는 고통스런 감정을 없애기 위해 행동으로 전환하는 것이다. 우리가 치료적 상황에서 **행동화**라는 용어를 사용할 때는, 그것은 단순히 고통스런 감정을 없애기 위한 수단뿐 아니라 치료에서 고통스러운 감정을 살펴보려는 탐색을 막기 위한 대안으로 행동으로서 전환하는 것을 의미한다(Etchegoyen 1991).

　예를 들어, 여자 환자가 스케줄을 조정하려고 할 때, 그녀의 남성 치료자를 향한 성적인 감정을 미묘한 추파를 던지는 식으로 표현한다면, 역할재연이라는 관점으로 볼 수 있다. 반대로, 그 환자가 치료자에 대한 성적인 감정을 인식도 못하고 부인하면서 다음 회기를 건너뛸 이유를 찾고 있다면, 그녀는 행동화하고 있는 것이다. 행동화인 경우에는 그녀의 성적 감정을 실현하거나 탐색하기보다는, 치료자와 만나지 않게 되면 치료자에 대한 자신의 성적 감정을 없앨 수 있다고 믿고 행동하는 것이다.

　같은 환자가 그녀의 치료회기가 끝난 후, 직장으로 돌아가서 그녀의 상사에게 추파를 던지는데, 그녀의 행동이 그녀의 치료자와 관련이 있다는 것을 인식하지 못하고, 또한 권위적인 위치에 있는 남자에게 추파를 던지는 것이 갈등의 특징이라는 인식이 없다면, 그녀가 치료자에 대한 그녀의 성적인 감정을 행동화하는 동시에 역할재연하고 있다고 말할 수 있다. 마지막 예에서 보듯이 행동화와 역할재연은 단지 이론적으로만 구분된다는 것을 알 수 있다. 임상 현장에서 행동화는 종종 어느 정도의 역할재연을 포함하고 있으며, 어느 수준에서 역할재연은 종종 대상관계의 실현과 그것과의 정서적 접촉을 피하려는 시도 모두를 동시에 포함한다.

우리는 행동화, 전이 역할재연, 전이 사고(transference thoughts)가 연속선 상에 있다고 생각한다. 한 극단에서는 순수한 행동화로서 그 환자의 행동이 치료자를 향한 성적인 감정을 실현하거나 치료자와 감정적 접촉을 하기보다는, 회기를 취소하는 편을 택해서 치료에서 활성화된 대상관계를 모호하게 만들고, 특정 갈등에서 연상되는 감정들을 피한다. 연속선상의 가운데 있는 역할재연에서는 치료에서 활성화된 대상관계가 행동으로 나타나며, 이런 방식으로 정서적 경험의 단계까지 이끌어지지만, 보통 적어도 처음에는 이에 대한 자각이 없다. 연속선을 좀 더 따라가게 되면, 환자가 치료에서 나타나고 있는 대상관계를 의식적으로 경험하거나, 자유연상이나 언어적 소통 속에서 대상관계를 미묘하게 드러낸다. 그리고 마지막으로 연속선의 맨 끝에는 전이 사고가 있는데, 치료 상황에서 유발되는 대상관계들이 생각으로 표현되는 것으로서, 예를 들어 분명하게 나타나는 것이 아니라 자유연상, 기억 또는 환상이라는 형태로 표현된다.

DPHP에서 전이의 중심성

DPHP는 치료 내에서 환자의 갈등적 내적 대상관계의 활성화를 유발한다. 정신분석치료와 대조적으로, DPHP는 분석가와 관련해서 나타나는 환자의 내적 대상관계들을 탐색하는 것에 집중하도록 강조하는데, DPHP에서 환자가 '전이에 반응하는' 정도는 아주 다양하다. 우리의 관찰에서, 일부 환자들은 치료자와의 관계에서 그들의 내적 대상관계를 쉽게 경험하는가 하면, 어떤 환자들은 매우 방어적으로 내적 대상관계를 경험한다는 것을 볼 수 있었다. 첫 번째 그룹의 환자들의 경우에는 환자의 갈등적 내적 대상관계들에 대한 분석에서 치료자에 대한 환자들의 전이가 상당한 정도로 발생한다. 두 번째 그룹의 환자들은 갈등적 내적 대상관계를 자신의 삶 속 타인들과의 상호작용에서 주로 경험한다. 두 그룹의 환자들 간의 차이점은 갈등적 내적 대상관계가 치료자와 연관되어 경험되고 탐색되는 정도와 이런 경험들을 방어하는 정도에 달려 있다.

치료자와 연관된 갈등을 쉽게 나타내는 환자의 사례에서는 치료자에 대한 전이를 분석한다. 반면, 두 번째 경우는 치료자에 대한 이런 전이적 경험에 저항하는 환자의 방어와 함께하면서 그의 삶 속에 있는 타인들에 대한 '전이'를 분석한다. 흔히 외부 관계에서 나타나는 대상관계의 분석은 환자가 동일한 대상관계를 치료 중에 치료자와의 관계에서 경험할 때 이를 탐색하는 길을 열어 준다. 어떤 주어진 순간이든, 치료자는 어떤 자료가 정서적으로 지배적인지에 기초하여, 전이에 초점을 둘지 또는 전이 외부의 관계에 초점을 둘지를 결정해야 한다.

치료자에 대한 전이는 환자가 치료자 이외의 타인들에게서 경험하는 전이와 질적으로 다르지 않다. 그러나 환자의 일상생활에서, 타인에 대한 환자의 전이적 기대는 그를 둘러싼 사람들이 사회적으로 적절하게 반응해 줌에 따라 기본적으로 상쇄된다. 반대로, DPHP에서 치료자가 중립적 자세를 유지하게 되면, 치료자에 대한 환자의 전이는 강조되고 강화된다.

DPHP에서 치료자에 대한 전이는 특히 중요한데, 왜냐하면 치료 밖에서 일어나는 갈등에 대한 탐색은 쉽지 않지만, 치료 안에서의 역할재연은 즉각적이고, 강도 있고, 명확한 환자의 갈등을 치료자가 경험하고 탐색할 수 있기 때문이다. 덧붙여 치료자가 참여자와 관찰자로서 동시에 기능하는 과정인 '전이에서의 훈습'은 DPHP 과정의 중요한 구성요소다. 치료자 아닌 사람들이 환자의 전이적 대상으로서 기능을 하고, 환자의 삶 속에서 중요한 사람들과 재현되는 환자의 대상관계 양상을 분석하는 것이 효과적인 치료 작업이 될 수 있다는 것은 의심의 여지가 없다. 환자들이 맺는 다른 관계와 치료자와의 전이적 관계의 구별점은, 치료자가 자신을 환자에게 개방하고 환자에 대한 반응을 반영하고 담아내면서도 중립성을 유지하는 데 있다.

경증 성격병리의 전이 발달

전이에 대한 현대적 관점의 핵심에는 환자가 과거에 중요한 관계로부터 파생된 상호작용의 양상이 현재에서 다시 체험하거나, 되살아난다는 개념이 있다. 따라서 DPHP에서 환자는 현재의 삶에서 타인들과, 혹은 치료자와 맺은 대인관계의 상호작용 속에서 그의 내적 대상관계가 문자 그대로 생생하게 살아나는 경험을 하게 될 것이다. DPHP에서는 전이에 대한 주관적인 인식이 일반적으로 지적인 관념으로 나타나지 않고, 오히려 자기와 타인의 전이적 표상 안에서 현실적으로 경험되며, 이런 전이적 표상은 정도의 차이는 있지만 현재 대인관계 양상을 지배하게 된다.

때때로 전이 발달은 치료 시간 중에 치료자와 관련한 환자의 느낌이나 생각들, 혹은 초기에는 환자의 삶에서 타인들에 대한 느낌이나 생각들의 형태로 나타날 것이다. 다른 경우에, 전이는 환자가 그렇게 행동하는 것에 대한 자각 없이 나타나기도 한다. 여기서 환자의 행동에 숨어 있는 대상관계를 확인하는 것으로는, 예를 들어 그의 말투, 그의 치료자를 향한 태도와 의사소통 방식, 그의 몸짓, 그 회기의 '분위기'가 있다. 결과적으로 '전이 과정 중에' 무슨 일이 벌어지고 있는지를 평가하기 위해서는, 치료자는 환자의 언어적 소통 및 자유연상의 내용에 관심을 기울여야 할 뿐만 아니라, 환자의 비언어적 소통과 역전이에 대해서도 신경을 써야 한다. 치료자는 '환자가 지금 이 순간 나에게 무엇을 말하고 있는가?'뿐만 아니라 '지금 이 순간 환자는 나와 함께 무엇을 하고 있는가?'에 대해 생각해야만 한다.

경증 성격병리 환자는 전이를 천천히, 점진적으로, 그리고 상대적으로 체계적으로 발전시키는 경향이 있다. 안정적이고 상대적으로 적응적인 성격 방어(character defenses)는 경증 성격병리의 특징인데, 성격 방어는 치료자와 관련한 내적 대상관계 혹은 환자의 삶 속 타인들과 관련된 내적 대상관계를 억압하고 해리시켜 의식 수준에서 나타나지 않도록 아주 효과적으로 방어한다. 게다가, 이러한 개인들은 타인들을 정확하게 그리고 예민하게 '읽는' 능력이 있어서, 대인관계의 상호작용에서 보이는 왜곡된 방어를 수정하기 위해 미묘한 대인관계의 단서들을 지속적이고 자동적으로 이용한다. 일상생활에서, 경증 성격병리 개인은 자신의 심리적 자산을 이용하여 그의 무의식적 갈등으로 인해 대인관계의 상호작용이 왜곡되는 정도를 효과적으로 제한하고, 치료 환경에서도 똑같은 행동을 반복할 것이다.

치료의 초기 단계에서 전이 발달은 치료에서 환자의 성격 방어의 활성화를 반영한다. 치료가 진행되고 방어적 대상관계가 탐색되고 해석되면, 근본적인 갈등적 동기와 더 밀접하게 연관된 내적 대상관계가 시간이 지나면서 활성화된다. 경증 성격병리 환자의 치료에서, 전이는 상대적으로 안정적인 경향이 있고, 한 개 혹은 두 개의 전이 패러다임은 일반적으로 치료의 어떤 때든지 가장 중요한 임상 자료들이 된다. 대부분의 경우, 상응하는 대상표상을 치료자에게 귀속시키면서, 장기간에 걸쳐 환자는 자기표상(종종 어린아이와 같은 자기)을 일관되게 인식하게 될 것이다.

요약하면 정신치료적 설정 안에서 경증 성격병리 환자들은 치료자와 관련한 무의식적 내적 대상관계와, 혹은 환자의 삶 속 타인들과 관련해서 나타나는 무의식적 내적 대상관계를 상대적으로 잘 방어한다. 환자들의 갈등적 대상관계의 측면들이 전이로 활성화될 때, 그 효과는 대개 상대적으로 파악하기 어렵고, 또 환자는 이를 쉽게 합리화한다. 그 결과, 정신치료에서는 환자의 갈등적 내적 대상관계에 대한 탐색과 출현을 촉진하기 위한 특별한 단계를 밟아야 한다. 특히, 경중 성격병리 환자들을 치료할 때는, 보통 주 2회 회기, 안정적인 분위기를 제공하는 치료 설정과, 기법적 중립성, 치료에서 환자의 내적 대상관계의 역할재연을 촉진시키기 위한 저항 분석이 필요하다.

DPHP에서 변화 작용원리와 기법 이론

정신치료 기법에 대한 자세한 설명을 하기에 앞서, DPHP의 목표와 성격병리 모델에 관해 지금까지 다룬 내용을 도식적 형태로 간략하게 검토하려 한다. 더불어, 이 시점에서 DPHP의 변화 작용원리에 대한 현재의 가설들을 제시하려 한다.

치료 목표

• DPHP의 전반적 목표는 내적 그리고 외적 불안 요인들에 대한 반응과 정신기능을 더 유연하고 더 적응력 있게 하는 것으로, 즉 경중 성격병리 환자의 기능에 초점을 두고 성격 경직성을 감소키는 데 있다.
• 구조적으로 이런 변화는 내면의 삶에서 분리되고(억압된 그리고/또는 해리된) 갈등하는 면들을 환자가 주된 자기 경험으로 통합하는 것과 일치한다.

정신 구조의 모델

• 경중 성격병리 환자들은 다양한 정서적 상태와 동기, 소원 그리고 두려움들을 수용하는 의식적 자기 경험이 상대적으로 잘 통합되어 있고, 안정적이다. 그러나 갈등적인 주관적 경험의 측면들은 개인의 자기의식에

서 분리되어 있고, 억압되어 있거나 또는 해리된 채 남아 있다.

- 갈등 없는 영역에서의 정신적 경험보다 갈등 영역에서 심리적 경험은, 더 경직되고, 더 강한 감정에 차 있고, 잘 통합되어 있지 않고 덜 양가적이다.
- 우리가 사용하는 모델에서 심리적 갈등들(불안, 방어, 갈등적 동기)은 바라던, 두려운 또는 필요한 내적 대상관계의 무리와 그와 연관된 환상들로 재현되는데, 이는 의식적, 전의식적 또는 무의식적일 수 있다.
- 방어적 대상관계의 역할재연은 갈등적 동기와 연관된 불안을 억압 또는 해리되도록 한다.
- 이 모델에서 성격 경직성은 방어적 대상관계의 습관적인 역할재연을 반영한다. 이는 환자가 자기 경험의 의식적 차원에서 갈등적 동기를 제외시킴으로써, 주된 자기감으로부터 억압되거나 해리된 심리상태로 남아 있도록 만든다.

구조적 변화

- 갈등이 훈습되면서, 갈등 영역에서 경직성이 좀 더 유연해지고 적응적인 기능으로 변하게 된다. 갈등적 대상관계의 특징 및 그와 연관된 주관적 경험의 변화, 그리고 주된 자기감과 관련된 변화들이 이에 해당된다.
- 특히, 갈등이 훈습되어 가면서, 갈등적 내적 대상관계들은 덜 경직되고 (즉, 생각, 감정, 소원, 두려움은 의식적으로 경험된다.), 덜 감정적이고, 더 복잡해지며(즉, 자기표상과 타인표상은 더 많은 동기들과 연관되어, 갈등 영역에서 양가감정을 견디는 능력이 증가된다.), 그리고 표상이 점점 더 정교해지면서 더욱 고도로 분화된다.
- 이런 변화들은 갈등적 대상관계와 연관된 정서적 경험을 의식적인 자기경험으로 점진적으로 동화시키는 것과 일치한다. 따라서 갈등적 대상관

계도 '복잡하지만 대체로 괜찮은 세상에서 살고 있는 적절하고 책임감 있는 자기에 대한 전체적인 감각'으로 이제는 편안하게 받아들여지게 된다.

변화의 역동

- 갈등적 대상관계와 연관된 감정은 의식에 접근할 수 있게 된다(갈등적 대상관계들은 처음에 종종 투사되거나 전환된 형태로 재연된다).
- 갈등적 대상관계는 자기의 일부로 이해되며(즉, 더 이상 투사되지 않고, 해리되지 않고, 혹은 부정되지 않는다.), 갈등적 대상관계가 초기 대상관계의 동일시로 나타난다는 것을 이해하게 된다.
- 환자는 자기 자신과 그의 대상관계의 이상적 이미지의 상실을 인정한다.
- 상실감은 애도되고, 죄책감은 훈습된다.
- 환자는 갈등 영역에서 양가감정을 견디게 되고, 그의 대상과 자기 자신에 대해서 관심을 심화시킬 수 있는 능력(죄책감과는 대조적으로)을 발달시킨다.

전반적인 치료 과정

개략적으로 치료의 전반적 과정은 폭넓게 두 가지 단계로 개념화할 수 있다.

- 1단계-억압과 해리의 취소: 갈등적 대상관계와 연관된 정동이 의식적인 자기 경험으로 나타난다.
- 2단계-훈습/애도 과정: 환자는 갈등적 대상관계를 인식하는 것을 견뎌내고, 연관된 불안과 환상을 탐색하고, 죄책감과 상실감을 훈습하며 그리고 회복하게 된다. 이런 과정은 환자가 갈등 영역에서 양가감정을 더 잘 견디도록 한다.

기법 이론과 변화 작용원리

다음 장에서 자세하게 검토할 모델인 우리의 '기법 이론'을 사용하여, DPHP 기법이 다음과 같은 목표들을 어떻게 달성할 수 있는지 설명할 것이다.

- 억압되고, 해리된, 갈등적 내적 대상관계들을 환자가 인식하도록 돕는다.
- 억압되고, 투사하고, 해리되고, 부정되던 환자의 내적 경험의 측면들에 책임감을 가지도록 돕는다.
- 자기와 타인의 이상적 이미지들에 대한 상실감을 환자가 견디고 애도하도록 돕는다.
- 고통스럽고, 이전에 억압되거나, 해리된 대상관계들의 수정을 이끌어서 환자들이 완전히 경험하고, 의식적으로 견뎌 내고, 환자의 자기 경험으로 동화될 수 있도록 한다.

변화 작용원리: 해석과 담아내기

우리의 '변화 작용원리'이론은 정신치료적 기법을 통해 앞서 언급한 목표들을 어떻게 달성할 수 있는지에 대해 설명한다. 여기서 이런 질문을 던져 볼 수 있다. 환자가 견디기 힘든 내적 삶의 측면에 대한 인식을 견뎌 내고 책임을 지도록 하기 위해서, 또한 이런 견딜 수 없는 동기와 환상을 자기와 타인에 대한 전반적인 감각에 동화시키기 위해서, DPHP 치료자는 환자에게 무엇을 해야 하며 무엇을 제공해야 하는가?

정신역동적 정신치료에서 변화를 유발하는 다양한 방법이 있다는 것은 이제 널리 인정되고 있으며, 다른 치료적 요소들이 상호적으로 작용하는 것도 널리 받아들여지고 있다(Gabbard and Westen 2003). 정신역동치료에서 대부분 현대 모델은 변화를 촉진하는 것으로 자기 이해의 가치뿐만 아니라 가장 핵심적인 치료적 요소로서 치료자와 환자 관계의 중요성을 강조한다 (Gabbard 2004).

치료적 변화의 물음에 대한 우리의 접근방식은 치료자와 환자의 관계와 환자 그 자신에 대한 이해, 두 가지 다 중심적이고 상호 보완적인 관계 역할을 한다고 강조한다. 우리는 '담아내기'와 '해석'을 중심으로 우리의 논의를 체계화하려고 한다. 담아내기는 환자와 치료자 사이의 관계에 내재된 과정이다. 해석은 환자의 자기 이해를 심화시키는 과정이다. 그러나 치료적 변화에 대한 우리의 논의를 두 개의 별개의 행동 작용원리로 나눌지라도, 담아내기와 해석은 오직 이론적으로만 구별할 수 있다. 현장에서는 두 가지 과정 다 동시에 진행되며 종종 서로가 다른 한쪽을 강화시키는 역할을 한다. 유용한 해석은 종종 통찰력을 제공해 줄 뿐만 아니라 담아내는 기능도 제공해 준다. 같은 방식으로, 해석으로 환자에게 개입할 때 담아내기를 통해 불안을 감소시킬 수 있는데, 담아내기는 환자가 뒤따른 해석을 활용하고 들을 수 있는 환경을 제공해 준다.

더 나아가, 치료에 참여하는 환자의 측면에서 보면, 해석을 활용하고 통찰력을 발달시키는 환자의 능력은 이전에 환자가 견딜 수 없었던 심리적 경험의 측면들을 담아내는 능력의 발달에 그 근거를 둔다는 것을 알 수 있다. 그래서 환자의 기능에 초점을 두고, 갈등적 동기와 대상관계를 견딜 수 있는 환자의 능력을 발달시키는 것이 DPHP의 목표다. 사실, 갈등적 대상관계를 담아내는 능력, 즉 갈등적 대상관계에 끌려다니지 않고 갈등적 대상관계를 완전하게 경험하는 능력이 DPHP의 구조적이고('통합') 역동적인('유연한 적응') 목표와 맞물리는 주관적 측면이라고 할 수 있을 것이다.

담아내기와 통찰의 조합이 정신치료적 변화를 일으킨다는 것이 우리의 가설이다. 담아내기 없는 해석은 종종 성격 경직성의 큰 감소 없이 일반적으로 정신역동성에 대한 지적인 토론으로만 이끈다. 반면에, 해석과 통찰 없는 담아내기는 환자가 외적 대상인 치료자에게만 의존하게 만든다. 훈습의 과정에서 해석과 통찰 둘 다 중요한 구성요소이며, 이는 환자들이 개선되도록 하고 치료가 끝난 후에도 계속 발전하게 되도록 하는 것임을 우리는 믿는다 (Sandell et al. 2000).

작용원리 1: 담아내기

- 인지적으로 감정을 담아내기: 명료화와 직면은 환자의 심리적 경험 중 좀 더 위협적인 측면을 언어로 표현하여, 갈등적 대상관계와 연관된 상대적으로 위협적이고 강렬한 감정을 인지적으로 담아낼 수 있도록 돕는다.

- 중립적이고 인내하는 치료자의 담아내기 기능: 치료자는 환자의 투사들을 '소화한다(metabolize).' 이것은 치료자가 환자의 투사에 따라 행동하는 것을 자제하고, 상호작용을 돌아보고, 그 자신의 충동을 책임짐으로써 환자가 치료자에게 내적으로 영향을 주는 것을 허용한다. 환자와 대화하는 동안 환자가 투사한 것을 치료자는 더 통합되고 덜 감정적이며 덜 위협되면서도 더 사색적인 형태로 마음속에 떠올린다. 이런 형태의 담아내기는 해석을 통한 언어적 방식과, 치료 설정으로 정신치료적 관계 자체가 갖는 담아내기라는 비언어적 방식으로 나타난다.

- 해석의 담아내기 기능: 갈등적 동기들과 그와 연관된 불안들은 상대적으로 더 경직되어 있다. 갈등적 동기와 욕망을 의식적으로 경험하는 것은 마치 그것이 실행되는 것과 같아서, 그 자체로 엄청나게 위협적이다. 게다가 환자는 갈등적 동기를 즉각적으로 경험하기 쉬워서, 실제 자신이 가진 능력에 비해 자신을 잘 관찰하지도, 감정을 제대로 성찰하지도 못한다. 비슷하게, 무의식적 불안 또한 경직적 특성을 가진다. (결과적으로 '내가 생각하고 느끼는 것 때문에 나는 나쁜 사람이다.' 그리고 '당신은 화가 났고 못마땅해 하고 있다.'와 같은 문장들로 표현되면서 경험된다.) 갈등적 동기

들과 연관된 불안이 의식화되고, 말로 표현되고 탐색되며, 궁극적으로 의미와 기능, 근본적인 환상의 관점에서 해석될 때, 그것은 경직된 '것들'이 아니라 사고와 감정이 된다. 즉, 환자가 관찰할 수 있는 내적 경험들이 좀 더 명확한 '상징적인' 측면이 된다(따라서 '삼각 관찰(triangular)'이 될 수 있다).

- 전이 해석의 담아내기 기능: 갈등적 대상관계와 그와 연관된 불안은 흔히 투사되기 때문에, 전이 속에 있는 치료자는 환자 자신이 두려워하는 것을 구체화시킬 수 있다. 치료자에 대한 환자의 전이 경험을 '치료자 중심의 해석'(Steiner 1994)으로 환자에게 전달해 주는 것은, 환자는 스스로 견딜 수 없었던 존재와 감정을 치료자는 견딜 수 있었다는 것을 암시적으로 전달해 주기 때문에, 특별한 형태의 담아내기를 제공해 주는 것이 된다.
- 통찰의 촉진자로서 담아내기: 환자의 투사에 대해 분석가의 담아내기의 결과로 갈등적 내적 대상의 활성화와 연관되는 주관적 경험들은 덜 압도되며, 덜 경직적이며, 덜 위협적이게 된다. 이런 형식의 담아내기는 환자의 통찰력을 발전시킨다. 이것은 이전에는 억압하고 투사하고, 해리 또는 부정했던 자기 자신의 한 부분들을 의식적으로 견뎌 내고, 인지적으로 재현하고, 궁극적으로는 책임감을 가질 수 있게 한다.

작용원리 2: 해석[3]

- 집중하기: 명료화와 직면을 통해 해리되고, 무시되고, 또는 부정되던 것들을 의식적으로 경험할 수 있도록 주의를 환기시킨다.
- 자아 이질성(ego dystonicity)으로 이어지도록 방어 작용을 해석: 습관적으로

---

3) 저자 주: 우리는 여기에서 해석이라는 용어를 명료화, 직면, 그리고 적절한 해석을 포함하는 전반적인 해석 과정을 언급하는 데 사용했다.

작동하는 방식을 인지하고 탐색하게 되면서, 성격 특성과 성격 방어에 대한 새로운 관점을 갖게 하고 주의를 환기시키는 것을 제공한다. 환자들이 방어들을 깨닫게 되면서, 궁극적으로 자아 이질적이게 된다.

• **치료자의 관찰자아와 환자의 동일시:** 치료자의 개입은 환자와 치료자 사이에서 상호작용을 관찰하고 성찰하는 능력을 반영하고 전달한다. 치료자의 이런 역량을 통해 환자의 동일시는 환자의 관찰자아를 강화시키고, 갈등 영역에서 그의 내적 경험들을 반추할 수 있는 능력을 향상시킨다.

• **'일상의 빛(light of day)'의 힘:** 갈등적 대상관계와 연관된 불안과 환상은 종종 초기 유아기에서 파생되며, 성인의 의식적인 자기 경험으로부터 분리되어 있다. 갈등적 대상관계와 그와 연관된 환상에 의식적으로 집중하고, 성인이 된 현재의 관점으로 표현하고 탐색하고 이해한다면 그것들은 덜 위협적으로 된다.

• **상징화를 제공하는 해석:** 앞서 기술한 대로, 환자들의 의미, 기능, 그리고 기원적 측면에서 불안이 해석되고 이해되면, 그것들은 덜 경직적이게 되어 궁극적으로 물질적 현실이라기보다는 생각들(정신적 경험의 표상들)로 느껴지게 된다.

• **갈등의 불가피성을 전달하는 해석:** 통찰과 훈습에서 인지적 요소와 정서적 요소들은 자기 경험에서 갈등적인 면을 피할 수 없다는 것을 견뎌 내고, 궁극적으로 수용하는 것을 포함한다.

• **훈습을 촉진하기 위해 과거 발달력과 현재의 갈등을 연결:** 먼저 갈등적 대상관계의 담아내기가 가능해지고, 탐색되고, 어느 정도 훈습되면, 발달에서 무의식적 환상과 갈등의 기원 및 그것들과 연관된 현재의 증상과 성격 특성까지도 이해하게 된다. 더불어 불안이 감소되고, 통제력은 증가하며, 유연성은 더욱더 향상된다.

〈표 4-2〉 DPHP에서 치료 과정

치료자	환자
• 치료틀 설정하기 • 정신치료적 관계와 기법적 중립성 설정하기 • 환자의 심리적 경험을 관찰하고 돌아보기 • 환자의 주관적인 경험을 말로 표현하기 • 역전이를 이용하기	• 치료 동맹의 발달 • 자기 관찰과 자기 성찰의 능력이 강화됨
• 자유롭고 열린 소통에 대한 저항을 분석하기	• 자유롭고 열린 소통 능력의 발달
	• 치료에서 내재된 불안과 성격 방어들을 활성화하고 역할재연
• 치료에서 자극되는 불안과 정서적 상태를 담아내기 • 방어적 대상관계들에 대한 인식과 탐색	• 성격 방어들은 자아 이질적이 되고, 내재된 불안들이 의식으로 나타남
• 치료에서 활성화된 불안들을 탐색하고 해석하는 방식으로 담아내기를 지속하기 • 무의식적 갈등을 해석 • 치료에서 활성화된 갈등적 동기를 인식하고 탐색	• 불안과 갈등적 동기와 연결된 정서상태는 치료자가 환자의 불안과 투사를 현실화하기 보다는 소화시키고 담아냄으로서 수정됨
	• 인지적 정교화는 불안과 갈등적 동기와 연관된 정서상태를 담아냄
	• 갈등영역에서 심리적 경험에 대해 상징적 유형으로 인식하는 능력이 강화됨
• 반복되는 해석과 훈습	• 의식적 불안과 소망들이 이해됨으로써 불안과 갈등적 동기와 관련된 정서상태들이 해석되고 통찰로 수정됨

	• 방어들과 내재된 대상관계들의 해석은 심리적 경험을 상징으로써 깊은 이해를 하도록 촉진하고 갈등적 대상관계에 대한 인식을 더 쉽게 견디고 책임을 질 수 있게 만듦
	• 환자는 그의 갈등적 동기들을 책임질 수 있게 되고, 죄책감과 상실을 훈습하고, 회복하게 됨
	• 환자는 갈등 영역에서 양가감정을 견딜 수 있게 되고, 자기감 안에서 갈등적 대상관계를 견뎌 낼 수 있게 됨

〈표 4-2〉는 DPHP에 대한 치료 과정에 대한 개요를 제공한다. 이 표는 치료 과정 동안 치료자의 핵심 과제의 개요를 보여 준다. 치료자의 과제는 표 왼편에 나와 있고, 치료 과정에서 구현되는 순서대로 페이지 상단에서 하단으로 이동한다. 〈표 4-2〉의 오른편에는 치료자의 개입 결과로 치료 과정에서 기대되는 발전들을 설명하였다. 이런 발전들은 환자의 내적 경험과 능력의 변화라는 측면에서 기술되었다.

참고 도서

Cooper A: Changes in psychoanalytic ideas: transference interpretation. J Am Psychoanal Assoc 35:77–98, 1987

Fosshage J: Toward reconceptualizing transference: theoretical and clinical considerations. Int J Psychoanal 75:265–280, 1994

Freud S: The dynamics of transference (1912), in The Standard Edition of the

Complete Psychological Works of Sigmund Freud, Vol 12. Edited and translated by Strachey J. London, Hogarth Press, 1958, pp 99-108

Freud S: Observations on transference-love (1915), in The Standard Edition of the Complete Psychological Works of Sigmund Freud, Vol 12. Edited and translated by Strachey J. London, Hogarth Press, 1958, pp 159-171

Gabbard GO, Westen D: Rethinking therapeutic action. Int J Psychoanal 84:823-841, 2003

Gill M: Analysis of transference. J Am Psychoanal Assoc 27:263-288, 1979

Harris A: Transference, countertransference and the real relationship, in The American Psychiatric Publishing Textbook of Psychoanalysis. Washington, DC, American Psychiatric Publishing, 2005, pp 201-216

Høgland P, Amlo S, Marble A, et al: Analysis of the patient-therapist relationship in dynamic psychotherapy: an experimental study of transference interpretation. Am J Psychiatry 163:1739-1746, 2006

Joseph B: Transference: the total situation. Int J Psychoanal 66:447-454, 1985

Kernberg OF: An ego psychology-object relations theory approach to the transference, in Aggression in Personality Disorders and Perversions, 1992, pp 119-139

Loewald H: On the therapeutic action of psychoanalysis. Int J Psychoanal 41:16-33, 1960

Schafer R: The analytic attitude: an introduction, in The Analytic Attitude. New York, Basic Books, 1983, pp 3-13

Steiner J: The aim of psychoanalysis in theory and practice. Int J Psychoanal 77:1073-1083, 1996

Steiner J: Interpretive enactments and the analytic setting (with comments by Edgar Levenson). Int J Psychoanal 87:315-328, 2006

Westen D, Gabbard G: Developments in cognitive neuroscience, II: implications for theories of transference. J Am Psychoanal Assoc 50:99-134, 2002

제**5**장

DPHP의 전략과 치료 설정

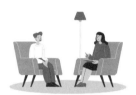

　이번 장은 DPHP(경증 성격병리에 대한 정신역동적 정신치료)의 전략(strategies)을 보여 주며, 치료틀(treatment frame)을 기술한다. '치료 전략'이란 치료의 광범위한 목표와 치료 전체를 관통하는 핵심적인 기술적 원칙들을 말한다. 전략이란 환자가 갈등적 대상관계를 점차적으로 통합할 수 있도록 치료자가 고안한 치료적 접근을 말한다. DPHP의 치료 전략들은 앞에서 나왔던 마음 모델과 무의식적 갈등 모델에 확고한 기초를 둔다. 치료 전략들은 모든 치료 시간에 개입을 어떻게 해야 할지 이끄는 **전술**(tactics)에 반영된다. 기법(techniques)은 전체 치료 과정에서 개입이 구성되고 적용되는 일관된 방식이다. DPHP의 전략, 전술, 기법은 정신치료적 기법의 이론을 규정한다.

　DPHP의 치료 설정(treatment setting)은 치료자와 환자가 치료 전략들을 구현할 수 있도록 고안된다. 정신치료적 설정은 우리의 기법 이론이 치료가 될 수 있는 배경을 제공한다. DPHP에서 정신치료적 설정은 안전한 분위기를 조성하면서, 안정적이고 예측 가능한 치료 환경을 창조한다. 이 장의 후반부

에서는 치료 설정과 '치료틀'에 대해 논의한다. 치료틀은 치료에 필요한 조건
과 환자 및 치료자 각각의 역할을 정의한다. 치료틀은 치료의 필수적 수단인
정신치료적 관계를 포함한다. 우리는 치료틀과 정신치료적 관계의 기능과
특색에 대해 논의한다. 또한 우리는 모든 형태의 정신치료에서 핵심 역할을
하는, 환자와 치료자 간의 관계의 한 측면인 치료 동맹을 소개한다.

전략에 대한 개관

DPHP의 가장 중요한 목표는 증상과 부적응적 성격 경향의 원인이 되는 환
자의 방어 작용의 측면들에 훨씬 더 많은 유연성을 제공하는 것이다. 이것은
첫째, 환자가 호소하는 증상과 연관된 억압되고 해리된 대상관계의 자각을
의식적으로 견디도록 환자를 도움으로써 성취되며, 둘째, 이러한 갈등적 대
상관계가 환자의 지배적 자기감(dominant sense of self)으로 완전히 동화되도
록 도움으로써, 이것이 환자의 주관적 경험의 일부가 되도록 하는 것이다.

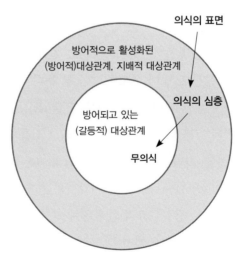

[그림 5-1] 표면에서 심층으로

우리가 DPHP에서 고안한 전략은 치료에서 일어나는 대상관계를 탐색하는 것이다. 우리는 방어적으로 활성화된 대상관계에서 시작하며, 방어되고 있는 보다 위협적이고 감정적으로 격앙된 대상관계로 나아간다([그림 5-1] 참조). 이 과정에서, 환자의 현재 증상을 유발하는 갈등적 대상관계는 의식화되며, 자신과 타인의 갈등적 표상에 내재된 갈등은 탐색되고, 해석되며, 훈습될 수 있다.

갈등적 대상관계는 현재 대인관계에서 활성화되며 일어나는 경향이 있다. 따라서 환자의 말을 경청할 때, 일반적으로 DPHP 치료자는 모든 회기에서 두드러지는 한두 가지 관계 양상을 확인할 수 있으며, 이러한 관계 양상은 타인과의 상호작용에 대한 환자의 기술(descriptions)이나 또는 환자의 치료자와의 상호작용에서 재연된다. 회기에서 주된 대상관계를 확인함으로써, 치료자는 그것을 기술할 것이며, 환자가 이러한 대상관계에 내재된 갈등들을 탐색하도록 도울 것이다. 시간이 흐르는 동안 갈등은 반복적으로 나타나고, 탐색되고, 해석되며, 이러한 갈등과 연관된 대상관계는 더 잘 통합되고 덜 위협적으로 수정될 것이며, 그리하여 환자의 지배적 자기 경험으로 동화될 수 있다.

치료자는 환자의 대상관계에 내재된 갈등을 탐색하면서, 치료 목표를 염두에 둔다. DPHP에서 우리는 상대적으로 손상되지 않은 기능 영역들은 그대로 남겨 두고 부적응적인 기능의 국소 영역에 있는 성격 경직성을 다루면

〈표 5-1〉 DPHP의 전략들

전략 1. 지배적 대상관계 규정하기

전략 2. 지배적 대상관계에 내재된 갈등과 방어들을 탐색하고 해석하기

전략 3. 치료 목표로 초점 좁히기

전략 4. 확인된 갈등을 훈습하기: 갈등적 대상관계를 환자의 의식적 자기 경험으로 통합하기

서, 환자의 갈등과 치료 목표 사이의 관계에 집중한다. 해석을 할 때, 치료자
는 일어나고 있는 갈등적 대상관계와 환자의 목표 사이의 관계에 집중한다.
DPHP에 사용되는 전략들 〈표 5-1〉은 다음에 기술한 것과 같이 네 개의 순
차적 과제로 개념화할 수 있다.

전략 1: 지배적 대상관계 규정하기

　DPHP의 첫 번째 전략은 회기에서 활동적인 자기와 타인의 지배적 표상들
을 확인하는 것이다. 정신표상을 구체적 실체로 생각하기 쉽지만, 그것이 실
체가 아님을 기억하는 게 중요하다. 오히려, 정신표상과 내재된 대상관계들
은 개인이 자신과 자신의 내적·외적 현실에 대한 경험을 구성하는 개인의
습관적 방식이다. 내적 대상관계는 직접적으로 관찰될 수 없으며, 어떤 순간
활동적인 자신과 타인의 표상의 속성은 오직 그것들이 환자의 생각, 감정, 행
동, 그리고 특히 타인과의 상호작용 및 타인과의 경험을 형성하는 방식으로
부터만 추론될 수 있다. DPHP에서 우리는 언어적·비언어적 의사소통을 바
탕으로 환자의 내적 대상 세계에 대해 추론할 수 있다. 우리는 현재 지배적인
자기와 대상표상들을 규정하기 위해 노력하면서, 환자와 치료자와의 상호작
용을 포함한 타인과의 상호작용에서 활성화된 관계 양상에 귀를 기울이고 대
인관계 상호작용에 대한 환자의 기술에 특히 집중해야 한다.

1단계: 지배적 대상관계를 확인하기

　DPHP 치료자는 환자의 이야기를 듣고 상호작용하면서, 현재 일어나고 있
는 내적 대상관계에 대한 가설을 세울 것이다. 이 단계에서, 각자 특정한 역
할을 하는 두 사람이 상호작용하는 이미지를 말 그대로, 상상하는 것이 치료

자에게 도움이 될 것이다. 일반적으로 환자는 주어진 갈등 관계 양상에서 하나의 특정한 역할을 대개 동일시하지만, 때로는 상당히 의식 가까운 곳에서 관계 양상의 양쪽 역할(삼인 관계라면 세 역할 모두)을 동일시할 것이다. 그렇지만, 이러한 형태의 유연성은 치료의 후반이나 특정한 갈등이 어느 정도 훈습된 이후에 보다 흔하게 관찰된다.

DPHP에서 우리는 환자의 정신표상에 대한 우리의 기술이 가능한 구체적이고 명확하기를 원한다. 현재 활동적인 자기와 대상표상을 정확하게 확인하기 위해서, 치료자는 치료와 치료자에 대한 환자의 현재 경험과 기대뿐 아니라 환자의 현재 감정, 소망, 두려움에 대해 상당한 정보를 갖는 것이 필요하다. 치료자는 환자가 말하는 것을 주의 깊게 듣고 환자와 치료자 사이의 비언어적 상호작용을 관찰하고, 회기에서 환자에 대한 자신의 사적인 반응들에 신중하게 주의를 기울임으로써 이러한 정보를 모을 수 있다(Kernberg 1992). 이 정보는 환자의 현재 문제와 환자의 발달력을 포함한 환자에 대한 치료자의 사전지식과 통합될 것이다.

치료자가 특정한 대상관계가 뚜렷해지기 시작한다고 느낄 때, 그는 환자가 묘사하고 있는 사람이나 상호작용에 대한 추가적인 세부사항들에 대해 물어볼 것이다. 만약 어떤 것이 불명확하게 남아 있다면, 치료자는 자신의 이해 부족을 해결할 수 있도록 환자에게 도움을 요청하면서 환자와 그 불명확함에 대해 공유할 수 있다. 만약 환자와 치료자의 상호작용에서 대상관계가 뚜렷해졌다면, 치료자는 그들 사이의 상호작용에 대한 환자의 경험의 속성을 탐색할 수 있다. 특정한 관계 양상이 뚜렷해지면, 치료자가 환자의 의사소통에 대해 정확하게 이해하고 있는지 보기 위해, 나타나고 있는 표상들을 분명하게 특징짓는 특성들의 일부를 환자에게 다시 기술하는 것이 치료자에게 종종 도움이 된다.

지배적 대상관계 확인에 대한 임상 사례

친구와 동료들로부터 많은 사랑을 받고 있는 34세 전문직 여성으로, 결혼하고 자녀를 갖기 원하지만 아직 미혼이다. 연애와 관련된 불만을 호소하며 치료를 받으러 왔다. 지난 2년 동안 환자는 한 동료 남자에게 빠져 지냈다. 그 남자는 그녀와 자주 같이 시간을 보냈고, 시시닥거리곤 했지만, 그녀를 연애 상대로 진지하게 생각하진 않았다. 환자는 이런 관계가 자신에게 좋지 않다는 것을 알고 있었다. 아마 거의 좋은 결과를 가져오지 않을 것이라는 것도 알고 있었지만 그 관계를 멈출 수 없었다. 친구들은 그 남자를 포기하라고 강력히 권고하였지만, 그녀는 친구들의 제대로 된 충고를 따를 수 없었다. 다른 남자들이 접근하기도 했지만, 그녀는 그들에게 흥미를 느끼지 못했다.

그녀는 친구들의 강력한 권유로 치료를 시작하였다. 몇 달 동안 치료가 진행되었고, 최근 회기는 대부분 그 전날 있었던 남자 동료와의 데이트에 대해 이야기를 하였다. 여전히 그 남자와 함께 있기를 원하면서도, 최근에는 그 남자와 같이 있는 시간을 온전히 즐기지 못하는 자신을 발견하게 된다고 계속해서 말하였다. 그녀는 그 남자가 충분한 관심과 온전한 애정을 자신에게 주지 않고 있다는 사실 또한 알고 있었다. 그녀는 비록 그가 더 많은 것을 줄 수 있더라도 자신에게는 주지 않을 것이라고 느꼈다.

환자는 이 남자가 그녀로부터 적극적으로 멀어지려 한다는 것을 스스로 느끼기 시작하였다는 것을 알게 되었다. 때론 그가 고의로 이렇게 하는 것은 아닌지 궁금해한다는 것도 받아들이게 되었다. 환자의 말을 경청하면서, 치료자는 그녀의 목소리에서 묻어나는 좌절감에 주목하였다. 마음속으로 치료자는 환자의 동료와의 경험이, 환자가 막 그것에 대해 기술한 것처럼 이 회기에서 활성화된 지배적 대상관계와 동일하다는 것을 확인할 수 있었다.

2단계: 역할 명명하기

치료자가 현재 진행되고 있는 대상관계에 대한 견해를 가지면, 그는 그의 인상을 환자와 공유할 것이다. 일반적으로 이렇게 하는 시점은 환자가 회기에서 특정 대상관계나 주제를 반복적으로 암시하거나, 또는 특정 대상관계의 변형이 하나 이상의 형태로 드러날 때가 적절하다. 반면에, 환자의 언어적 의사소통에서 지배적인 관계 양상이 환자와 치료자의 상호작용에서 동시에 나타난다는 것을 알아차렸을 때 치료자는 반드시 개입해야 한다.

언제 개입할지를 결정할 때, 치료자는 환자의 정서상태에 집중한다. 치료자가 명명하는 상호작용의 한 측면에 환자가 정서적으로 반응할 때, 특정한 대상관계를 기술하는 것이 가장 효과적이다. 이 원칙의 주요 예외는 정서 강도가 최고조인 순간에 '역할 명명하기(naming the actors)'는 일반적으로 적절하지 않다는 것이다. 만약 환자의 감정이 극도로 강렬한 시점에서 대상관계가 뚜렷하게 부각되었다면, 우리는 나타나고 있는 근본적인 자기와 대상표상을 밝히려고 노력하기 전에 환자가 차분해질 때까지 치료자가 기다릴 것을 권유한다. 왜냐하면 극도로 강렬한 감정은 종종 자기 성찰 능력을 손상시키기 때문이다. 환자가 더 이상 '감정에 휩쓸리지' 않게 되면, 격렬한 정서적 경험의 근원이 되는 대상관계에 대한 묘사를 듣는 것에 보다 마음을 열게 될 것이다.

특정 관계 양상에서 '역할'을 명명할 때, 치료자는 개인적 판단을 피하는 입장을 취한다. 치료자의 목표는 환자의 경험의 모든 측면들을 허용하고, 비난도 인정도 전달하지 않는 것이다. 치료자는 특정 역할이 객관적으로 비난할 만하거나 바람직할 때도 이러한 입장을 유지한다. 예를 들어, 좌절된 환자(자신)와 거부하는 남자(대상)의 관계 양상에 접근할 때, 치료자는 남자 친구가 나쁘거나, 또는 환자가 존중받거나 혹은 동정받아야 하는 것을 암시하지 않으면서 두 역할의 속성을 기술할 것이다. 역할을 명명할 때, 치료자의 모습은 권위적이지 않다. 치료자는 환자가 필수적으로 받아들여야 하는 진실이 아니라, 환자의 반응에 기초하여 검증하고 정제하기 위해 가설을 제시한다. 이러한 마음으로, 치료자를 이 가설로 이끈 생각에 대해 환자와 공유하는 것이 대개 치료자에게 도움이 된다(Busch 1996).

환자에게 대상관계를 기술할 때, 치료자는 역할을 명확하게 특징짓는 특정한 세부사항과 그들 사이에 일어나는 것을 찾고 포함해야만 한다. 환자 자신의 언어를 사용하는 것은 이런 면에서 매우 도움이 될 수 있으며, 특히 생생하고 정서적으로 풍부한 방식으로 자신과 타인의 표상을 삶으로 가져올 수 있다. 이러한 접근을 보여 주기 위해, 환자가 남자 친구와 보내는 시간을 즐기는 데 어려움이 있다고 기술했던, 앞에서 언급한 회기로 돌아가 보자.

역할을 명명하는 임상사례

치료자는 환자의 말을 경청하고, 전날 저녁에 있었던 그녀의 경험을 명료화하였다. 그리고 그녀가 그 저녁에 대해 어떻게 되돌아보는지를 탐색한 후에 치료자는 역할들에 대해 설명하려고 시도하였다. 예를 들면, 치료자는 환자에게 다음과 같이 말할 수 있을 것이다. "당신은 그 남자와의 관계에서 특별한 경험을 한 것으로 보입니다. 실제 그 남자가 의도한 것은 아닐지라도, 그가 당신을 의도적으로 밀어내며, 심지어 당신을 좌절시키길 원한다고 느끼기 시작하는 것 같습니다. 이것이 당신이 느끼는 것에 대한 정확한 묘사인가요?"

이러한 인상이 맞다고 판명되면, 치료자는 계속해서 역할 명명하기를 진행하게 된다. 치료자는 환자에게 다음과 같이 제안할 수 있다. "당신은 당신의 마음속에 상호작용하는 두 사람의 특정한 이미지를 갖고 있는 것 같군요. 한 사람은 그에게 중요한 누군가로부터 사랑과 관심을 기다리고 있습니다. 다른 사람은 그런 역할을 해주지 않을 뿐 아니라, 첫 번째 사람을 은밀하게 멀리하고 좌절시키고 있습니다."

3단계: 환자의 반응에 주목하기

현재 작용하는 대상관계에 대한 특정 가설을 제시한 후, 치료자는 조심스럽게 자신의 언급에 환자가 어떻게 반응하는지 주목한다. 환자의 반응을 들으면서, 치료자는 환자의 동의나 비동의의 징후보다는 환자의 그다음 연상과 행동에 더 관심을 가지게 된다. 치료자는 치료자의 개입에 대한 환자의 반응의 표현으로 따라오는 내용들을 들을 수 있다. 이러한 과정에서, 만약 치료자가 자신의 추론이 정확하지 않다는 것을 깨닫기 시작한다면, 이것을 인정하고 그에 따라 수정된 인상을 제공하는 것을 편안하게 여겨야 한다.

지배적 대상관계에 대해 정확하게 특징짓는 것은 여러 발전을 가져온다. 때때로 환자는 치료자의 묘사(기술)를 인식하고, 감정적 확신을 가지고 인정하게 될 것이다. 환자는 유사한 양상을 보이는 다른 상호작용에 대해 자발적으로 기술할 것이며, 또는 치료자가 기술해 온 대상관계와 관련된 내용이나 기억들을 결부 지음으로써 반응할 것이다. 이 과정은 문제가 되고 있는 대상관계에 대한 새로운 관점을 더해 줄 것이다. 예를 들어, 앞에서 관계 문제를 가진 환자는 형제자매와의 상호작용에서 좌절감을 느꼈던 어린 시절을 자발적으로 연상할 것이다. 아니면, 자신의 아이를 방치한 엄마에 관한 신문 기사가 떠오를 수도 있는데, 이는 남자 친구와의 불만스러운 관계가 상호작용하는 부모와 자녀 이미지와 연관되어 있음을 제시한다.

때때로 환자는 치료자가 명명한 지배적 대상관계의 특성을 치료자와의 관계에서 재연함으로써 반응할 것이다. 우리가 기술해 온 환자는 그녀가 치료자로부터 피드백이나 지도를 거의 받을 수 없는 이러한 식의 치료가 얼마나 좌절감을 주는지 불평하는 식으로 반응할 것이다.

또 다른 반응으로, 환자가 앞서 언급된 대상관계의 상대 역할을 자신이 했던 기억에서 연상할 수 있다. 이런 경우, 환자는 멀리하거나 좌절시키는 행동을 한다고 누군가가 그녀를 비난했던 일화를 이야기하기 시작하거나 애완동

물을 괴롭혔던 부끄러운 어린 시절 기억을 연상할 것이다. 또는 환자는 치료자와의 관계에서 역할을 바꿀 것이다. 예를 들어, 치료자의 중재를 무시하거나 그녀가 공유하고 싶지 않은 어떤 것이 마음속에 있다는 식으로 짓궂게 놀리듯이 말할 것이다. 역할의 특성이 정확해질 때, 현재 갈등의 다른 측면을 반영하는 다른 대상관계가 갑자기 활성화될 수 있다. 예를 들면, 현재 방어적으로 막고 있는 충동들과 밀접하게 연관되었거나 혹은 방어를 불러일으키는 불안을 표상하는 자기나 대상 이미지들이 갑자기 활성화될 수 있다.

전략 2: 지배적 대상관계에 내재된 갈등을 관찰하고 해석하기

우리는 DPHP의 첫 번째 전략이 환자의 언어적 · 비언어적 의사소통에서 지배적 대상관계를 확인하고, 기술하고, 탐색하는 것임을 주목해 왔다. 치료자의 다음 전략은 기술되고 탐색되어 온 대상관계에 내재된 심리적 갈등에 대한 가설을 만들고, 이 가설을 해석의 형태로 환자와 공유하는 것이다.

경중 성격병리 환자에서, 그들이 소망하고 필요하고 혹은 두려워하는 갈등적 동기와 연관된 내적 대상관계는 주로 환자의 인식 밖에 남아 있으려는 경향이 있다. 특정 배경에서 특정 무리의 대상관계를 의식적으로 경험하고 재연하는 것에 대한 환자의 방어 구조는 또한 제법 안정적이다. 결과적으로, 통상적 과정에서 환자는 갈등적 동기와 연관된 대상관계들이 치료에서 활성화되고 탐색될 때까지, 대부분 그들을 인식하지 못한 채로 방어적 내적 대상관계를 재연할 것이다.

앞에서 기술한 바와 같이, 내적 대상관계가 심리적 갈등을 방어하는 데 사용될 수 있는 수많은 방식이 있다. 첫 번째, 상대적으로 수용될 만한 대상관계의 역할재연은 근본적 갈등적 동기를 억압하면서 방어적으로 사용될 수 있다. 두 번째, 어떤 내적 대상관계의 역할재연은 위협적 필요, 소망, 또는 두려움을 대상표상에 귀속시키고 자기로부터는 분리하여 위협적 충동에 대한 절충형성을 제공한다. 세 번째, 지배적 자기 경험으로부터 분리된 갈등적 대상관계의 역할재연은 근본적 갈등과 연관된 불안을 회피하면서 갈등적 동기의 표현을 허용한다.

좌절감과 연관된 관계 문제를 가진 환자의 예로 돌아가 보면, 의식에 가깝고 반복적으로 재연되는 것은 의존적이고 사랑스러운 자기와 손에 넣을 수 없고 거부하는 대상의 대상관계이다. 여기에는 좌절의 감정이 연관된다. 이러한 관계 양상의 역할재연은 보다 위협적이며, 기저에 있는 오이디푸스 갈등의 색채를 띤 성적 욕구의 발현에 더 밀접하게 관련이 있는 근본적 대상관계의 억압을 지지한다. 의존적 자기와 거절하는 대상과의 관계 양상의 역할재연은 보다 가치 있는 누군가를 멀리하고 좌절감을 주려는 환자 자신의 충동에 대한 절충형성(compromise formation)을 제공한다. 마지막으로, 거절하는 자기와 의존적 대상과의 관계 양상의 역할재연은 지배적 자기 경험으로부터 이러한 대상관계를 분리하고 그 중요성을 부인하면서, 환자가 갈등을 피하면서 좌절시키고 거절하려는 동기를 표현하도록 허용한다.

1단계: 방어적 내적 대상관계를 확인하고 탐색하기

갈등을 탐색하는 첫 번째 단계는 회기에서 지배적인 대상관계를 확인하고, 기술하고, 탐색하는 것으로, 앞에서 언급한 역할을 명명하는 것으로 시작한다. 앞의 예에서, 치료자는 환자가 그녀가 손에 넣을 수 없고 그녀를 거부하는 대상과의 관계에서 의존적이고 애정에 굶주린 사랑받고 싶어 하는 아이처럼 느끼는 상황을 반복적으로 재연하며, 이것이 만성적인 좌절감을 가져온다는 것을 인식하도록 도울 수 있다. 이러한 방어적 역할재연이 환자의 대인관계와 또한 아마도 치료자와의 관계에서도 확인되고 탐색되면서, 이것이 방어적 기능을 제공하는 것으로 확인될 것이다. 이로써 환자는 환상에서든 현실에서든 반복적으로 이러한 상황을 만들어 왔다는 것을 인식하게 될 것이다.

방어적 대상관계의 확인과 탐색은 그것들이 환자의 대인관계 생활과 전이(transference)에서 나타나면서 이러한 방어적 역할재연을 향한 환자의 태도에 천천히 변화를 일으킬 것이다. 첫 번째, 환자는 그가 이전에는 관심을 갖지 않았던 자신의 행동 양식을 인지하게 될 것이며, 두 번째 그는 그 자신이 반복적으로 '발견'되는 대인관계 상황을 창조하는 데 적극적 참가자임을 인식하게 될 것이다. 환자의 예로 돌아가서, 그녀는 의존적이고 좌절하게 되는 것이 전적으로 환자'에게' 일어나는 어떤 것이 아니라, 그녀가 적극적으로 그리고 반복적으로 일으키는 대인관계 경험임을 인식하게 될 것이다.

일단 환자가 자신도 모르게 그리고 자동적으로, 자신을 특정한 상황에 적극적으로 밀어넣는다는 것을 인식하면, 이것은 일반적으로 무엇이 그런 행동을 유발하는지에 대해 환자에게 호기심을 일으킨다. 환자가 스스로를 반복적으로 어떤 방식으로 느끼게 내버려 둔다는 것을 인식하기 시작하면, 치료자는 환자가 왜 그렇게 선택하는지에 대해 의문을 제기할 것이다. 앞의 예로 돌아와서, 치료자는 환자가 그녀의 인식과 통제를 벗어나서 자신을 만성적으로 왜 그런 좌절의 자리에 가도록 하는지에 대한 의문을 제기할 것이다.

특정 방어적 대상관계를 확인하고 탐색한 결과, 환자는 왜 자신이 그렇게 행동하는지에 대해 궁금해할 것이며, 그녀의 행동이 자신의 인식 밖에 있는 동기에 의해 일어난다는 것을 인지하게 될 것이다. 동시에 방어적 관계 양상의 역할재연은 환자에게 보다 뚜렷해질 뿐 아니라(즉, 자아 이질적인 것이 될 것이다.), 방어하고 있는 불안과 동기들을 인식하는 것으로부터 환자를 보호하는 데 덜 효과적이 될 것이다.

2단계: 갈등적 대상관계를 확인하고 탐색하기

환자의 방어가 환자에게 보다 뚜렷해지고 유연해지면, 근본적 갈등을 전적으로 환자의 의식 밖에 있도록 하는 것이 그리 효과적이지 않게 된다. 이러한 배경에서, 방어되고 있는 불안과 갈등으로부터 파생된 관계 양상은 환자의 언어적·비언어적 의사소통에서 나타나기 시작할 것이다. 이것은 이전에 억압된 혹은 분리된 대상관계의 확인과 탐색에 대한 문을 열어 준다. 전형적으로, 방어되어 온 대상관계들은 방어적으로 활성화된 대상관계보다 갈등적 동기의 표현에 더 근접하게 혹은 직접적으로 연관되어 있을 것이다. 특정한 필요, 두려움, 또는 소망과 연관된 대상관계가 확인되고 기술되면서, 치료자는 환자의 핵심 갈등의 속성에 대한 가설을 만들고, 이것을 예비 해석의 형태로 환자와 공유하기 시작할 수 있다.

갈등적 대상관계의 확인과 탐색에 대한 임상 사례

몇 회기 동안 의존적이고 좌절감을 느끼게 되는 위치로 그녀 자신을 몰아넣는 경향에 대한 탐색을 한 후에, 앞서 설명했던 환자는 오랫동안 자신을 흠모해 온 새로운 남성으로부터 데이트 신청을 받았다고 말했다. 치료자는 환자가 그 남자와 그 남자의 데이트 신청에 대해 이야기하는 어조에 대해 주목하였다. 그것은 은연중에 무시하는 말투였다. 그녀를 흠모하는 사람에 대한 그녀의 태도 속에서 치료자는 그동안 치료 과정에서 탐색해 왔던 관계 양상이 역할재연되고 있음을 확인할 수 있었다. 다만, 그 역할이 뒤바뀌어 있었다.

치료자는 환자에게 이런 점에 대해 지적해 주었다. 그리고 환자가 자신을 흠모하는 것으로 보이는 누군가를 직접 마주했을 때 그 사람을 어떻게 경험하는지에 대해 설명해 주었다. 환자는 그 남자를 마치 '애정에 굶주린' 사람처럼 경험하며, 결국 그녀로부터 멀어지고 궁극적으로는 좌절하게끔 자극한다는 것을 말해 주었다. 이런 설명에 대해, 환자는 자신이 딱히 그럴 생각을 하는 것은 아닌데, 자신도 모르게 조용하고 공손하게 자신을 흠모하는 남성들이 접근하지 못하도록 차단하는 오래된 방식이 있음을 인정하였다. 결국 그녀가 보이는 무관심 때문에 상대는 무시당하고 좌절감을 느끼게 되는 것이다. 이것은 환자가 희미하게는 알고 있었으나 지금까지 정말 제대로 생각해 본 적이 없는 그녀 자신의 한 모습이었다. 그것은 그녀의 전반적인 모습과는 별 다른 관련이 없어 보이는 것이었다. 치료를 해 가면서, 치료자와 환자는 환자가 남성과 상호작용하는 이러한 측면에 대해 탐색하였다. 그들은 남성으로부터 관심을 받는다고 느낄 때 경험하게 되는 자기 비판과 침체되는 느낌과, 애정에 굶주렸다고 인식되는 누군가를 좌절시키고 멀리하려는 그녀 자신의 충동에서 오는 불편감을 연결 지어 생각하였다.

전형적으로, 환자가 특정 갈등을 보다 쉽게 접근하는 방법을 훈습하게 되면서, 보다 깊게 억압된 갈등의 측면들이 내용에서 활성화되고 감지될 것이다. 예를 들어, 먼저 우리가 기술해 온 환자는 그녀보다 약해 보이는 사람들을 좌절시키려는 자신의 갈등적 동기를 훈습하기 시작했다. 이러한 동기들을 더 잘 견딜 수 있게 되면서 그녀는 스스로가 성적 갈망을 느끼는 것을 허용하는 것과 연관된 불안과 죄책감을 인식하기 시작했다. 궁극적으로, 자신의 성적 매력을 이용하여 자신이 강한 존재임을 느끼려 하는 받아들일 수 없는 소망이 그녀의 죄책감 및 불안과 연결되어 있다는 것이 드러났다.

이 시점에서, 치료자는 환자가 좌절하거나 좌절시키는 자기를 경험함으로써, 환자가 만약 원하는 남성에게 성적 욕구가 있는 것으로 자신을 경험한다면 느끼게 될 모든 불안을 피해 왔다는 것을 지적할 수 있었다. 이러한 불안의 탐색은 성적 매력이 덜한 여성을 배제하고 승리하면서, 강한 남성에게서 성적 관심과 찬사를 받는 것에 대한 받아들일 수 없는 무의식적 소망과 환상을 밝혀내기 위한 문을 연다. 여기서 충동적인 내적 대상관계는 삼각관계의

상황이 포함된다. 삼각관계는 강한 남성, 그런 남성으로부터 호감을 받는 성
적으로 강한 자기, 그리고 배제되고 수치심을 느끼는 성적 매력이 덜한 여성
과의 관계를 말한다. 그녀가 치료에 왔을 때, 환자는 사랑받고 싶고 좌절한
아이처럼 느낌으로써, 성적이고 경쟁적이고 가학적인 오이디푸스 충동과 단
단히 결합된 이러한 고도의 갈등적 대상관계의 재연을 방어해 왔다.

　무의식적 소망, 욕구, 그리고 두려움의 표현과 연관된 내적 대상관계는 매
우 감정적으로 격앙되는 경향이 있으며, 관련된 표상들은 환자에게 극도로
위협적일 수 있다. 이러한 내적 대상관계와 관련된 환상들은 이들이 치료에
서 밝혀지고 탐색되기 전까지 전적으로는 아니더라도 대체로 환자의 인식 밖
에 있다. 환자들의 표현과 관련된 불안, 공포, 죄책감, 상실, 또는 수치심을
인정하면서, 기법적 중립성(technical neutrality)의 자리에서 이러한 위협적 대
상관계와 감정 상태를 묘사하고 탐색하는 것이 DPHP 치료자의 일이다. 이
러한 치료자의 자세는 환자가 의식적 자기 경험에서 이전에는 거절되어 온
내면의 삶의 정서적으로 위협적인 측면들에 대한 고통스런 인식을 견디고 담
아낼 수 있도록 돕는다.

전략 3: 치료 목표로 초점 좁히기

　우리가 논의해 온 바와 같이, DPHP는 상담 과정의 일환이며, 특별한 치료
목표를 중심으로 조직된 치료다. 우리는 정신분석에 비해 DPHP의 치료 목
표를 좁힘으로써 표준 정신분석 기법을 수정해 왔다. DPHP는 정신분석보다
짧고 덜 집중적이지만, 기능의 특정 영역에서는 효과적인 성공적 치료 수행
을 가능하도록 한다. 정신분석치료가 환자의 내면 삶과 갈등들을 철저하게
탐색하는 반면, DPHP는 현재 문제와 치료 목표 사이와의 관계를 강조하면서
환자의 핵심 갈등을 탐색할 것이다. 정신분석치료가 전체적으로 성격 경직

성의 원인이 되는 갈등적 대상관계의 통합을 지향할 때, DPHP는 국한된 기능의 영역에 있는 갈등적 대상관계의 통합을 지향한다. 결과적으로, 치료자는 지배적 대상관계를 탐색하면서, 환자의 현재 현실, 현재 증상과 치료 목표를 항상 주시해야 한다.

핵심 갈등과 치료 목표 사이의 관계를 강조하기

　모든 환자는 치료에서 나타나는 핵심적 또는 지배적 갈등을 가지고 있다. 이러한 갈등은 기능의 많은 영역—어떤 영역에서는 매우 강하게, 어떤 영역에서는 보다 미묘하게—에 영향을 준다. DPHP에서 특정 갈등이 뚜렷해질 때, 치료자는 '이러한 관계 양상이 환자의 현재 문제와 치료 목표에 어떻게 연관이 되지?'라고 스스로 생각하게 될 것이다. 환자와 갈등을 탐색할 때, 치료자는 갈등과 치료 목표로 명시된 환자의 성격 경직성의 국소 영역 사이의 관계를 강조할 것이다. 이 과정은 상대적으로 손상되지 않은 기능 영역들은 탐색되지 않은 채로 남겨 두고 환자에게 특히 우려가 되는 기능 영역들에 치료적으로 집중하면서, 환자가 치료에 오도록 한 문제에 대한 깊은 이해를 발전시키고 현재 증상의 원인이 되는 불안을 훈습하는 기회를 제공한다.

　좌절감을 주는 관계에 있던 우리 환자로 돌아가 보자. 치료 목표에 집중하기 위해서 치료자는 치료에서 활성화되는 대상관계와 환자가 적절한 파트너와 친밀감을 가지기 어려운 것 사이의 관계를 강조할 것이다. 이런 동일한 대상관계는 과도하게 높은 기준에 자신을 두려는 그녀의 경향뿐 아니라 직장에서의 성공에 관한 환자의 경쟁적 갈등과도 쉽게, 그리고 명확하게 연결될 것이다. 그러나 지배적 대상관계와 그곳에 내재된 갈등들을 탐색하면서, 치료자는 전문적 성공이나 자기 비판과 관련된 갈등은 상대적으로 내버려 두고, 친밀감을 포함하는 환자의 갈등에 지속적으로 집중했다.

　환자의 핵심 갈등과 치료 목표 사이의 연결을 강조하는 전략이 DPHP의 치료과제다. 이것은 소위 '임상적 판단'이라는 것이 가장 강력하게 요구된다. 그러나 우리의 전체적인 접근의 핵심 전제는 임상적 판단하에서만 그런 원칙들을 작동시키는 것이 가능하다는 것이다. 이러한 특별한 맥락에서, '임상적 판단'을 요구하는 과제는 적절한 타이밍을 제공하는 것과 치료에서 지배적 갈등과 치료 목표 사이의 관계를 해석함으로써 성격 경직성의 국소 영역에 집중하는 전략을 강조하는 것이다.

치료자가 자신의 해석에 '집중'하는 기법의 의의는 무엇인가? 특정 갈등을 분석하는 과정의 어떤 시점에서 치료자는 치료 목표를 소개해야 하는가? 어떤 주어진 시점에서, 치료자는 지배적 갈등과 치료 목표 사이의 연관을 얼마나 강력하게 강조해야 하는가? 이러한 질문들을 우리는 제8장 'DPHP의 전술'에서 깊이 살펴볼 것이다. 일반적으로, 핵심 갈등과 치료 목표 사이의 관계에 집중하도록 기회를 제공하는 것은 '훈습'의 과정이다.

전략 4: 확인된 갈등을 훈습하기-갈등적 대상관계를 환자의 의식적 자기 경험으로 통합하기

DPHP의 마지막 전략은 갈등적 대상관계가 환자의 주관적 경험과 지배적 자기감으로 동화되도록 촉진하는 것이다. 우리가 논의해 온 환자에서, 이것은 우선 좌절시키고 멀리하려는 그녀의 소망들을 인식하는 것을 견디고, 이러한 소망을 그녀 자신의 것으로 받아들이고, 이들을 복잡한 동기와 두려움을 가진 복잡한 인간으로서의 자기감에 통합하는 것을 수반할 것이다. 두 번째, 비슷한 방식으로 환자는 성적으로 승리하고자 하는 자신의 소망들을 인식하고 견디게 될 것이다. 좌절시키려는 소망의 인식을 견딜 수 있게 되면서, 환자는 더 이상 자신을 방어적으로 좌절당하는 위치로 두지 않을 것이다. 성적으로 승리하고자 하는 소망을 인식하고, 이러한 대상관계를 잘 통합할 수 있고, 이것을 그녀의 지배적 자기 경험에 동화시킴으로써 그녀는 그녀가 존경하는 남성으로부터의 존중, 사랑, 성적 관심을 편안하게 즐기게 될 것이다. 자신이 사랑받고 괜찮은 사람이라는 그녀의 전반적 자기감에 오이디푸스 승리에 대한 그녀의 소망은 이제 내재되어, 그녀의 성생활의 부분으로 표현되고, 즐기게 될 것이다.

훈습과 변화의 과정

DPHP에서 내적 대상관계의 통합은 단순히 해석이나 통찰(insight)에서 오지 않는다. 그보다 통합은 정서적으로 의미 있는 방식으로, 갈등적 대상관계의 발현과 관련된 방어와 불안의 반복적 역할재연, 담아내기(containment), 탐색 그리고 해석의 결과이다. 이것이 훈습의 과정이다. 이 과정에서, 특정한 갈등적 동기의 표현과 연관된 방어와 불안을 대표하는 대상관계를 다양한 관점과 다양한 맥락에서 재연하고 탐색하는 것은 필수적이다. 전형적으로 이 과정은 수개월 동안 일어나며, 이후 동일한 종류의 내적 대상관계의 간헐적인 재활성화와 추가적인 훈습이 치료 과정 내내 일어난다.

DPHP에서 우리는 특정한 갈등이 치료에서 반복적으로 활성화되고 재연되며, 때로는 외견상 잠시 사라지는 것처럼 보이다가도 다른 맥락에서 다시 나타날 것임을 예측할 수 있다. 각각의 경우에서, 갈등의 방어적 측면을 나타내는 내적 대상관계는 탐색되고 해석되며, 환자는 방어하고 있는 근본적 대상관계에 대한 인식을 견디게 될 것이다. 시간이 지나 핵심 갈등과 연관된 대상관계가 환자와 치료자에게 익숙해지면, 환자는 훨씬 더 잘 견딜 수 있게 되며, 훨씬 쉽게 그리고 응축된 시간에 특정 갈등을 확인하고 해석하는 것이 가능해질 것이다. 치료가 진행되면서, 처음에 몇 주 혹은 몇 개월 동안 분석되어 온 갈등은 한 회기에서 탐색되고 해석될 것이다.

갈등적 내적 대상관계의 인식을 견디는 것은 자신의 갈등적 측면에 대한 책임감을 갖고 심리적 갈등을 인정하는 것과 관련된 상실을 애도할 수 있도록 길을 열어 준다. 결과적으로, 각 개인은 의식적으로 갈등적 동기와 관련된 불안의 인식을 견디게 되며 억압(repression), 해리(dissociation), 투사(projection), 부정(denial)에 의존하지 않는 유연한 방식으로 대처하게 될 것이다. 이것은 구조적 변화를 가져오는, 전체 치료 과정—갈등적 대상관계와 연관된 불안과 환상을 견디고 담아내고 책임을 갖는 점진적인 능력이 수반되는—에 걸친 갈등의 반복적 역할재연과 훈습의 과정이다.

훈습의 과정에서, 치료자는 핵심 갈등이 기능의 다른 영역에 영향을 미치는 방식을 덜 강조하면서, 핵심 갈등과 치료 목표 사이의 관계를 강조한다. 뿐만 아니라, 훈습 과정의 어떤 시점에서 우리는 핵심 갈등의 측면들이 전이로 훈습될 것이라고 기대한다. 전이 해석(transference interpretations)에 매우 저항하는 환자에서도, 훈습의 과정은 환자의 지배적 갈등과 치료자와의 행동 및 경험 간의 의미 있는 연결을 만드는 기회를 거의 항상 제공할 것이다.

치료 설정과 치료틀

DPHP의 치료 설정은 치료자와 환자가 치료 전략을 시행할 수 있도록 고안된다. 정신치료적 설정은 안전한 분위기를 양성하면서 치료에 대한 안정적이고 신뢰할 만한 환경을 제공한다. **치료틀**은 치료에 필수적인 조건을 정의한다. 이러한 틀은 정신치료적 설정의 꾸준하고 예측 가능한 구조뿐 아니라 치료에서 환자와 치료자 각각의 과제를 설정한다. 치료틀은 치료가 시작되기 전에 환자와 치료자 상호 간에 동의가 되어야 한다. 치료틀을 성립하는 치료자와 환자 사이의 동의는 종종 **치료 계약**(treatment contract)으로 언급된다(Clarkin et al. 2006; Etchegoyen 1991).

제9장 '환자 평가와 감별 치료 계획'에서 기술한 바와 같이, 치료가 시작되

기 전에 치료자는 완전한 협의를 제공할 것이다. 이 과정은 치료자의 (1) 진단적 평가, (2) 진단적 인상(diagnostic impression)을 환자와 공유, (3) 환자의 치료 목표를 명료화, (4) 치료 선택지에 대한 논의를 포함한다. 치료 선택지를 논의하는 과정에서 치료자는 DPHP에 대한 설명을 제공해 왔을 것이다(우리는 제9장에서 협의 과정에 대해 자세하게 설명했다). 만약 협의의 마지막에서 환자가 DPHP를 시작하기 원한다면, 치료자는 구체적인 준비, 그리고 환자와 치료자 각각의 역할을 포함한 치료틀을 소개할 것이다.

치료틀을 확립하는 것은 치료를 시작하는 과정에서 중요한 부분이다. 틀에 대한 논의는 환자가 특정한 치료 목표를 얻도록 하기 위해 고안된 과정에서 환자가 치료가 수반하는 것에 대한 명료한 기대와 환자와 치료자 각각의 역할에 대한 명료한 이해를 가지고 치료를 시작할 수 있도록 한다. 치료틀과 치료 계약은 시작과 치료 과정 동안 다양한 기능을 제공하며, 치료틀을 유지하는 것은 DPHP에서 환자와 치료자 모두의 필수적 책임이다. 치료틀의 분열(disruption)이 있을 때, 분열의 의미를 분석하는 것이 회기에서 우선적인 주제가 된다.

DPHP에서 치료틀의 기능

치료를 시작하기 전에, 치료자는 환자와 치료 계약을 논의할 것이다. 협의하는 동안 치료틀을 소개하는 것은 종종 환자가 치료 시작과 관련하여 가지고 있는 불안을 드러낼 것이다. 이러한 불안들은 전형적으로 전이에서 활성화되거나 환자의 핵심 갈등을 건드릴 것이다. 만약 환자가 DPHP에는 관심을 보이지만, 치료 계약에 동의할 수 없거나 동의하려고 하지 않는 경우, 치료틀에 대한 환자의 염려를 탐색하는 것은 환자의 현재 호소에 원인이 되는 불안을 설명하는 데 도움이 된다. 이러한 설정에서, 치료틀에 동의하는 것으로부터 활성화된 두려움을 세련되게, 공감적으로, 그리고 중립적으로 명료화

치료틀을 확립하는 임상 사례

오랫동안 불행한 결혼 생활을 하다가 최근에 이혼한 55세 여성이다. 그녀가 호소하는 문제는 '관계의 문제'다. 환자는 일주일에 한 번 하는 것으론 제대로 치료가되지 않는다는 것을 알게 되기 전까지는 DPHP에 관심을 보였다. 환자는 상담자가주 2회 치료를 권고하는 것은 '터무니 없는 것'이며, 자신의 일정에 따라 그것은 '가능하지도 않다.'고 처음부터 예민하게 반응하였다.

환자의 반응을 곧이곧대로 단순하게 받아들이는 대신에, 치료자는 그녀가 주 2회치료 제안에 대해 매우 강렬한 반응을 나타낸 그 배후에 있는 생각과 감정들을 명료화할 수 있도록 도와주려고 노력하였다. 치료자는 주 2회 치료를 고려할 때 어떤 어려움이 있었는지를 되돌아보도록 격려하였다. 그리고 치료가 그렇게 진행될 때 어떤 일이 벌어질 것이라 상상하는지 탐색하도록 도와주었다. 그러자 환자가 자신의스케줄은 전혀 고려하지 않고 치료자가 자기 편한 시간에 오도록 강요한다고 지레짐작하고 있는 것이 드러났다. 이런 과정을 통해 치료자와 환자는, 환자가 의식하곤있지만 아직 검증되지 않은 어떤 예측을 하고 있는 것을 알 수 있었다. 그것은 문제가 있을 때 그녀가 도움을 받을 수 있는 유일한 방법은 자신의 욕구는 완전히 포기한채 힘 있는 대상에게 전적으로 순응해야 한다는 것이었다. 지금 상황에선 치료자가바로 힘 있는 대상인 셈이다. 치료자는 이러한 예측을 그녀의 결혼 생활에서 만성적으로 맺어 온 관계 양상과 어렵지 않게 연결 지을 수 있었다.

하고 탐색할 수 있는 치료자의 능력은 치료 동맹(treatment alliance)을 확고히하는 것을 도울 뿐 아니라 환자가 자신의 불안을 견딜 수 있도록 돕는다. 환자가 치료틀에 동의하기를 주저하는 것에 대한 탐색은 비록 DPHP를 시작하는 것에 불안을 느끼고 있지만 이것을 극복하는 데 도움을 필요로 하는 환자와 환자의 치료 동기의 현재 수준이나 환자의 현재 삶의 여건 때문에 지금은DPHP에 적합하지 않은 환자를 치료자로 하여금 구분할 수 있게 해 준다.

치료 전에 치료틀을 확립하고 명확하게 설명하는 과정은 치료 동맹 형성을 용이하게 한다(치료 동맹은 이 장의 뒷부분에 논의된다). 치료틀을 서술하고 자명하지 않은 틀의 측면에 대한 근거를 설명하는 것은 환자의 온전하고 적극적인 참여를 요청하면서, 정신치료적 과정을 이해하기 쉽도록 돕는다. 본질적으로, 환자들은 치료자로부터 설명 들은 대로 하게 되며, 만약 그들이 하고 있는 것에 대한 근거를 이해한다면 그것을 보다 효과적으로 할 수 있다. 치료 계약에 대한 근거를 조심스럽게 살펴보고 설명하는 것은 치료의 개시 단계의 과제 내내 환자의 움직임이 효율적이도록 도모할 수 있다(제10장 '치료의 단계'에 기술되어 있다).

치료가 시작되면, 치료틀은 치료 구조 내에서 신뢰할 만하고 일관되며 치료자와 환자의 역할에 관해 예측 가능한 설정을 제공하는 중요한 기능을 한다. 이러한 일관성과 예측가능성은 정신치료적 설정에 의해 제공되는 안전한 분위기의 일부다. 설정이 객관적으로 '안전'할 때, 치료자에게 자신의 마음을 터놓고 치료자의 존재하에서 자신의 내적 경험과 불안을 검토하도록 환자는 시도할 수 있다.

치료 과정 동안, 치료틀은 일관된 설정과 치료를 수행하는 데 대한 기대를 제공하며, 이것은 '평상시와 다름없는' 것에서 미묘하게 벗어나는 것을 강조하고, 그 틀로부터의 일탈을 의미 있는 것으로 볼 수 있게 해 줄 것이다. 다시 말해서, DPHP에서 치료틀과 치료 계약에 대한 환자의 관계는 이중적이다. 한편으로, 환자는 의식적으로 치료 계약과 치료자가 설명해 온 정신치료적 관계에서 환자와 치료자의 과제를 받아들인다. 다른 한편으로, 환자는 치료틀을 유지하기가 어렵다는 것을 필연적으로 발견하게 된다. 우리의 일반적 접근은, 우리의 방식으로 치료를 구조화하는 근거와 치료의 조건을 환자가 보다 명확하게 이해할수록, 일단 치료가 시작된 이후 그 틀을 수정하려는 환자의 소망의 의미를 탐색하기가 쉬워진다는 것이다. 유사하게, 명확하게 정의된 틀은 치료틀을 수정하거나 다소 벗어나려는 소망으로 표현되는 미묘한 역전이를 치료자가 인식하도록 돕는다.

치료틀의 온전함을 유지하는 것은 어떤 형태의 치료에서든 필수적인 부분이다. DPHP에서 환자나 치료자에 의해 치료틀의 온전함이 의도적으로 혹은 자신도 모르게 침해된다면, 그 일탈의 의미를 탐색하는 것이 그 회기에서 우선적인 주제가 된다.

DPHP에서 치료틀의 특성

치료틀은 치료의 구체적 방식과 정신치료적 관계에서 환자와 치료자 각각의 과제를 정의한다. 치료 전에 논의되어야 할 구체적 방식은 회기의 빈도와 기간, 스케줄 관리 방식과 비용 지불, 그리고 주기적으로 정해진 약속 외에 환자와 치료자 사이의 전화 연락 또는 대면 연락하는 것에 대한 기대 등을 포함한다.

DPHP에서 회기는 주 2회, 보통 45분 또는 50분 동안 이뤄지며, 정시에 시작하고 마친다. 환자와 치료자는 편안한 의자에 서로 얼굴을 마주보고 앉는다. 일반적으로 매주 같은 요일과 같은 시간에 약속을 하지만, 환자와 치료자의 일정 조정이 필요한 경우 수정될 수도 있다. 일정 약속에 대한 표준 절차는 치료 시작에서 정해지며, 약속은 특별한 상황을 제외하고 필요에 따르거나 마지막까지 미루지 않고 치료 시간 전에 미리 정해져야 한다는 것이 중요하다. 회기 사이에 전화나 연락은 일반적으로 일정 변경이나 응급 상황에 제한되며, 매우 긴박한 문제라도 회기 사이에 전화를 하는 것보다는 치료 시간에 논의될 수 있도록 환자를 격려한다.

모든 치료자는 치료가 시작되기 전에 환자에게 명확하게 설명할 수 있는 치료 실행계획을 다루는 표준 방식을 가지고 있어야 한다. 이러한 치료의 수순은 약속을 어떻게 정하고 변경할지, 어떻게 환자에게 비용을 청구할지와 비용에 대한 기대들, 치료자와 어떻게 연락할지, 치료자가 환자의 전화에 회

신할 때 환자가 무엇을 기대할 수 있는지를 포함해야 한다. 표준 절차를 세우는 근거는 치료자가 일반적 접근을 수정하고 싶다고 느낄 때 재빨리 이것을 치료자의 관심으로 가져오기 위해서이다. 이러한 치료자 입장에서의 인식은 현재 임상 상황에서 일어나고 있는 것에 대한 정보의 근원으로 역전이를 이용하기 위한 길을 마련해 준다.

치료의 구체적 방식을 명시하는 것과 더불어, 치료 계약은 또한 치료에서 치료자와 환자 각각의 과제를 정의한다. DPHP에서 환자의 과제는 회기에 규칙적으로 참석하는 것, 치료 시작에 치료자가 설명한 대로 규칙을 지키는 것, 치료 시간 동안 마음속에 일어나는 것을 가능한 열린 마음으로 자유롭게 얘기하는 것이다. 치료자의 과제는 치료가 시작되면 치료 시작에서 동의된 실행계획을 충실히 지키고, 환자의 말을 주의 깊게 듣고, 내면 상황에 대한 환자의 이해를 깊게 할 기회가 있을 때 개입하는 것이다.

치료틀과 환자와 치료자 각각의 역할에 대한 소개

치료틀을 소개할 때, 치료자는 실행계획이 어떻게 다뤄지는지와 약속을 어떻게 정하고 조정할지, 환자에게 어떻게 비용을 청구할지와 비용에 대한 기대들, 치료자와 어떻게 연락할지, 치료자는 어떻게 전화에 응답할지에 대해 환자와 치료자의 책임을 설명하면서 시작할 수 있다. 한번 이러한 틀의 구체적 측면들이 소개되면, 치료 회기에서 환자와 치료자 각각의 역할을 기술하는 것으로 옮겨 갈 것이다. 치료틀을 소개할 때, 치료자는 치료자가 제안하는 방식으로 치료를 구조화하는 근거에 대한 질문을 받거나 설명을 하도록 한다. 이러한 접근은 치료가 시작되면서 협력적인 분위기를 양성한다.

각 치료자는 치료에서 환자와 치료자 각각의 역할을 소개하는 고유의 방식을 발달시켜야 한다. 예를 들어, 치료자는 다음과 같이 말할 수 있다.

"당신의 치료 시간에 우리 각자가 해야 할 역할에 대해 설명하겠습니다. 당신의 역할은 먼저 규칙적으로 치료 시간에 참석하는 것입니다. 치료 시간 동안엔 미리 준비한 말할 목록에 의존하지 말고, 당신을 치료받도록 이끈 어려움에 특히 집중하면서 가능한 한 열린 마음으로 자유롭게 말하도록 하십시오. 저는 당신의 마음속에 떠오르는 것이 무엇이든지 간에 다 말하도록 노력하라고 말 그대로 당신에게 요청하는 것입니다. 그렇게 자유롭게 말하는 데 어려움이 있다면 무엇이 어려운지 또한 저와 나누기를 바랍니다. 이렇게 치료를 진행하는 것이 당신이 의식하지 못하고 있는 당신의 어려움의 기저에 있는 생각과 감정들을 알 수 있는 최선의 방법이기 때문에 당신에게 제안하는 것입니다."

"치료 시간 중에 갖게 되는 생각들이 사소하거나 당황스럽다는 것을 알게 되더라도 그것들을 치료자인 저와 함께 나누기를 권유합니다. 마찬가지로, 당신이 저에 관한 질문이나 생각을 갖게 되었을 때, 그것이 비록 일상의 사회관계에서는 나누기 힘든 것일지라도 저와 공유하기를 권합니다. 치료 시간 중에 갖게 되는 꿈, 백일몽, 환상과 동일하게 치료를 받으러 오면서 또는 치료를 끝내고 떠나면서 갖게 되는 생각 또한 당신에 관해 탐색하는 데 도움이 될 겁니다."

"제가 당신에게 요청하는 것이 쉽지는 않을 겁니다. 때론 당신의 마음을 여는 것이 불편할 것이며 뭐라고 말해야 할지 모를 때도 있을 겁니다. 전에 정신치료를 받은 적이 없고, 이런 식으로 누구와 소통해 본 적도 없으며, 당신에 대해 보다 잘 이해할 목적으로 표현해 본 적이 없다면, 당신의 그런 반응은 놀라운 것이 아닙니다. 당신의 생각을 방해하고 자유롭고 열린 마음으로 소통하는 것을 방해하는 모든 것을 이해하는 것이 치료의 중요한 부분이며 당신의 마음이 어떻게 작동하는지를 이해할 수 있도록 우리를 도와줄 것입니다."

"당신이 어려움이 있다는 것을 발견할 때, 저는 무엇이 방해가 되고 있는지 이해하도록 당신을 도울 것입니다. 그 외에도 주의 깊게 경청하고 무언가 당신의 어려움의 기저에 있는 생각, 행동, 환상들을 더 깊이 이해하는 데에 도움이 될 만 것이 있다고 느낄 때 그런 생각을 당신과 나누는 것이 저의 일입니다. 당신은 내가 꽤 많은 이야기를 할 때도 있고 반면에 어떤 때는 상대적으로 침묵을 지킨다는 것을 알게 될 겁니다. 또한 항상 당신의 질문에 답하지는 않는다는 것도 발견할 겁니다. 이렇게 하는 것은 무례하거나 당신의 호기심을 꺾으려는 것이 아니라 그 질문 뒤에 있는 생각이나 감정에 초점을 맞추려는 것입니다. 마지막으로, 당신이 여기서 말하는 모든 것은 비밀이 보장된다는 것을 강조하고 싶습니다. 제가 말한 것에 대해 혹시 다른 질문은 없습니까?"

정신치료적 관계

치료 설정의 신뢰할 만한 구조 안에서, 치료자와 환자는 **정신치료적 관계**(psychotherapeutic relationship)라 언급되는 특별한 관계 또는 대상관계를 성립한다. 정신치료적 관계는 어떤 다른 것과도 다른 독특하고 매우 특별한 관계다. 정신치료적 관계에서 환자 내면의 필요를 가능한 터놓고 완전히 의사소통하는 것이 환자의 역할이며, 반면 치료자는 그렇게 하는 것을 삼간다. 환자의 자율성과 안녕에 대한 걱정을 존중하는 태도를 유지하면서, 치료자의 전문지식을 환자의 자기 인식을 넓고 깊게 하는 데 사용하는 것이 치료자의 역할이다. 정신치료적 관계는 치료 계약의 부분으로 치료자에 의해 성립되며, DPHP 틀의 필수적 측면이다.

DPHP에서 정신치료적 관계의 기능

정신치료적 관계는 이 핸드북에서 기술되는 치료에서 필수적인 내용이다. 치료 설정의 실행적 측면과 같이, 정신치료적 관계는 이중적 기능을 하는 것으로 보인다. 첫 번째, 이것은 환자에게 매우 일관적이며, 예측 가능하고, 판단이 없으며, 거의 오직 환자의 필요에만 집중하는 관계에 속하는 경험을 제공한다. 치료 구조의 예측 가능하고 일관된 성격에 더불어 정신치료적 설정의 이런 측면들은 환자가 점차적으로 치료자에게 자신을 드러내고, 환자가 이전에는 처리할 수 없었던 환자의 내적 경험의 양상들을 탐색하는 것을 가능하게 하는 '안전함의 배경(background of safety)'(Sandler 1959, 2003)에 기여한다.

치료에 일관되고 신뢰할 만한 설정을 제공하는 것과 더불어, 정신치료적 관계는 환자의 전이와 방어기제에 의해 불가피하게 왜곡될 수 있는 '객관적인' 관계를 제공한다. 치료 계약은 '도움이 필요하고 도움을 원하는 환자'와 '도움이 되는 지식과 경험을 가지고 있다고 환자가 믿는 치료자' 사이의 객관적이고 현실적인 대인관계를 수립한다(Kernberg 2004b; Loeward 1960). 치료가 진행되면서, 환자의 내적 대상관계가 밝혀지는 것은 환자와 치료자 간의 관계에서 이러한 경험의 왜곡(distortions)을 가져오며, 이러한 왜곡은 전형적으로 치료자와의 관계에서 일어난다. 다시 말해, 한번 환자가 의식적으로 치료에 대한 조건으로 정신치료적 관계를 수용하면, 그는 그의 전이와 방어 작용을 바탕으로 관계를 미묘하게 왜곡하기 시작한다. 이러한 정신치료적 관계의 왜곡이 치료에서 보이기 시작하면, 그 관계의 왜곡이 탐색의 초점이 된다.

요컨대, 정신치료적 관계는 치료 설정의 신뢰할 만한 측면과 함께, 환자의 내적 대상관계가 밝혀질 수 있는 '안전한' 치료 설정과 환자의 대상관계가 밝혀지면서 왜곡될 수 있는 대상관계 모두를 제공하는 기능을 한다. 이러한 왜곡들이 확인됨에 따라, 이들은 치료 계약에서 처음에 정의된 환자와 치료자

간의 관계를 배경으로 하여 암묵적으로 보여진다. 이와 같은 방식으로, 치료 초기에 성립된 환자와 치료자 사이의 현실적 관계는 치료 과정 동안 환자와 치료자 모두에게 기준을 제공한다.

DPHP에서 정신치료적 관계의 특징

정신치료적 관계는 치료에서 환자와 치료자 각각의 과제에 의해 정의된다. 환자의 역할은 검열이나 미리 계획을 세우지 않고 무엇이 마음에 떠오르든지 말하면서, 회기에서 나타나는 자신의 생각과 감정을 소통하는 것이다. 환자는 가능한 자유롭고 개방적이게 비구조적인 방식으로 말하도록 요청된다. 따라서 비록 치료가 분명한 목적을 가지고 있더라도, 어떤 주어진 DPHP 회기에서 우리는 환자에게 특정한 계획을 제쳐 두고 그의 마음이 자유롭게 거닐도록 허용한다. 치료자는 그가 환자를 초청한 방식으로 생각하고 소통하는 것이 평범한 사회적 담화와는 다르며, 처음에는 이상하게 느껴질 수 있음을 설명할 수 있다. 환자가 개방적이고 자유롭게 소통하는 것이 어렵다는 것을 발견할 때가 있을 것이며, 그때 치료자는 도울 수 있는 것을 할 것이다.

치료자의 역할은 주의 깊게 듣고, 환자 스스로와 특히 환자의 현재 문제에 근거가 되는 무의식적 과정에 대한 환자의 이해를 증가시킬 수 있도록 기여하는 것이다. 치료자는 보통의 대인관계에서 그렇듯, 충고나 좌절을 주거나 자신에 대해서 이야기하는 것은 DPHP에서 치료자 역할의 일부가 아니라는 것을 덧붙일 것이다. 치료자는 드러내 놓고 지지적인 입장을 취하는 것을 삼감으로써 환자가 자신과 자신의 문제를 더 잘 이해하도록 돕는 치료자의 능력을 강화한다는 것을 설명할 수 있다.

치료틀로부터의 일탈

한편으로, DPHP에서 환자는 의식적으로 치료 계약과 치료자가 설명해 온 환자와 치료자의 과제를 수용한다. 반면, 환자는 치료 계약을 완전히 유지하는 데 언제나 어려움이 생길 것이다. 특히, 환자는 치료 계약에서 환자와 치료자에게 주어진 고안된 역할을 충실히 지키는 것이 어렵다는 것을 발견한다. 게다가, 경중 성격병리 환자들이 예정된 약속과 회기에 참석하는 것, 비용을 지불하는 것에 대해 일반적으로 신뢰할 수 있다고 하더라도, DPHP에서 그들은 치료 계약에서 동의된 일정을 항상 지킬 수는 없다. 사실상, 우리는 치료의 어떤 시점에서 대부분의 환자들이 동의된 틀에서 어느 정도는 일탈(deviations)할 것을 예상한다.

DPHP에서 치료틀로부터의 일탈의 기능

우리가 논의해 온 것처럼, DPHP 치료자는 치료 시작 전에 치료틀을 환자에게 명료하게 기술하는 것이 중요하다. 치료틀의 명료하고 특별한 설명을 강조하는 것은 DPHP에서 특정한 치료틀에 견고하게 순응하는 것이 필수적이거나 환자의 행동 그 자체를 조절하는 데 관심이 있다는 것을 암시하는 것으로 받아들여져서는 안 된다. 오히려, DPHP 치료자는 치료틀로부터의 일탈이 의미를 가지는 것으로 보여질 수 있는 설정을 만들기 위해 치료틀을 분명하게 만든다. DPHP에서 치료틀로부터의 일탈은 환자의 갈등적 자기와 대상표상들을 행동의 형태로 치료로 가져온다. 명료하게 정의된 치료틀은 환자 또는 치료자 부분의 미묘한 일탈이라도 강조하는 목적을 제공한다. 틀에서의 일탈은 종종 치료에서 발생하는 전이와 역전이 주제의 첫 번째 징후다.

DPHP에서 치료틀로부터의 일탈의 특징

치료틀로부터의 일탈은 다양한 형태로 나타난다. 다음의 사례는 동의를 얻은 치료 합의에서 환자와 치료자 부분에서의 일탈을 보여 준다. 환자와 치료자 각자의 역할을 유지하는 데 대한 보다 미묘하고 다양한 저항(resistance)은 모든 DPHP의 과정을 통해 오갈 것이다. 예를 들어, 우리는 여기서 치료자에게 마음을 열고 의사소통하는 어려움(치료 시작 단계와 관련하여 제10장에서 논의됨)과 치료자가 그의 보통의 역할로부터 벗어나는, 예를 들어 보다 직접적이고 보다 지지적인 역할을 하고 싶은 유혹(제7장 'DPHP의 기법: 개입'에서 기술적 중립성과 관련하여 논의된)에 대해 언급한다.

치료틀을 정의함에 따라 치료 방식과 관련된 일탈은 다양한 형태로 나타난다. 흔하게 접하는 일탈은 잦은 취소(회기 빈도를 효과적으로 감소시킴), 만성적 지각(회기 기간을 효과적으로 감소시킴), 잦은 일정 변경 요구, 잦은 전화 연락,

치료틀로부터의 일탈에 대한 임상 사례

사례 1　치료가 6개월 동안 진행된 상태다. 여자 환자는 직장 업무 때문에 제시간에 맞춰 치료받으러 오기가 어렵다고 합리화하면서 조금씩 늦기 시작하였다. 치료자가 환자의 그런 행동에 대해 언급을 하고 그 의미를 탐색하면서 환자는 늦게 오던 것을 멈추었다. 다시 제시간에 맞춰 오게 되면서 환자는 대기실에서 치료자를 기다리고 있는 자신을 발견하게 되었다. 그곳에 앉아 있으면서, 환자는 치료자를 간절히 보고 싶고 또 육체적으로 가까이 접촉하고 싶은 열망이 있다는 것과 치료 시간에 늦게 옴으로써 그런 감정을 저지할 수 있다는 것을 알게 되었다. 이와 동시에, 치료자가 환자의 감정을 불쾌하게 알아차리진 않을까 그리고 환자가 어떻게 느끼고 있는지를 알게 되었을 때 자신을 거절할지도 모른다는 두려움을 갖고 있다는 것도 알게 되었다.

비용을 늦게 지불하는 것 등을 포함한다. 환자가 가끔 늦거나 회기를 취소하거나 비용을 늦게 내는 것은 자연스럽다. 그러나 만약 이러한 행동들이 반복되거나 빈도가 잦다면, 이것은 전이에서 활성화되고 있는 대상관계의 표현일 가능성이 높으며, 만약 이것이 틀로부터의 일탈 사례라면 반드시 관심을 가지고 탐색해야 한다. 거짓말하기, 치료자와 사회적 접촉이나 신체 접촉을 하려는 시도, 취한 상태로 치료 시간에 오는 것, 치료자의 사생활을 침범하는 것은 심한 성격병리를 가진 환자에서 흔히 나타나는 치료틀로부터의 일탈이지만, 드물게 경중 성격병리를 가진 환자에게도 나타날 수 있다.

이 상황에서 치료자와의 관계는 요구하고 의존적인 아이와 반응하지 않고 거절하는 부모의 대상관계로 수치심과 관련되어 활성화되어 있다. 환자는 치료 시간에 늦음으로써 이러한 대상관계의 인식에 대해 방어해 왔다. 치료자가 치료틀에서의 일탈에 대해 환자와 탐색하면서, 이러한 대상관계는 의식으로 떠오르고, 치료에서 작용할 수 있게 되었다.

사례 2 또 다른 치료자는 특정 환자와의 정기적 회기에서 약속된 종료 시간을 넘기고 몇 분간 면담을 이어 가고 있는 자신을 발견했다. 이것은 전형적으로 정시에 회기를 시작하고 끝내는 치료자로선 드문 일이었다. 치료자가 자신이 어떻게 행동했는지를 알아차리고 그 점에 대해 되돌아봤을 때, 환자가 치료자로 하여금 뭔가 충분한 치료를 제공해 주지 못한 것 같은 느낌을 느끼도록 만들었다는 것을 알게 되었다. 이 점을 염두에 두면서, 치료자는 환자가 항상 매우 미묘하게 이와 유사한 비난을 한다는 것을 깨닫게 되었다. 친구와 가족들에 대해 이야기할 때 그들이 결코 자신이 원하는 것을 제공해 준 적이 없다는 내용이었다. 이 지점에서, 치료자는 '거절하는 대상과의 상호작용에서 좌절하는 자기'라는 대상관계를 확인할 수 있었다. 이것은 치료 안과 밖에서 재연되고 있는 대상관계였다.

이 임상 사례들은 치료자가 표준화된 절차(예를 들어, 시작 회기와 종결 회기에 대한)를 가지고 있으면, 특정 환자에게 다르게 대하는 치료자의 사소한 경향도 두드러진다는 것을 보여 준다. 치료자가 작업의 보통 방식을 수정하려는 경향은 전이-역전이 작용의 형태이다. 치료자가 특정 환자와 자신의 표준 방식을 수정하려는 시도나 경향을 스스로 인지하는 것은 치료에서 작용하고 있는 대상관계를 되돌아보고, 궁극적으로 확인하고 탐색하는 기회를 제공한다.

치료 동맹

치료적 동맹(therapeutic alliance) 또는 치료 동맹(treatment alliance)은 위에서 언급한 역할을 수행하는 치료자와 자기 관찰의 능력이 있고 치료자에게 도움을 받고 활용하는 현실적 기대를 유지할 수 있는 환자의 부분 사이에 성립되는 작업 관계(working relationship)이다. 치료 동맹의 질은 다양한 형태의 정신치료에서 치료 결과와 연관이 있다(Horvath and Greenberg 1994; Horvath and Symonds 1991; Orlinsky et al. 1994).

경증 성격병리 환자들은 일반적으로 치료 초기 단계에서 안정적인 치료 동맹을 만들 수 있다(Gibbons et al. 2003; Marmar et al. 1986; Piper et al. 1991). DPHP에서 동맹의 발달은 치료틀의 구조와 신뢰도가 치료자의 관심, 이해, 귀를 기울일 준비와 결합함으로써 조성된다. 동맹을 형성하는 데 더욱 어려움이 있는 환자에게는 치료에 대한 부정적인 감정을 조기에 확인하고 탐색하고, 치료자가 상대적으로 적극적인 자세를 유지하는 것이 도움이 될 것이다 (Luborsky 1984). (우리는 이 과정을 제10장 치료의 시작 단계에서 보다 더 논의한다.) DPHP 치료자는 동맹의 강화를 촉진하기 위해 지지적 중재를 제공하지는 않는다.

치료적 동맹은 현실적이며, 도움이 되는 관계면서 동시에 신뢰하는 양육자

에 대한 조기 전이에 바탕을 두고 있다(Kernberg 2004b). 따라서 치료적 동맹
에 내재된 것은 치료 경과를 촉진하고 저항으로는 작용하지 않는 '양성' 긍정
적 전이('benign' positive transference)의 특별한 형태다. 치료적 동맹의 부분으
로서 양성 긍정적 전이는 치료자와 관련된 갈등적 동기 표현을 물리치고 불
안을 피하는 기능을 하는 환자의 치료자에 대한 방어적 이상화로부터 구별될
수 있다. DPHP에서 이상화 전이(idealizing transference)는 잠재된 불안을 방
어하는 것으로 확인되고, 탐색되고, 해석된다. 반대로 치료 동맹에 잠재된 긍
정적 전이는 일반적으로 내버려 두며, 환자의 갈등적 대상관계의 탐색을 지
지하는 데 사용된다.

참고 도서

Ackerman S, Hilsenroth M: A review of therapist characteristics and techniques positively impacting the therapeutic alliance. Clin Psychol Rev 23:1–33, 2003

Bender DS: Therapeutic alliance, in The American Psychiatric Publishing Text book of Personality Disorders. Edited by Oldham JM, Skodol AE, Bender DS. Washington, DC, American Psychiatric Publishing, 2005, pp 405–420

Clarkin JF, Yeomans FE, and Kernberg OF: Assessment phase, II: treatment con tracting, in Psychotherapy for Borderline Personality: Focusing on Object Re lations. Washington, DC, American Psychiatric Publishing, 2006, pp 209–252

Freud S: Remembering, repeating and working-through (1914), in The Standard Edition of the Complete Psychological Works of Sigmund Freud, Vol 12. Edited and translated by Strachey J. London, Hogarth Press, 1958, pp 147–156

Langs R: The therapeutic relationship and deviations in technique. Int J Psychoanal Psychother 4:106–141, 1975

Martin D, Garske J, Davis M: Relation of the therapeutic alliance with other out come and other variables: a meta-analytic review. J Consult Clin Psychol

68:438-450, 2000

Samstag LW (ed): Working alliance: current status and future directions. Psychotherapy: Theory, Research, Practice, Training (special edition) 45:257–307, 2006

Sandler J, Dare C, Holder A, et al: Working through, in The Patient and the Analyst, 2nd Edition. Madison, CT, International Universities Press, 1992, pp 121–132

제**6**장

DPHP의 기법:
환자에 대해 경청하기

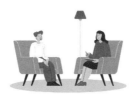

이번 장과 다음 장에서는 DPHP(경중 성격병리에 대한 역동적 정신치료)에서 치료자가 사용하는 정신치료적 기법에 대해 기술한다. 기법이란 환자에 대해 경청할 때나 혹은 개입을 할 때, 매 순간마다 치료자가 사용하는 특수한 방법을 말한다. 이 장에서는 DPHP 치료자가 그 자신의 개인적인 사고 안에서 환자의 언어적·비언어적 소통을 '들을 때' 적용하는 특별한 형식의 경청에 대해 설명하려고 한다. 제7장에서는 치료자가 그의 내적인 생각을 변형시켜 환자에게 언어적으로 개입하는 기법에 대해 기술할 것이다.

환자에 대해 경청하기

DPHP 회기의 기록을 보면 여러 종류의 다양한 주제와 갈등들이 나타나는 것을 볼 수 있다. 만약에 똑같은 회기를 비디오테이프로 본다면 아마도 더 많은 추가적인 주제들이 드러날 것이다. DPHP에서 어떤 주제들은 환자의 말을 통해 표현되지만 어떤 주제들은 비언어적인 소통에 의해 드러난다. 어떤 사안들은 환자가 스스로 지각하고 회기 중에 말로 표현하지만, 어떤 내용들은 환자가 방어적으로 알고 싶어 하지 않는다. DPHP에서 치료자는 가능한 한 그의 마음을 최대한 열고 환자가 제공하는 다양한 방식의 소통들, 즉 언어적 소통과 비언어적 소통, 의도적인 소통과 그가 미처 인지하지 못한 채 전달하는 소통들을 받아들여야 한다.

DPHP에서 환자를 '경청'한다는 것은 단지 그의 말의 내용을 듣는 것이 아니라, 환자의 행동과 치료자 관계에 내포된 소통을 받아들이는 것을 의미한다. 여기에 환자 목소리의 어조, 신체언어, 표정, 치료자와 치료에 대한 그의 태도, 그리고 이러한 다양한 통로에 의한 소통이 이뤄질 때 나타나는 불일치 등이 비언어적 경청의 대상에 포함된다. 또한 경청에는 자료에 대한 환자의 연상과 저항을 듣는 것이 포함된다.

DPHP에서 환자에 대해 경청할 때, 치료자는 환자의 언어적 · 비언어적 소통 속에서 어떤 특정한 관계가 형성되고 있는지, 그리고 그런 관계는 무엇을 방어적으로 지키려는 것인지 등을 파악하려고 노력해야 한다. 이러한 점들을 고려하면서 치료자는 스스로에게 많은 질문을 해야 한다.

• 환자가 오늘 나에게 말하고 있는 내용에 어떤 관계가 내포되어 있는가?
• 나와 상호작용을 하는 환자의 방식에는 어떤 관계가 내포되어 있는가?
• 환자가 행하고 있는 방식과 그가 말하고 있는 것 사이에 무슨 관계가 있는가?
• 이전 회기나 최근 환자의 생활사건과 관련하여 현재 환자는 어떻게 대상관계를 맺고 있는가?

이런 과정들을 통하여 치료자는 환자에 대한 내적인 반응들을 경험하게 된

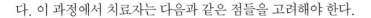

다. 이 과정에서 치료자는 다음과 같은 점들을 고려해야 한다.

- 치료자는 환자에게 어떤 감정을 느끼고 있는가?
- 지금 환자는 치료자에게 어떤 감정을 느끼도록 만드는가?

환자의 언어적 소통을 듣기

환자의 언어적 소통 속에서 관계 양상을 경청하기

DPHP에서는 치료 설정이나 정신치료적 관계가 환자의 갈등적인 대상관계를 활성화시켜서 치료 시간에 재연되도록 한다. 일반적으로 한 회기 중에 하나 혹은 두 개의 관계 양상이 반복되는 것을 볼 수 있다. 아마도 환자들이 하는 가장 흔한 방식은, 특정한 대인관계 상호작용에 대해 치료자에게 터놓고 말을 함으로써, 특정한 대상관계를 치료 상황에 노출시키는 것이다. 일반적으로 환자는 그가 관여했던 상호작용에 대해 말하지만, 때론 환자가 직접 관여하지 않는 두드러진 관계 양상을 이야기할 때도 있다. 어떤 경우든지, 치료자는 환자가 대상관계 속의 한 사람 혹은 두 사람 모두(만약 삼인 관계일 때엔 세 사람 모두)를 어느 정도 동일시했다고 간주하게 된다.

관계 양상을 경청하는 임상 사례

환자는 거리에서 우연히 보게 된 한 부자(父子)에 대해 이야기하였다. 아버지가 크게 소리를 지르며 어린 아들을 비난하였는데, 그 목소리가 환자에게는 적대적이고 위협적으로 들렸다. 아들은 상처를 받고 겁을 잔뜩 먹은 것처럼 보였다. 환자는 이 장면을 묘사하면서 자신이 그 아이를 보호해 주고 싶은 감정이 들었다고 말했다. 이 상황에서 재연되는 관계 양상은 화내고 비난하는 아버지와 겁먹은 아이의 관계, 그리고 취약하고 겁먹은 아이와 그를 보호해 주는 부모 관계 양상이다. 그 관계 속에 함축된 내용은 아이에게 개입하지 않거나 보호해 주지 않는 부모이다. 이 짧은 예화에서, 환자는 의식적으로 아이를 보호하기 위해 제3자로서 본인이 나서고 싶은 소망을 확인할 수 있었다.

그 치료 회기 후반부에, 환자는 한 영화 이야기를 하였는데, 어머니가 자신의 아이를 반복적으로 위험한 상황으로 내모는 내용이었다. 치료자는 위험에 노출되어 겁먹은 아이와 그를 보호해 줄 제3자를 필요로 하지만 그렇지 못한 관계 양상을 또다시 들을 수 있었다. 이 영화에서는 앞서 거리에서 마주친 부자(父子)의 이야기만큼 위험이나 보호받지 못함의 주제가 뚜렷하진 않았다. 그렇지만 환자에 대해 경청하다 보니, 영화 내용이나 거리에서 본 부자(父子)의 이야기를 하면서 환자가 뚜렷한 대상관계 양상을 치료 상황으로 가져오는 것을 알 수 있었다. 이런 관계 양상은 사실 치료 회기 중에 반복되는 주제였다.

환자는 의식적으로 어떤 역할을 동일시하는가

일단 환자의 언어적 소통에서 지배적인 관계 양상이 무엇인지를 확인하면, 치료자는 주어진 대상관계에서 환자가 어떤 쪽을 의식적으로 동일시하는지에 대해 생각해 봐야 한다. 앞선 예에서처럼 환자는 보호해 주는 부모를 동일시하였다고 말하였다. 그리고 덧붙여 보호에 실패한 부모 또한 인식하였다. 환자는 아마도 겁먹고, 위험에 처했지만 보호받지 못하는 아이를 동일시할지도 모른다. 어쩌면 그것이 더 수월할 수 있다. 환자는 아버지의 이미지와 영화 속 아이가 처한 위험 상황에서 표현되고 있는 자기 자신의 적개심이나 가학성과 연관된 불안에 대해선 덜 인식하고 있을 것이다.

환자는 치료자에게 어떤 역할을 부여하는가

환자가 동일시하는 역할이 어떤 것인지를 고려하는 것에 덧붙여, 치료자는 '환자가 어떤 역할에서 의식적으로 그리고 무의식적으로 치료자를 경험하고 있는가?'에 대하여 스스로에게 자문하여야 한다. 이 질문을 항상 염두에 두어 야만, 환자가 치료자를 자신이 말하고 있는 대상관계에 직접적으로 연결시키는지 혹은 연결시키지 않는지 여부와 상관없이, 치료자는 전이에서 무엇이 일어나고 있는지에 대해 지속적으로 관심을 기울일 수 있다. 환자의 소통 속에 나타나는 대상관계에 귀를 기울이면서, 치료자는 '나는 그 관계에 잘 어울리나?' '환자는 요즘 나를 어떻게 경험하고 있나?' '요즘 환자는 나를 경험하지 않기 위해 어떤 시도들을 하고 있나?' 등을 스스로에게 질문할 수 있다. 앞선 예에서 치료자가 보호해 주는 부모로 보였을까? 혹은 충분히 보호해 주지도 않으면서 환자를 위험에 빠뜨리는 부모로 비쳤을까? 환자는 치료자를 적대적이고 위협적인 아버지로 경험되는 것을 피하려고 노력하진 않았을까? 아니면 치료자가 겁먹고 취약한 아이처럼 보이진 않았을까? 궁금할 수밖에 없다.

환자의 연상을 경청하기

DPHP에서 환자의 역할은 치료 시간 중에 그의 마음에 떠오르는 생각들을 틀에 얽매이지 않고 자유롭고 열린 마음으로 이야기하는 것이다. 환자가 자유롭게 이야기를 하면서 또 그 자신의 마음을 편안하게 풀어 주면, 그의 마음 속에서 서로 연결되고 연관된 이런저런 생각들을 자연스럽게 기웃거리게 될 것이다. 이러한 연결은 때로 의식수준에서 명확하게 나타나기도 하지만, 때론 치료자가 그 연관성을 지적해 주기 전까진 뚜렷하지 않다. 우리는 이러한 연결을 연상(associations)이라고 부르는데, 치료 회기 중에 환자의 마음에 떠오르지만 얼핏 관련이 없는 것처럼 보이는 생각들 사이에 접촉점이 있음을 의미한다. 이러한 연상을 사용함으로써 환자의 내적 세계에서 활발하게 일어나고 있는 내적 대상관계를 더 잘 알 수 있게 된다. 치료자는 경청하면서, '환자는 이 회기 중에 어떤 서로 다른 관계 양양들을 말하고 있는가, 그리고 그것들은 서로 어떻게 맞물려 돌아가는가?'라는 점에 대해 항상 생각하여야 한다.

환자 연상을 경청한 임상 사례

사례 1 다음은 결혼 생활의 어려움을 호소하는 젊은 전문직 여성 환자의 사례다. 치료가 두 달쯤 진행되었을 때, 그녀는 남편에 대한 불만을 토로하였다. 남편은 오로지 일에만 매달리는 사람으로, 퇴근 후 집에 돌아오면 그녀가 차린 근사한 저녁 밥상에는 거의 관심이 없었다. 환자가 느끼기에 남편은 아내가 있는지 없는지도 모를 만큼 그녀에게 관심이 없었고, 오직 자신의 이메일에만 집중하고 싶어 하는 것처럼 보였다.

그 치료 시간 후반부에, 환자는 최근 있었던 가족 모임에 대해 이야기를 시작했다. 항상 그랬듯이, 그녀의 어머니는 여동생에게만 관심을 보이고, 그녀를 무시하는 것 같았다. 그녀의 어머니는 가족 모임을 위하여 그녀가 얼마나 애썼는지를 거의 알아차리지 못하는 것 같았다. 치료자는 그녀의 남편과 어머니에 대한 두 일화를 경청하였고, 연상에 의하여 두 이야기는 동일한 대상관계로 연결되어 있다고 보았다. 환자의 연상에 근거하여 치료자는, 환자가 겪는 남편과의 관계의 어려움을 어머니와의 관계의 어려움과 연결 지어 설명해 주었다. 즉, 환자는 남편과의 관계에서 어려움을 겪을 때마다 스스로를 방치된 어린아이처럼 느끼는데, 그 어린아이는 다른 일에 한 눈을 팔면서 자신을 바라봐 주지 않는 어머니로부터 관심 받고 싶어 하고 어머니를 기쁘게 하기 위해 애쓰는 것처럼 보인다고 설명해 주었다. 그녀는 남편과의 관계와 일생 동안 지속되어 온 어머니와의 관계 사이에 연관성이 있음을 전혀 의식하지 못하고 지내 왔으나, 치료자가 이 점에 대해 지적해 주자 이를 쉽게 이해하였다.

사례 2 다음은 직업적 성공을 기피하는 문제로 치료를 받으러 온 환자의 사례다. 환자는 회기를 시작하자마자 완전히 흥분된 모습으로 그동안 오랫동안 기다려 왔던 승진 제의를 받았다고 말하였다. 환자는 몇 분 동안 자신이 참 행운아라면서 즐거워하다가, 슬그머니 다른 화제로 옮겨 이야기했다. 경청을 하던 치료자는 그 내용이 환자가 관심을 가진 사람들이 겪고 있는 불행에 대한 이야기란 걸 알 수 있었다. 먼저, 환자는 그의 남동생의 아들이 아프고, 그의 룸메이트가 약혼자와 파혼했다는 이야기를 하였다. 그런 다음, 약 4년 전에 그의 여동생이 법학 전문대학원에 응시하였으나 불합격하였다는 것을 말하였다. 환자의 연상을 계속해서 경청하던 치료자는 성공해서 기뻐하는 환자 자신과 실패하고, 상처받고, 불행에 빠져 있는 대상들 사이의 연관성을 추론할 수 있었다. 이런 관계의 연상 때문에 환자는 자신의 성공에 대해 오히려 슬픔을 느끼고 죄책감을 느낄 수밖에 없었다.

비언어적인 환자의 소통을 '듣기'

DPHP 시간 중에 치료자와 환자는 끊임없이 상호작용을 한다. 환자는 쉴 새 없이 말하거나 무언가 행동을 한다. 치료자는 환자에 대하여 눈에 드러나게 혹은 내적으로 지속적인 반응을 보인다. 치료자와 환자 사이에 진행되는 상호작용은 어느 한쪽 혹은 양쪽 참여자의 정서적 반응과 연결된다. DPHP 치료자는 환자가 그에게 가하는 언어적 혹은 비언어적 영향에 대해 그 자신을 최대한 개방하여, 환자가 그의 내면에 영향을 줄 수 있도록 허용하려고 노력한다.

이런 과정 속에서 치료자는 환자의 주관적 경험과 현재 작동되고 있는 환자의 내적 대상을 일시적으로 동일시한다. 그런 다음, 치료자는 뒤로 잠시 물러나서 환자와 상호작용하는 그 자신의 내적 경험에 대해 되돌아본다. 이렇게 환자 그리고 환자와 상호작용하는 치료자의 두 입장이 상호 교차되는 경험을 하면서 치료자는 치료 시간 중에 그 자신이 '참여 관찰자(participant observer)'로 자리 잡게 된다.

환자의 말이나 행동에 의해 야기된 치료자의 느낌은 환자의 의식적·무의식적 소통이 반영된 것이라고 간주한다. 환자의 소통에 대한 치료자의 내적인 반응이 항상 치료자의 욕구의 측면들을 반영하는 것이지만, 치료자의 반응은 또한 환자의 욕구와 그 욕구에 대한 치료자의 반응을 반영하는 것이기도 한다. 이러한 모든 점들을 염두에 두고 볼 때, 치료자는 '경청'을 한 다음 그의 내면의 반응을 통해 환자에 대해 알게 된 것들을 반영한다. 풍부한 임상적 경험을 하고 지도감독을 받음으로써, 대부분의 치료자는 환자에 대한 자신의 반응을 자세히 살펴볼 수 있게 되고 또 그 반응들을 치료 시간 중에 일어나는 다양한 주제들을 '들을 수 있는' 통로로 사용할 수 있게 된다. 환자에 대한 치료자의 내적 반응을 충분히 사용할 수 있는 능력은 그 자신이 정신치료를 받으며 환자의 역할을 경험함으로써 더욱 강화된다.

역전이 활용하기

참여 관찰자로서의 치료자란 말 속에는 치료자가 역전이의 중요성을 잘 인식하여야 한다는 뜻이 내포되어 있다. 여기서 역전이는 환자에 대한 치료자의 모든 정서적 반응이라는 광범위한 의미로 사용되었다(Kernberg 1975). 이런 뜻으로 쓰일 때, 역전이는 다음의 요소들에 의해 결정된다. (1) 치료자에 대한 환자의 전이, (2) 환자의 생활 상황, (3) 환자에 대한 치료자의 전이, (4) 치료자의 생활 상황 등이다. DPHP에서 치료자는 환자에 대해 지속적으로 정서적 반응의 흐름을 보인다고 추정한다. 그렇기 때문에, 그 자신의 역전이에 대해 끊임없이 관찰하고 점검하는 것은 치료자가 감당해야 할 몫이다.

DPHP 중에 환자가 치료자에게 불러일으키는 느낌은, 그의 내적 상황에 대해 언어로 소통하는 그 어떤 것에 못지않게 중요하다. 그 이유는 DPHP에서 환자가 자신을 방어하는 많은 방법 중의 하나가 치료자에게 일정한 태도나 느낌을 불러일으키는 것이기 때문이다. 예를 들면, 성적인 감정을 두려워하는 환자는 치료자를 과민하게 만들거나, 위축되게 하거나, 혹은 지루함을 느끼게 만든다. 비난받을까 봐 두려워하는 환자는 극도로 환심을 사는 행동을 보이거나 치료자의 기분을 맞추려고 한다. 그렇지 않은 경우, 그 자신의 분노에 대해 두려움을 가진 환자는 스스로는 침착한 모습을 유지하는 반면, 치료자로 하여금 짜증나거나 심지어 화가 나도록 유도할 수 있다. 성적인 욕구를 두려워하는 환자는 막상 그 자신은 전혀 지각하지 못하면서 유혹적인 행동을 할 수 있다. 이런 모든 상황에서, 환자는 자신의 불안을 감소시키기 위해 치료자 안에 어떤 반응을 불러일으킨다.

경중 성격병리 환자는 그의 치료자에게 매우 미묘하고 사회적으로도 적절한 방식으로 영향을 주기 때문에 처음에는 눈치를 챌 수가 없다. 대부분의 환자는 그가 무엇을 하는지 의식하지 못하며, 치료자도 때로는 거의 감지하지 못한다. 그렇기 때문에, DPHP 치료자는 환자에 대한 그의 반응과 행동에 대해 항상 주의를 기울여야 한다. 그리고 그의 행동과 반응을 현재 치료 중에 수립된 두드러진 대상관계란 관점으로 이해하여야 한다. 치료 초기에 환자가 치료자에게 불러일으키는 느낌은 전형적인 방어적 대상관계의 표현이다. 앞에 언급된 것처럼, 성적으로 억압된 환자나 비난을 두려워하는 환자에 의해 야기되는 방어적 대상관계다. 치료 후반기에는 환자에 의해 유발된 치료자의 느낌이 방어하던 대상관계를 보다 직접적으로 표현하는 것임을 알 수 있다. 예를 들어, 환자 자신의 분노 감정은 인식하지 못한 채 치료자에게 분노를 유발하는 것을 볼 수 있다. 혹은 그 자신은 전혀 의식하지 못하면서 치료자를 유혹적으로 대하는 것을 볼 수 있다. 이런 종류의 역전이는 치료자로 하여금 환자를 동일시하는 것을 견뎌 낼 수 있는 힘을 갖도록 요구한다. 왜냐하면 치료자에게 이런 역전이를 불러일으키는 환자는, 갈등을 불러일으키고, 공격적이고, 성적이고, 의존적인 동기들에 의해 지배받고 있기 때문이다. 이런 환자를 동일시하는 것은 결코 쉬운 일이 아니다.

역전이를 잘 활용하기 위해서, DPHP 치료자는 환자가 자신의 내면으로 '들어와서,' 정서적인 감정들과 현재 흘러가고 있는 치료의 특징을 잘 나타내는 내적 표상들을 자극할 수 있도록 허용해 주어야 한다. 모든 회기 매 순간마다, DPHP 치료자는 치료 중에 수립되는 환자의 자기표상이나 대상표상을 일시적으로 동일시할 수 있어야 한다. 그래야만 환자의 갈등에 대해 더 깊이 이해를 할 수 있다. 치료자는 이내 환자의 내적 세계의 두 부분, 즉 환지 혹은 환자가 관계하는 대상 중 어느 한 측면에 스스로 집중하고 공감적으로 맞춰줄 수 있어야 한다.

역전이에서 일치동일시와 상보동일시

이런 관점에서 볼 때, 치료자의 역전이는 '일치동일시 역전이'와 '상보동일시 역전이'로 분류할 수 있다(Racker 1957). 일치동일시(concordant identification) 역전이는 치료자가 환자의 주관적 경험, 즉 그의 내적 대상세계에서 환자가 자기 자신이라고 느끼는 대상과 동일시하는 것을 말한다. 그러므로 일치동일시 역전이가 일어나는 경우 치료자의 내적 경험은 환자의 내적 경험과 아주 유사하게 된다. 예를 들어, "어머니가 나에게 주신 할머니 귀걸이를 찾을 수가 없어요."라고 환자가 말했을 때, 치료자도 같이 슬픈 감정을 느꼈다면, 그건 일치동일시 역전이를 나타낸다. 이런 경우 치료자는 "할머니의 귀걸이를 찾지 못한다는 것이 당신에게 상실감을 불러일으킨 것처럼 들리네요."라고 말하게 될 것이다.

역전이가 상보적이라는 것은, 치료자가 자기표상과 대상표상 중에 환자가 현재 동일시하고 있는 것과 짝을 이루는 표상을 동일시한다. 즉, 환자가 자기표상과 동일시하고 있으면 치료자는 그에 상응하는 대상표상을 동일시한다.

반면에 만약 환자가 대상표상을 동일시하면 치료자는 환자의 자기표상을 동일시한다. 상보동일시(complementary identification) 역전이는 전형적으로, 그 자신의 내면으로부터 생성되는 것보다 그 자신의 외부로부터 들어온다고 경험되는 환자의 현재 주관적 경험에 대한 정보를 제공해 준다. 앞의 예로 되돌아가서, "어머니가 나에게 주신 할머니 귀걸이를 찾을 수가 없어요."라고 환자가 말했을 때, 상보동일시 역전이가 일어난 경우, 치료자는 귀걸이를 잃어버려 슬퍼하는 환자의 자기표상보다, 그런 실수를 저지른 것에 대해 못마땅해 하는 부모표상을 동일시하게 된다. 그렇기 때문에 치료자도 비난하는 감정을 갖게 되면서, "당신이 귀걸이를 잃어버린 것에 대해서 어머니가 화를 내거나 비난할까 봐 걱정이 되지는 않는지 궁금하네요."라든지 "어머니가 주신 귀걸이를 잃어버린 것에 대해 제가 당신을 비난하진 않을까 두려워하진 않았는지 궁금하네요."라고 말했을 것이다.

일치동일시의 결과, 치료자는 환자의 핵심적인 주관적 경험을 동일시한다. 이것은 일반적으로 말하는 **공감**의 근원이 된다. 치료자는 그 자신이 환자의 입장이 되어 환자가 무엇을 경험하는지를 그릴 수 있다. 이와 대조적으로, 상보동일시 역전이에서 치료자는 환자의 대상표상과 동일시한다. 그 결과, 상보동일시에서 치료자는 환자가 현재 해리시키고, 억압하고, 투사하는 경험들의 측면을 강조할 수 있다. 그러므로 치료자의 전체적인 공감은 환자의 주관적인 경험에 대한 공감이기도 하면서 **동시에** **또한** 환자가 견뎌 내지 못하는 경험들에 대한 공감이기도 하다. 치료자의 공감에 대한 이러한 견해는 사회적으로 통용되는 공감을 넘어서는 것이다.

역전이는 치료자의 욕구와 갈등을 반영할 수 있다

역전이의 근원은 치료자에 대한 환자의 전이, 환자의 생활 상황, 환자에 대한 치료자의 전이, 치료자의 생활 상황이다. 그렇기 때문에 DPHP 치료자는 환자에 대한 그의 반응을 항상 점검해야 한다. 또한 그의 반응이 어디에서 유래했는지에 대해서도 열린 마음으로 탐색해야 한다. 구체적으로 말하자면, 환자에 대한 치료자의 반응이 환자의 내면세계에 대한 정보를 어느 정도까지 알려 주는지, 그리고 환자에 대한 것보다 치료자의 현재 욕구와 갈등에 대해 더 말해 주는 것은 아닌지, 스스로에게 질문해야 한다. 특히, 환자가 치료자의 행동에 대해 언급할 때 치료자가 자기 개방을 해야 하는 필요성은 더욱 분명해진다.

예를 들어, 환자가 "당신이 화난 것을 알 수 있어요."라든가 "오늘은 당신이 피곤해 보이네요."라는 식으로 말하는 것은 치료 상황에서 드물지 않게 나타난다. 바로 이때 치료자는 환자가 지각하는 것이 **치료자와 환자 모두**의 현재 감정적 상황을 말하는 것이지, 단지 어느 한쪽에 초점을 두고 얘기하는 것이 아니라는 것을 인식하는 것이 중요하다. 만약 환자의 관찰이 올바르게 지각한 것이었다면, 주저주저하며 설명하거나 사과하지 않으려고 망설이는 것보다, 솔직하게 인정하는 것이 치료자에겐 훨씬 도움이 된다. 솔직하게 인정하며 현실을 공유하는 것이 치료자와 환자 간의 현실적인 치료 동맹을 유지하는 데 도움을 준다. 일단 실제 현실을 인정하고 공유하게 되면, 치료자는 환자로 하여금 치료자와의 상호작용 경험에 대해 탐색하도록 도와줄 수 있다.

예를 들어, 만약 치료자가 치료 시간 중에 졸려 하는 것을 알게 된 환자가 이 점을 언급하였을 때, 치료자는 "환자분 말씀대로 저는 졸렸습니다. 환자분의 생각이 궁금하네요. 제가 졸립다는 것이 환자분에게 어떤 의미를 가지나요?"라고 반응할 수 있다. 치료자가 방어적이지 않고 이런 식으로 개입하는 것은 사실 쉬운 일이 아니다. 치료자가 졸림과 같은 행동화를 이런 식으로 처리할 수 있는 것은 전문가로서의 상당한 수준의 책임과 솔직함이 요구되는 것이다. 그렇다고 환자가 지각한 것이 정확하다는 것을 인정하는 것 이상으로 지나치게 치료자가 자기 개방을 하는 것은 일반적으로 바람직하지 않다.

역전이 담아내기

DPHP에서 치료자의 일치동일시 역전이와 상보동일시 역전이는 일시적으로 나타나면서 치료자에게 그에 대해 숙고하게 만든다. 먼저, 내면으로부터 환자에 대해 반응할 수 있게 된 치료자는 관찰자의 위치로 옮겨 간다. 이 적절한 관점으로부터 치료자는 제3자의 입장에서 환자와의 상호작용에 의하여 그의 마음속에서 활성화된 대상관계를 관찰하게 된다. 이렇게 '삼각 관찰(triangulation)'을 할 수 있을 때, 치료자는 역전이를 활용하여 현재 치료에서 지배적인 대상관계가 무엇인지에 대해 더 잘 이해할 수 있게 된다. 이런 식으로 삼각 관찰을 할 수 있는 능력은 소위 말하는 담아내기(containment)의 토대가 된다(Bion 1962a).[1]

담아내기는 몇 개의 단계로 이뤄지는 복잡한 단계이다. 실제 임상에서 그 단계들은 겹쳐서 나타난다. 가장 보편적으로 말하자면, 담아내기는 심리적 내용물, 특히 강하게 부하된 감정적 내용물을 수정하기 위해 자신의 내면을 관찰하고 심사숙고할 수 있는 능력을 지칭한다. 담아내기는 어떤 감정에 의해 조종되거나 그 감정을 즉각적으로 행동으로 옮기는 일 없이 그 감정을 충분히 경험할 수 있는 능력을 의미한다. 그런 면에서 담아내기는 자유로움이고 자기 인식이다. 정신치료에서 담아내기는 항상 치료자와 환자의 상호작용에 의해 나타난다. 상호작용 속에서 환자는 감정을 자극하고, 치료자 내면 세계의 자기표상과 대상표상을 활성화시키는 식으로 치료자의 내면에 영향을 준다.

다음 단계에서, '담아내는' 치료자는 관찰자의 역할로 옮겨 가서 환자와 상

---

1) 역자 주: 치료자가 삼각 관찰을 한다는 것은, 치료자가 환자의 역전이에 반응하는(경험자아) 동시에, 치료자의 관찰자아를 충분히 유지하면서 치료를 진행하는 것을 말한다. 즉, 환자, 환자에 반응하는 경험자아로서의 치료자, 그리고 이 둘을 관찰하는 관찰자아로서 치료자의 삼각관계를 의미한다. (치료자가 삼각 관찰을 한다는 의미에 대해선 제7장 198-199쪽 참조)

호작용하는 중에 무엇이 자극받았는지 숙고한다. 마지막으로, 치료자는 자신의 경험에 의거하여 환자의 내면에서 활성화되고 치료 중에 수립된 내적 대상관계가 무엇인지 추론한다. 이런 과정에서 치료자는 '담아내고', 어떤 면에서는 환자에 의해 그의 내면에 활성화된 내적 경험을 수정한다.

담아내기는 치료자가 역전이를 활용하여 현재 치료에서 형성된 대상관계에 대해 가치 있는 정보를 얻을 수 있게 해 준다. 또 담아내기는 치료자가 환자의 모든 측면과 모든 갈등에 대해 공감할 수 있게 해 준다. 담아내기는 치료자의 편에서 볼 때, 한편으론 반응하면서 또 한편으론 자제하기를 요청한다. '담아내기'를 하는 치료자에겐 환자에게 내적으로 반응할 수 있는 감정적인 자유로움이 요구되면서, 이와 함께 치료자가 그것에 대해 충분히 숙고할 기회가 오기 전까진 직접 반응으로 나타내지 않도록 자제해야 한다. 달리 말하면, 담아내는 치료자는 내적으론 반응해야 되지만, 드러나는 대인관계에선 반응하지 말고 대신에 자기 관찰과 심사숙고하는 반응으로 대체해야 한다. 담아내기는 해석으로 이어지지만, 반드시 그럴 필요는 없다.

역전이를 활용하는 임상 사례

다음은 아이 없이 혼자 사는 45세 전문직 여성 환자의 사례다. 그녀는 남자 친구와 얼마나 근사한 주말을 보냈는지에 대해 장황하게 이야기를 시작하였다. 멋진 섹스를 나누었고, 흥미진진한 사람들과 아름다운 저택에서 엄청나게 재미있는 시간을 보냈다고 얘기하였다. 치료 시간이 흘러가면서 환자는 점점 더 흥분하였다. 큰 목소리로 활기차게 웃고 떠들면서 익살스러운 이야기를 할 때에는 목소리 톤이 거의 갈라질 듯하였다.

처음에는, 환자보다 몇 살 아래인 여성 치료자도 환자의 감정에 편승하여 같이 흥분하고 같이 따라 웃으면서 이야기를 들었다(이것은 역전이에서 일치동일시의 예이다). 하지만 환자와 같이 있다 보니, 점차 기분이 가라앉고 의기소침해지는 것을 느졌다. 그러면서 치료자로선 도무지 가질 수 없는 것들을 환자는 가지고 있구나라고 생각하는 치료자 자신을 발견하였다(이것은 역전이에서 상보동일시의 예이다).

환자의 언어적·비언어적 소통에 대한 그녀 자신의 반응을 심사숙고하면서, 치료자는 '모든 것을 가진' 흥분된 사람과, 그것을 시기하고 있는 소외되고 열등한 사람의 대상관계를 확인할 수 있었다. 좀 더 생각해 보니, 치료자는 자신이 과도하게 의기소침했었다는 사실에 놀라지 않을 수 없었다. 그러면서 치료자는 환자가 과거에 치료자에게 시기심을 느꼈던 것을 떠올릴 수 있었다. 환자는 치료자가 결혼해서 아이가 있다는 것을 알고 있었다.

치료자가 치료 시간 중에 무슨 대상관계가 수립되었는지 그리고 왜 환자의 흥분하는 모습 앞에서 그렇게까지 자신이 가라앉았었는지를 숙고하게 됨에 따라, 환자의 흥분된 모습 아래 깔려 있는 고통스러운 감정을 공감할 수 있게 되었다. 치료는 진행되었고 환자 역시 어느 정도 차분해지면서 좀 더 자기를 성찰할 수 있게 되었다.

담아내기의 실패

역전이를 담아낼 수 있는 치료자의 능력에 따라 역전이는 환자의 내면 세계를 이해할 수 있는 도구가 될 수도 있고 아니면 치료 과정을 제한하거나 아예 중단시키는 매개체로 작용할 수도 있다. 뿐만 아니라, 역전이 상황에서 환자의 감정을 담아낼 수 있는 치료자의 능력이, 그 자체로서 치료적인 개입이 되는 그런 경우도 있다. 만성적으로 치료자가 특정한 역전이를 담아낼 수 없거나 담아내기의 실패에 대해 숙고할 수 없는 경우, 역전이를 통해 환자의 내면 상황을 이해할 수 있는 치료자의 능력은 제한받을 수밖에 없다.

치료자가 지속적으로 환자에 대해 특정한 태도나 감정을 유지하는 식의 매우 미묘하면서도 만성적인 역전이 행동화가 나타날 수 있는데, 이럴 경우 치료자는 정확한 진단을 내리기가 어렵다. 예를 들면, 치료자가 환자를 특정한 욕구를 가진 환자로 바라본다든지, 혹은 매우 취약한 환자로 보든지 아니면 바람직한 모습으로 바라보려는 것을 들 수 있다. 이런 종류의 만성적인 역전이는 환자에게는 물론 일반적으로 치료자에게도 자아 동조적이다. 그렇기 때문에, 만성적인 역전이는 치료자가 알아차리지 못한 채 오랫동안 지속되게 된다. 급성이든 만성이든 검증되지 않은 역전이는 치료자에게 맹점으로 작용하여 환자의 특정한 의식적·무의식적 측면을 이해하고 공감하는 데 지장을 초래한다.

담아내기 실패에 대한 임상 사례

앞에서 등장했던 45세 전문직 여성 환자의 예를 다시 검토해 보자. 환자는 치료자가 느낀 두 감정, 즉 처음에 느낀 흥분된 감정과 그다음 느낀 의기소침한 감정을 모두 자극하였다. 만약 치료자가 환자에 대한 자신의 반응을 담아낼 수 없었다면, 아마 환자의 들뜬 흥분상태에 연합하여, 환자의 의식적 자기표상만을 동일시했을 것이다. 그 결과, 분리되어 떨어져 나간 고통스러운 대상관계(상대방은 내가 갖고 있지 못한 모든 것을 가지고 있다고 느끼면서 의기소침해지고 시기심을 갖는 관계)를 부정했을 것이다. 이런 상황은, 기저에 깔린 근원적인 대상관계를 회피하려는 환자의 방어적인 노력에 치료자가 공모하는 것이 된다. 그렇지 않으면, 치료자는 그 자신의 시기심과 의기소침한 감정에 빠져서 그녀가 환자에 대해 왜 그렇게 느끼는지를 숙고하는 데 방해받았을 것이다. 결과적으로, 치료자는 인식의 사각지대에서 환자의 근원적인 감정인 시기심과 열등감에 대해 공감하지 못한 채, 환자에게서 철수하게 될 것이다.

우리는 이 환자와 치료자를 만성적인 '역전이 반응을 담아내기'하는 데 실패한 사례로도 들 수 있다. 우리는 이 시점에서 이 특별한 환자가 매우 인상적인 사람이란 점을 주목해야 한다. 그녀는 세간의 이목을 끄는 매우 성공한 전문직 여성으로서 큰 영향력을 가진 위치에 있었다. 뿐만 아니라, 그녀의 외모는 무척 매력적이었고 의상도 항상 우아했다. 치료자는 환자가 성취한 것들을 존경하였고 그녀 자신을 얼마나 매력적으로 연출하는지에 대해서도 감탄하였다. 치료가 거의 일 년이나 지난 뒤에야 비로소 치료자는 환자에 대해 존경하고 감탄하는 마음이, 얼마나 미묘한 방식으로, '작고, 버려지고, 슬픔을 느끼는 환자'를 제대로 공감할 수 없도록 막아 왔는지를 충분히 알게 되었다. 성공한 환자나 전문적인 정신치료자인 치료자의 입장에서 볼 때, 다른 사람들이 그들을 존경하고 감탄하는 눈으로 쳐다보는 것은 두 사람 모두에게 익숙한 일이다. 그런 점에서 볼 때, 지금 치료자가 환자를 성공하고 매력적인 사람으로 바라보며 시기심을 느끼는, 미묘하면서도 만성적인 역전이 반응은 환자의 입장에서 볼 때 으레 경험해 왔던 것일 뿐만 아니라 치료자에게도 익숙한 것이다. 그렇기 때문에 치료자는 환자와 치료자 모두에게 익숙하고 자아 동조적인 방식의 대상관계를 치료 상황에서 환자와 재연해 왔다. 그런 이유로 치료자의 태도는 오랫동안 알아차리지 못한 채 지속될 수 있었다.

비록 치료자 자신의 태도에 대해 충분히 지각하게 되었지만, 완전히 그것을 인정하거나 탐색하진 못했다. 치료가 훨씬 더 깊어지고, 환자가 그녀의 만성적이고 근원적인 슬픔과 고립감을 비로소 터놓고 얘기하기 시작하게 되었을 때, 그때야 치료자는 환자에 대한 그녀의 태도가 환자의 내적 상황을 공감하는 데 얼마나 영향을 미쳤는지 충분히 알아차릴 수 있었다.

불확실성을 견뎌 내기

DPHP 치료자가 환자에 대해 경청하고 듣는 능력을 갖는다는 말에는 불확실성을 견뎌 낸다는 의미가 내재되어 있다. 어느 회기 중에 혹은 여러 회기에 걸쳐 어느 주제가 중요한 것인지 혹은 전이–역전이에서 무슨 일이 벌어지고 있는지가 명확하지 않을 수 있다. 이런 것들이 확고해지는 데에는 시간이 걸리며, 대부분의 시간 동안 치료자 입장에서는 어느 정도의 불확실성이 예상된다.

　　알지 못한다는 느낌은 불안을 야기한다. 특히 경험이 많지 않은 치료자인 경우에 그럴 수 있다. 그는 보다 능숙한 치료자라면 어떤 일이 진행되고 있는지 잘 알고 있을 것이라고 느낀다. 이것은 충분히 예상할 수 있는 불안이고 가능하면 받아들여야 한다. 치료자는 무슨 일이 진행되고 있는지 항상 이해하고 있어야 한다는 기대는, 사실 그 자신에게 스스로 부과한 합리적이지 못한 요구일 뿐이다. 아마도 이 점을 염두에 둔다면, 치료 과정에서 생길 수 있는 불확실성의 불안을 처리하는 데 도움이 될 것이다. 그와 함께, 치료자로 하여금 무슨 일이 벌어지고 있는지 '알아야만 한다.'는 불안으로 내모는 그 무언가가 환자의 내면이나 역전이 속에 있는 것은 아니지 살펴봐야만 한다. 불확실성이나 불안을 없애기 위해 조급하게 설명하려는 시도는 바람직하지 않다. 그 대신 불확실성이 어디서 오는지 또는 치료 시간 중에 느끼는 불확실성이나 혼란스러움에 특정한 의미는 없는지 고려해 보는 것이 좋다. 때로는 치료자가 무엇이 벌어지고 있는지 명확하게 알지 못한다는 것, 그렇지만 아마도 시간이 지나면서 좀 더 선명하게 이해할 수 있을 것이라는 식으로 환자에게 설명해 주는 것이 더 나을 것이다.

　　만약 치료 과정에서 불확실성이 거의 없다면, 그것은 치료자가 선입관을 가지고 환자의 심리적 내용에 접근하기 때문이거나 아니면 환자가 말하는 것 중에서 그가 듣고 싶어 하는 것에 부합되는 것만 듣는다는 것을 의미한다. 비록 상대적으로 미묘한 것이긴 하지만, 치료자가 잘 알지 못한다는 것을 견디지 못한 채, 환자의 소통을 자신이 '이미 알고 있는' 것을 확인하는 것으로만 들으려는 경향이 있다면, 이것은 역전이 행동화로서 어떤 특정한 이론에 지나치게 붙잡혀 있는 것이다. 우리가 무엇을 그리고 어떻게 경청해야 하는지에 대해, 이론이 항상 무의식적으로 필요한 정보를 제공해 주고 또한 방향을 제시해 주는 것이 사실이지만, 우리는 그것에 얽매이지 말고 모든 것에 대해 최대한 열린 마음을 가져야 한다.

참고 도서

Britton R: Naming and containing, in Belief and Imagination. London, Routledge, 1998, pp 19–28

Busch F: Free association, in The Ego at the Center of Analytic Technique. North vale, NJ, Jason Aronson, 1995, pp 49–70

Kernberg OF: Acute and chronic countertransference reactions, in Aggressivity, Narcissism and Self-Destructiveness in the Psychotherapeutic Relationship. New Haven, CT, Yale University Press, 2004, pp 167–183

Langs R: Therapeutic misalliances. Int J Psychoanal Psychother 4:77–105, 1975
Lowenstein RM: Some considerations on free association. J Am Psychoanal Assoc 11:451–473, 1963

Ogden TH: The concept of projective identification (1982), in Projective Identifi cation and Psychotherapeutic Technique. Northvale, NJ, Jason Aronson, 1993, pp 11–38

Racker H: The meanings and uses of countertransference. Psychoanal Q 26:303–357, 1957

Sandler J, Sandler AM: On role-responsiveness, in Internal Objects Revisited. Lon don, International Universities Press, 1998, pp 47–56

제**7**장

DPHP의 기법:
개입

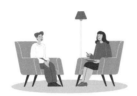

우리는 환자의 언어적 · 비언어적 소통을 듣고 이해하기 위해 치료자가 DPHP(경증 성격병리에 대한 역동적 정신치료)에서 사용하는 기법들을 설명해 왔다. 치료자는 경청한 후에 체계적으로 개입에 대한 계획을 세울 것이다. DPHP에서 치료자의 주요 언어적 개입은 저항 분석과 무의식적 갈등에 대한 해석을 포함한다. 치료자는 언어적 개입을 할 때 기법적으로 중립적인 위치에서 개입을 시도한다.

기법적 중립성

DPHP 치료자는 '기법적 중립성(technical neutrality)'을 유지한다고 말할 때, 이는 치료자가 지지적 기술의 사용을 피하고 환자의 갈등에 대한 편견을 피하는 것을 의미한다. 정신치료에서 일반적으로 사용되는 지지적 기법에는 환자의 삶에 대한 충고, 대처기술 교육, 직접적 개입 등이 포함된다. '편들지 않는다.'는 것은 환자가 가진 갈등의 여러 입장과 관련하여 치료자가 한쪽만 편드는 것을 삼가는 것이다.

DPHP와 대조적으로, 많은 형태의 역동적 정신치료는 지지 기법과 표현 기법을 함께 적용하며 치료자는 중립적 입장을 유지하지 않는다(Gabbard 2004). 이러한 치료에서 치료자는 치료의 특정 지점에서 환자의 필요에 따라 '유동적 방법(sliding scale)'으로 지지적 기법을 사용한다. 그러나 우리의 경험으로 볼 때, 지지적 기법(Rockland 1989)과 탐색적 정신치료를 구별하고, 탐색적 정신치료가 필요할 때 지지적 개입의 사용을 제한하는 것이 더 낫다. DPHP에서 기법적 중립성은 치료에서 갈등이 되는 내적 대상관계의 활성을 촉진하고 치료에서 나타나는 표현적이고 방어적인 관계 양상을 효과적으로 탐색하고 해석할 수 있는 치료자의 역량을 강화한다.

기법적 중립성 정의하기

기법적 중립성은 DPHP의 기법에 있어 가장 핵심이지만, 동시에 논란과 문제의 여지가 있다. 따라서 이 기법은 환자와 치료자 사이에 일어나는 복잡한 상호작용과 일관되게 나타나는 역할재연을 역동적 이해로 통합하는 데 있어 유연하게 사용되어야 한다. 기법적 중립성 유지와 관련된 일반적인 접근 방식에서 치료자는 기법적으로 중립적인 위치에서 언어적으로 개입하고, 환자와의 상호작용을 자제하고, 역전이를 주시하고, 환자와의 상호작용의 미세과정을 지속적으로 인지한다. 그러면 환자가 대부분 적극적으로 참여하는 안정적인 역할재연의 흐름이 있을 것이다.

이론적 관점에서 기법적 중립성은 치료자가 환자 내면에 있는 갈등적 동기의 어느 하나에 편들지 않는 자세를 유지하는 것을 의미한다(Apfelbaum 2005; Moore and Fine 1995). 환자의 갈등에 관여하기보다는, 중립적인 치료자는 환자가 자신의 갈등을 확인하고 탐색하는 것을 돕고 이를 다양한 관점에서 가능하도록 한다(Levy and Inderbitzin 1992). 심리적인 갈등은 내적 대상관계를 중심으로 형성되기 때문에, 중립성은 환자의 내면세계에서 활성화된 갈등적 자기표상 및 대상표상과 관련된 동기를 치료자가 지지하지도 반대하지도 않음을 의미한다. 예를 들어, 환자가 그의 상사가 얼마나 불공평하고 통제적인지에 대해 불평한다면, 중립적인 치료자는 상사를 비난하거나 환자가 얼마나 부당하게 불평하는지 지적하는 것을 자제할 것이다. 대신 환자가 상사와의 상호작용에서 재연하고 있는 대상관계를 명확히 하려고 노력할 것이다.

　기법적 중립성은 치료자가 환자 내면의 갈등적 동기와 불안에 대해 가능한 한 다양하게 받아들이도록 하며, 동시에 수용적·비판단적·객관적 태도를 유지하도록 한다(Schafer 1983). 중립적인 치료자는 환자의 갈등적 내적 대상관계 내 어느 한쪽의 동기나 태도에 몰두하거나 거부하지 않고, 또한 현실적 요구에 응하지 않으면서, 자기 관찰 능력을 가진 환자의 부분과 협력한다. 시간이 지나면서, 이 동맹은 환자의 자기 관찰 및 자기 성찰 능력을 강화하도록 도울 것이다(Kernberg 2004b). 중립적인 치료자와 환자의 자기 관찰적 측면은 환자의 내면세계와 주관적 경험을 가능한 완전히 이해한다는 공동의 목표를 가지고 함께 작업한다.

기법적 중립성 및 사회적 기대

　기법적 중립성을 확립하고 유지하는 것은 DPHP 치료자가 환자의 삶에서 의사소통과 갈등에 대해 여느 사람과는 다른 입장을 취하고 유지한다는 의미다. 일반적으로, 누군가 문제를 상의할 때, 우리는 '어떻게 하면 이 사람을 기분 좋게 할 수 있을까?' 또는 '그가 이 문제를 해결하는 데 내가 어떻게 도와줄 수 있을까?' 또는 '이 사람이 옳은 일을 하고 있을까?'라는 면에서 생각한다. 그에 반해 중립적인 치료자는 '이 환자가 말하고 행동하는 것을 내가 어떻게 가장 완전하게 이해할 수 있을까?'라고 생각할 것이다. 환자는 특히 치료 초기에, 일반적인 방식을 벗어난 중립적 접근이 이상하게 보이거나 불편하게 느껴질 수 있다. 때로는 치료자들도 불편함을 느끼는데, 특히 이런 방식으로 환자들과 작업한 경험이 별로 없는 경우 그러하다.

환자에게 DPHP를 권고한 것은 치료자가 환자의 고통을 가장 효과적으로 완화시키는 방법이 DPHP라고 믿는다는 것을 의미하며, 이것을 명심하는 것이 치료자에게 도움이 된다. DPHP가 최우선적인 치료라면, DPHP를 통해 가능한 한 많은 혜택을 환자에게 주기 위해서 치료자가 DPHP 기술을 고수하는 것은 환자에게 가장 큰 이익이 된다. 이러한 의미에서 기법적 중립성을 유지하는 것은 치료자가 환자에게 보이는 관심의 표현이다. DPHP 치료자는 특정 순간에 환자가 가진 욕망에 대한 지지나 조언을 삼간다. 장기적으로 중립적인 태도가 환자에게 가장 도움이 될 것이라고 여기고 그대로 실행한다.

중립적인 치료자와 환자 사이의 상호작용의 질

중립성(neutrality)이라는 용어는 DPHP 치료자가 그의 직업적인 역할에서 환자와 관련하여 상대적으로 무관심한 태도를 취하거나 자신의 개성을 감추고 단조로운 태도를 취한다는 우려를 불러일으킬 수 있다. 그러나 이것은 사실이 아니며 '중립성'은 환자에 대한 치료자의 태도나 환자와 관련된 대인관계 행동을 언급하는 것이 아니다. 오히려, '기법적 중립성'은 환자의 내적 갈등에 대한 치료자의 태도를 말한다.

기법적 중립성이 치료자가 환자와의 상호작용에 반응을 보이지 않거나 치료자가 환자의 경과에 무관심하다는 의미는 아니다. 오히려, DPHP 치료자는 뻣뻣하거나 로봇처럼 행동하기보다는 반응적이고 진실해야만 하며, 환자를 향한 태도는 환자와 환자의 안녕에 대한 우려를 반영해야만 한다. 중립적인 치료자는 환자의 자율성을 존중하면서 따뜻함과 걱정을 전달하는 데 전문적인 태도를 유지한다. 동시에 DPHP 치료자가 환자에게 정서적으로 반응할 필요가 있는 것은 사실이지만 과도하게 감정적이거나 걱정하는 태도는 치료에서 활성화되는 갈등을 온전히 탐색할 수 있는 환자의 자유를 침해할 수 있다.

　우리는 환자에 대한 태도와 행동에 있어서 치료자가 반응하면서 동시에 자제할 것을 권한다. 환자를 치료하면서, 만약 치료자가 자신이 일상적으로 하듯이 행동하고 자신의 필요에 따라 소통한다면 DPHP는 효과적일 수 없다.

기법적 중립성에 대한 임상 사례

　치료자가 중립적인 자세를 보이는 비교적 단순한 예다. 아내는 비판적이고 거절하는 성향을 가지고 있고 환자는 이에 대해 얼추 그럴듯한 불평을 쏟아 내고 있다. 환자는 이런 과정에서 자기표상과 대상표상을 묘사하고 있다. 중립적인 치료자는 환자에게 연민을 보이거나 환자의 아내를 비난하는 것으로 환자의 자기 경험에 편들지 않는다. 마찬가지로 중립적인 치료자는 환자가 아내에게 부당하고 매정하게 군다고 지적하면서 환자의 대상표상에 편들지 않는다. 치료자는 그의 아내를 다루는 방법을 조언하거나 누구에게 잘못이 있는지 따지는 것으로 현실의 요구에 동조하지도 않을 것이다.

　오히려 중립적인 치료자는 다음 질문에 귀를 기울이면서 환자의 설명과 불평을 들을 것이다.

- '이것은 지금 치료에서 나타나는 환자의 내적 경험과 내적 대상관계에 대해서 무엇을 나에게 말해 주는가?'
- '환자가 아내와의 관계에서 보여 주는 대상관계는 무엇인가?'
- '아내에 대해 불평을 늘어놓으면서 환자가 나에게 보여 주는 대상관계는 무엇인가?'
- '그의 아내와 그리고 나와의 상호작용에서 환자가 방어하고 있는 대상관계는 무엇인가?'

결국 환자는 치료자가 환자의 안녕에 진심으로 관심을 가지고 있는지, 환자 치료의 유익을 위해서 자신의 필요를 제쳐 두는지 아닌지를 감지하게 될 것이다. 환자가 이러한 것들이 진실이 아니라고 느낄 때 치료는 더 이상 환자가 자신의 내면을 탐색할 수 있는 '안전한' 장소가 될 수 없다.

기법적 중립성으로부터의 일탈

중립성으로부터의 일탈이 만성화되고 공개적으로 다루어지지 않으면, 이것은 치료에서 환자의 갈등이 완전히 드러나는 것을 방해할 수 있고, 갈등이 전이에서 훈습될 가능성을 낮게 만든다. 본질적으로, 치료자가 지속적으로 환자의 특정한 자기표상 또는 대상표상이나 갈등의 표현되는 혹은 방어되는 편을 지지함으로써, 치료자는 환자-치료자 사이의 관계에서 환자 내면세계 속의 한 측면을 적극적으로 역할하거나 행동하게 된다. 이런 종류의 역할재연은 해석에 저항하는 동시에, 치료에서 다른 대상관계가 나타나는 것을 방해한다. 마찬가지로, 현실적 요구를 최대한 효과적으로 충족시키고자 하는 환자의 부분을 치료자가 적극적으로 지지하거나 대변한다면, 치료자는 그와 다르게 행동하도록 만드는 환자의 부분을 억압하게 된다.

중립성으로부터의 일탈의 예로서, 치료자가 앞에서 언급한 환자를 적극적이고 습관적으로 지지하고 환자의 아내는 비판한다고 상상해 보자. 이런 상황에서 치료자의 환자(그리고 이 과정에서는 환자의 방어)에 대한 '지지'는, 아내에 대한 환자의 비판적 태도가 그동안 아내와의 관계에서 경험해 왔던 비판적이고 거절하는 대상표상과 그 자신을 동일시하는 것(역할 전환의 형태로)임을 인식하기 어렵게 한다. 이러한 종류의 중립성으로부터의 일탈은 또한 아내와의 갈등이 전이에서 활성화될 기회를 차단할 수 있다. 반대로, 치료자가 중립적이면 환자는 치료자도 그에게 비판적이거나 사랑과 지지를 보류할 것인지 궁금해할 여지가 생기고, 혹은 치료자가 비판적이라고 느끼는 자기 자신을 발

견하게 될 수도 있다. 이 질문에 대한 탐색은 환자가 아내와의 갈등에서 보여
주는 내적 대상관계와 자기표상 및 대상표상이 더욱 드러나게 할 것이다.

　요약하자면, 중립성으로부터의 일탈은 환자에서 나타나는 갈등의 모든 측
면이 의식으로 완전하게 드러나는 것을 방해할 수 있고 전이에서 나타날 가
능성을 낮아지게 만들 것이다. 치료자 측의 만성적이거나 인식하지 못한 일
탈은 치료적 교착 상태로 이어질 수 있다.

치료 시작 시 중립적 입장을 확립하는 임상 사례

　다음은 DPHP를 시작할 때 중립적인 입장을 확립하는 방법과 그 근거를 보여 주
는 사례다. 제5장 'DPHP의 전략과 치료 설정'에서 언급했던 34세 전문직 여성의 사
례를 다시 한 번 살펴보자. 환자는 남자 동료와 답답한 관계를 유지하고 있는 상황
이다. 치료를 시작하는 시점에, 환자는 그 관계가 자신에게 좋지 않고 진전이 없다
는 것을 이해했지만, 그럼에도 불구하고 그를 떠날 수 없다고 느꼈다. 환자의 친구
들은 이 남자를 포기하고 정리하라고 재촉했지만, 그녀는 그들의 충고를 따를 수
없었다. 다른 남자들이 그녀에게 접근해도 그녀는 그들에게 흥미가 생기지 않는다
는 것을 알게 되었다.

　처음에 치료자가 기법적 중립성을 유지하지 않고 대신 지지적인 입장을 취하는
경우, 그는 '어떻게 하면 환자를 이 관계에서 떠나게 할 수 있을까?'라는 관점으로
이 상황에 접근할 수 있다. 이런 태도를 취한다면 치료자는 그녀에게 34세 여성으
로 결혼해서 가정을 꾸리고 싶은 현실의 요구를 제시하면서 그와 헤어지기를 원하
는 환자의 편을 들게 된다. 이런 접근으로 치료자는 환자 주변의 다른 사람들처럼,
그 남자가 그녀를 좌절시킬 뿐이고(그녀도 그가 자신과 결혼하지 않으리라는 것은
알고 있다.) 그를 붙잡으려고 애쓰는 것은 그녀가 결혼해서 가정을 만들 기회를 놓
치게 한다는 인상을 남길지도 모른다.

중립적이지 않은 치료자는 나쁜 관계에서 환자를 끌어내기 위해서 자신의 권위를 이용할 수 있다. 하지만 문제는 이 접근이 환자가 애초에 왜 그러한 관계에 있는지 이해할 기회를 주지 않을 뿐만 아니라 미래에 같은 상황을 재연할 가능성을 줄이지도 못한다는 것이다. 중립적이지 않은 또는 '지지적인' 치료자는 환자가 그 남자를 떠나도록 하는 데 성공할 수 있지만, 환자가 자신의 근본적인 문제를 해결하도록 도울 가능성은 떨어뜨린다.

중립적이지 않은 치료자가 '어떻게 하면 그녀가 빠져나오게 할 수 있을까?'라고 생각하는 것과 대조적으로 DPHP 치료자는 '어떻게 하면 그녀가 그 사실을 이해할 수 있을까?'라고 생각한다. 중립적인 입장의 치료자는 이 남자와의 관계에 내재되어 있고, 그 관계에 의해 방어되고 있는 갈등적 대상관계를 가능한 완벽하게 발견하고 탐구하는 데 초점을 맞출 것이다. 환자가 이러한 갈등을 훈습하게 되면, 이 남자를 계속 좋아할지 혹은 미래에 다른 남자를 선택할지에 대한 더 큰 유연성과 자유를 얻을 수 있다.

치료 초기 단계에서, 중립적인 DPHP 치료자는 환자가 자신의 내면에 분열이 있다는 것을 알 수 있도록 도울 것이다. 친구들로부터 지지를 받는 환자의 일부는, 그녀가 그 관계를 떠나 새로운 관계로 나아가길 원한다. 또 다른 환자의 부분은 이 남자를 좋아하고 싶어 하고 그에게 계속 끌리고 있다. 치료자는 환자가 이 갈등을 이해하는 데 관심을 가질 수 있도록 돕는 동시에, 떠나거나 머물도록 환자를 압박하는 것을 자제할 것이다. 그렇게 함으로써, 치료자는 환자 갈등 안에서 편을 들지 않고, 동시에 자기 관찰을 위한 환자의 역량을 지지할 것이다. 이것은 환자의 연애 어려움의 기저에 있는 갈등적 대상관계를 치료로 가져오는 것을 촉진할 것이다.

반대로, 지지적인 치료자가 환자의 남자 친구를 비난하고 그 관계를 포기하라고 권유할 때, 치료자는 환자의 다른 부분에 대항하는 환자의 한 부분을 대변하고 편드는 것이 된다. 이런 지지적인 치료자의 태도는 환자의 자기 관찰 능력을 돕기보다 이 남자에게 끌리게 하는 대상관계의 억압과 해리를 적극적으로 지지하게 된다. 이런 경우 환자는 빠르게 갈등과 불안감을 줄일 수 있겠지만, 결국에는 자신의 연애 선택의 기저에 있는 복잡한 동기를 스스로 이해할 가능성은 낮아진다.

해석

저항 분석과 연계하는 무의식적 갈등에 대한 해석과 훈습은 DPHP에서 만들어지는 주요 언어적 치료 개입이다. 해석은 무의식적으로 경험되거나(환자의 의식 밖에서 재연되는) 혹은 증상으로 표현되는 활성화된 갈등적 대상관계를 환자가 깨닫도록 이끈다. 또한 해석은 환자가 고군분투하거나 환자가 피하고 있는 내용을 조명하거나 연결고리를 만든다.

해석 과정은 환자의 언행에서 보이는 누락, 불일치 또는 모순을 관찰하는 것으로부터 시작하고, 이러한 관찰에 대한 명확한 가설을 제시하면서 이를 인식하게 만든다. 저항 분석에는 치료에서 나타나는 환자의 방어기제에 대한 탐색과 해석이 포함된다. 훈습은 일정기간에 걸쳐 특정 갈등을 반복적으로 경험하고 다양한 관점으로 설명하는 것이며, 다양한 맥락으로 이해하는 일련의 해석을 의미한다. 앞서 언급한 바와 같이, DPHP에서는 기법적 중립성의 위치에서 해석이 이루어진다.

해석 과정

해석은 과정으로 생각하는 것이 가장 좋다(Sandler et al. 1992). 해석 과정의 초기 단계에서는 일반적으로 명료화와 직면이 수반된다. **명료화**(clarification)에는 치료자가 환자의 주관적인 경험의 명료화를 모색하는 과정이 포함된다. 애매모호한 영역은 환자와 치료자 양측이 말한 것을 확실히 이해하거나, 또는 생각의 근본적인 모순이 밝혀져 환자가 혼란스럽다고 느낄 때까지 다룬다.

억압되어 왔던 정신 경험의 일부분을 주목하게 하는 것 외에도, 명료화는 의식화될 수 있었지만 해리되고, 부정되고, 부인되어 왔던 주관적인 경험에 관심을 기울이게 한다. 이와 같이 명료화는 신경 쓰거나 생각하기를 피해 왔던 주관적인 경험의 측면에 대한 환자의 주의를 불러일으킨다. 명료화의 과정은 매우 자연스럽게 **직면**(confrontation)으로 이어진다. 그리고 그것은 치료자가 모순되거나, 갈등되거나, 들어맞지 않는 정보를 명확하게 하고, 그때 더 깊이 탐구하고 이해해야 하는 내용을 환자에게 제시한다. 직면에서 치료자는 지속적으로 초점을 맞추고 심화시키는 질문을 이어 가면서 갈등과 방어 영역에 대한 환자의 주의를 불러일으킨다.

우리가 여기서 사용하는 **직면**이라는 단어가, '고통스러운 현실에 직면하는 것'을 말하는 것이라는 점을 확실히 하고 싶다. 군사적 또는 정치적 환경에서 힘의 공격적 충돌을 암시하는 것의 의미로 '직면'을 사용한 것이 아니다. 오히려, 직면은 치료자가 추가 검토가 필요한 환자의 언어적 의사소통과 비언어적 의사소통 사이의 불일치를 기술적으로 세련되고 신중하게 지적하는 것을 포함한다. 직면은 치료자가 이전 치료 시간에 이미 들었던 정보와 치료 시간 중의 환자의 언어적 의사소통 사이의 불일치를 언급하는 것일 수 있다. 직면은 또한 예를 들어, 환자가 가볍고 아무렇지 않은 말투로 고통스러운 내용에 대해 논의할 때와 같이 환자의 언어적 의사소통과 비언어적 의사소통 사이의 불일치에 초점을 맞출 수 있다.

적절한 해석은 명료화와 직면에 뒤따르며, 이를 기반으로 한다. 해석은 환자의 의식, 관찰된 행동, 그의 생각과 감정, 그리고 저 밑바탕에 있을지도 모르는 무의식적인 요소들 사이에 연결고리를 만드는 것이다. 본질적으로, 치료자가 해석을 할 때, 그는 환자에게 겉으로는 비논리적이거나 부적응적으로 보이는 환자의 언행의 측면들을 설명할 수 있는 무의식이나 해리된 심리적 갈등에 대한 가설을 제시하는 것이다. 해석의 목적은 환자의 경험과 행동을 이해하는 것이다. 그리고 이 과정에서 그의 내적 삶에 대한 환자의 이해를 깊게 하는 것이다. '완전한' 해석은 (1) 방어, (2) 방어를 일으키는 불안, 그리고 (3) 방어되고 있는 근본적인 소망, 욕구, 두려움을 묘사하게 되며, 이 세 가지 요소는 내적 대상관계를 만든다. 하지만 우리가 말했듯이, 해석은 하나의 과

해석에 대한 임상 사례

6개월 동안 치료를 받고 있던 한 중년 사업가가 자신의 동업자가 그에게 거짓말을 해 왔다고 말했다. 치료자가 보기에는, 환자가 동업자에게 비판적이고 화가 났지만, 정작 환자 자신은 분노한 감정을 모르거나 인정하지 않는 것 같았다. 치료자는 환자에게 동업자의 행동에 대한 감정을 물었다(**명료화**). 환자는 부정적인 감정을 계속 인정하지 않았다.

이 갈등에 대해 세심한 해석을 하면서, 치료자는 환자에게 다음과 같이 말할 수 있다. "당신이 동업자와 함께 있는 상황을 이야기하면서 분노나 비난이 없는 것에 놀랐습니다. 그런 감정을 갖는 것은 자연스러운 일이지만, 마치 그 감정들을 피하려고 하는 것 같습니다."(직면) 치료자는 환자가 이를 이해했는지 확인하기 위해 잠시 침묵할 수 있다. 스스로 분노가 명백히 드러나지 않는다는 것을 환자가 인식하면, 치료자는 환자의 행동에 대해 가능성 있는 동기를 제시할 수도 있다. 예를 들어, 치료자는 다음과 같이 말할 수 있다. "다른 사람들이 자신을 거부할까 봐 두려워서 부정적인 감정을 피하고, 동업자가 떠나거나 심지어 동업관계를 끝낼까 봐 염려하기 때문에 비판적인 감정을 회피하는 것은 아닐까요?"

정이고, 해석은 통상 부분적으로 제공되어, 환자가 단계적 방식으로 치료자의 해석을 완전히 이해하게 만든다.

이 해석에서 치료자는 모순(화나는 것이 당연하지만, 환자는 그러지 않았다.)을 직면하는 것으로 시작한다. 그리고 치료자는 사랑의 상실을 두려워하는 비판적 자기와 비판과 분노로 인해 거절하는 대상의 내적 대상관계로 나타나며, 불안으로 경험되고 있는 방어에 대한 동기를 묘사했다. 갈등적 동기는 대부분 의식하지 못한 채 남아 있는 환자의 분노와 비판하고 싶은 소망이었다.

해석을 할 때, 치료자는 최초 개입에서 기술된 대상관계가 또한 상보적(complementary) 대상관계의 역할재연에 대한 방어 역할도 한다는 것을 인식한다. 즉, 동일한 대상관계에서 역할 전환이 일어나는 것이다(예를 들어, 궁극적으로 거절하는 자기와 그로 인해 분노하는 대상의 내적 대상관계가 역할재연되는 것을 볼 수 있다). 해석 과정의 최종 단계는 이러한 연결을 밝혀낼 수 있는 것을 포함한다. 하지만 경증 성격병리의 방어 작용은 경직성을 보이기 때문에, 대상표상과 환자의 동일시가 이루어지기까지는 꽤 오랜 시간이 걸릴지도 모른다.[1]

치료자가 초기 해석으로 돌아가기 전에, 원래의 대상관계가 지금 역할 전환이 일어난 이러한 갈등의 활성화를 어떻게 방어하는지를 지적하면서, 또다른 기저의 갈등을 탐색하고 해석하는 것으로 옮겨 가는 일은 흔하다. 그러나 결국 갈등적 대상관계를 자신의 의식적 자기감에 통합시키기 위해서 환자는 해당 대상관계의 양쪽 측면과의 동일시 둘 다를 견뎌 내야 한다. 전형적으로 원래의 해석과 연관되는 갈등을 훈습하도록 도우면서 이와 연관된 다른 갈등에 대한 훈습 역시 제공하게 되며, 이를 통해 환자는 처음에는 대상표상으로 귀속시켰던 동일시에 대한 인식을 견뎌 낼 수 있게 된다.

표면에서 심층으로 해석하기

일반적으로 해석을 구성하는 가장 효과적인 방법은 환자의 방어와 방어해야 할 동기를 다루기 시작한 후 환자가 방어하고 있는 근본적인 갈등이 되는 동기를 해결하는 것이다. 해석에 대한 이 접근방식은 간혹 해석의 **역동적 원리**로 불려진다(Fenichel 1941). 치료자는 다음과 같이 역동적 원리로 해석한다. 방어 기능을 하는 내용에서 시작하여 방어되고 있는 내용을 향해 간다.

---

[1] 저자 주: 이것은 심한 중증 성격병리를 가진 환자를 치료하는 상황과 매우 다르다. 이 환자들은 전형적으로 대상관계의 양쪽 모두를 동일시하면서 왔다 갔다 하고, 반대되는 대상관계를 방어하는 대상관계에 대한 해석은 보통 꽤 빠르게 이뤄진다.

방어 기능을 제공하는 대상관계는 의식에 가장 가깝고, 반면에 방어되고 있는 대상관계는 의식적인 '표면'으로부터 더 멀리 있기 때문에, 이러한 접근을 때때로 '표면에서 심층으로' 해석하기라고 말한다.

앞의 사례에서, 역동적 원리에 따라 치료자는 환자가 부정적인 감정을 회피하고 있는 것 같다고 지적함으로써 해석을 시작했다. 치료자는 재빨리 이 관찰을 방어적 회피의 동기에 관한 가설과 연결시켰다. 즉, 환자는 부정적인 감정이 사회적 고립으로 이어질 것을 두려워했다. 이런 식으로 방어와 동기를 연결하게 되면서, 환자가 '분노를 피하는 것'에 대해 치료자에게 비난받거나, 단순히 화가 난 환자를 치료자가 비난한다고 느낄 가능성을 낮추게 되며, 치료자가 환자 자신이 직면한 딜레마를 이해한다고 느낄 가능성은 높아지게 된다.

방어를 확인하고 방어가 필요한 동기를 제안하는 과정에서 치료자는 환자가 화가 났고 그가 억누르거나 인정하지 않는 비판적인 감정들을 가졌다는 것을 암묵적으로 지적했다. 단, 해석의 초점은 분노를 피하기 위한 심리적인 필요성이라는 환자의 경험에 있다. DPHP에서는 환자가 화가 나는 감정을 피하는 것이 이 환자에게 왜 그렇게 중요한지 이해하고 환자가 분노를 인식하는 것을 회피하는 다양한 방법을 확인하는 데 집중할 것이다. 탐색의 초점은 환자의 분노 그 자체를 '밝혀내는 것'이나 강조하는 것이 아니다(Busch 1995, 1996).

전이 해석

앞서 세부 항목에서 설명한 해석(방어, 방어를 일으키는 불안, 그리고 갈등이 되는 동기를 식별하는 것)은 치료자에 대한 표상 또는 치료자에 대한 언급을 포함하지 않는 완전한 해석으로 간주된다. 치료 진행 중이나 치료 후반부에 치료자는 치료자에 대한 환자의 행동을 밝히기 위해 동업자의 거짓말로 활성화된 무의식적인 갈등에 대한 치료자의 이해를 이용할지도 모른다. 예를 들어, 치료자가 면담 시간을 변경하거나 취소할 때, 심지어 환자에게 상대적으로 불편해 보일 수 있는 변화가 있을 때조차, 이 환자는 항상 수용적이고 과도하게 관대하다는 것을 치료자는 주목할 수 있다. 이런 관찰을 통해 치료자는 본질적으로 동업자와 관련하여 나타나는 동일한 대상관계가 치료자와의 전이에서도 나타나고 있다는 것을 깨달을 수 있다. 만약 치료자가 그 동업자에 대한 해석을 이미 했다면, 치료자는 이제 전이 해석을 통해 환자에게 일어났던 일과 치료자와의 관계를 연결시킬 수 있다.

또다시 치료자는 상황에 따라 짜증이 나는 것은 자연스러운 일이며 이번에는 치료자와의 관계에서 그럴 수 있다는 것을 언급한다. 그리고 환자가 분노를 피하는 다른 상황들과 이번 상황이 유사하다는 것을 지적한다. 치료자는 다음과 같은 말로 진행할 수 있다. "당신은 동업자와의 관계가 종결되고 거절당하는 두려움 때문에 자신의 비판적인 감정이 두려웠던 것처럼, 제가 거절하거나 작업하고 싶지 않을까 봐 저에 대한 부정적인 감정들을 피하려고 하는 게 아닐까요?"

DPHP에서 환자의 내적 대상관계가 치료자와의 관계에서 재연되는 정도는 환자마다, 그리고 주어진 치료 내에서도 시간의 경과에 따라 많은 차이가 있다. 어떤 환자들에게 치료자와의 관계는 환자의 내적 세계 표현의 주요 매개체가 되는 반면에, 많은 환자의 경우, 치료자와의 관계는 상대적으로 보호되고, 갈등적 대상관계는 타인과의 관계에서 가장 눈에 띄게 재연된다.

전이 및 전이 외적 해석 간의 관계

DPHP에서는 전이 내와 전이 외적(extratransference) 모두에서 해석이 적절하게 이뤄져야 한다. 일반적으로 동일한 갈등은 전이 외적에서 반복되어 재연되고 다양한 방식으로 해석되며, 또한 때때로 전이에서 재연된다. 치료의 훈습 과정에서, 가능한 한 전이와 전이 외적 경험 사이를 연결 지어 준다. 반복적으로 갈등이 활성화되고 해석되는 이 과정은 환자의 현재 대인관계와 치료자와의 관계에서 활성화되는 기존의 갈등의 다양한 표현을 연결하게 되고, 그러면서 환자는 자신의 갈등에 대해 더 깊고 감정적으로 더 의미 있는 경험을 하게 될 것이다.

때때로 환자의 대인관계에서 나타나는 갈등을 탐색하는 동안, 똑같은 갈등이 전이에서 활성화되는 것을 치료자가 감지할 수도 있다. 하지만 의미 있고 설득력 있게 치료 상황으로 가져오기에는 너무 미묘한 형태를 띨 수 있다. 이 상황에서, 우리는 전이 밖에서 나타나는 갈등을 상세히 분석함으로써 전이에서 동일한 갈등을 분석할 수 있는 장을 마련할 수 있다. 이것의 근거는 두 가지다. 우선, 환자가 그의 대인관계에서 특정 갈등 및 방어적 대상관계의 반복적인 역할재연에 주의를 기울이게 되면 치료자가 전이로 관심을 돌렸을 때, 그는 '여기서, 또한' 발생하는 익숙한 관계 양상을 다시 살펴보게 된다. 많은 환자들의 경우, 우선적으로 치료자와의 관계와 관련된 질문에 집중하는 것보다 이것이 더 이해하기 쉽고 기호에 맞는다. 또한 전이 밖에서 나타나는 특정 갈등의 명료화, 직면 및 탐색의 과정은 가끔 전이에서 같은 갈등의 역할재연을 자극하거나 강화한다.

원칙적으로, 동일한 갈등이 전이와 전이 밖에서 동시에 활성화된 경우, 갈등이 의식에 가장 가까워졌을 때 해석을 시작한다. 특정 대상관계가 치료자와의 관계와 환자 삶의 다른 사람들과의 관계 모두에서 의식적으로 경험되는 경우, 가장 큰 영향을 미치는 영역에 대한 탐색을 시작한다.

해석 및 환자의 과거

DPHP에서 해석은 주로 지금−여기(here and now)에서 이루어진다. 즉, 대부분의 해석은 환자의 일상생활과 치료에서 활성화되고 경험되는 환자의 현

재 불안에 초점이 맞춰져 있다. 때때로 현재 갈등적 대상관계와 환자의 발달
력에서 중요한 관계와 사건들 사이를 연결 짓는 것은 쉬울 것이다. 과거와 연
결 짓는 이런 종류의 해석을 때때로 기원적 해석(genetic interpretation)이라고
한다.

경중 성격병리 환자의 치료에서, 환자가 호소하는 초기 대상과 발달력에
대한 의식적 경험을 이용하여 조기에 혹은 지나치게 과거에 초점을 맞추는
것은 현재의 정서적 경험에서 즉각성을 상당히 제거하면서 환자-치료자 사
이에 지적이기만 한 '가짜-정신분석적' 관계를 만들게 된다. 부가적으로, 기
원적 해석이 과도하거나 조기에 사용되면 더 깊이 억압된 내적 대상의 출현
을 방해할 수 있다. 반대로, 치료의 후기 단계에서, 이미 해석되고 어느 정도
훈습된 갈등적 대상관계에 대한 환자의 감정적 경험을 좀 더 깊게 하기 위해
서 기원적 해석을 할 수 있다.

발달력과 해석적 연결을 하는 임상 사례

기원적 해석에 대한 예로, 앞에서 언급한 동업자에 대한 비판적 감정을 두려워하
는 남자의 사례를 살펴보자. 치료 초기에 환자는 자신의 과거를 말하면서, 행복한
어린 시절과 양쪽 부모님과의 애정 어린 관계를 설명했다. 하지만 치료 도중 환자
는 십 대 초에 느꼈던 고립되고 고통스러웠던 감정에 대해 다시 이야기했다. 그는
아버지가 오랫동안 환자를 외면했다고 느꼈고, 자기 자신의 비판적 감정이 아버지
의 외면에 책임이 있다고 상상했었던 것을 기억했다.

이 시점에서 비판적 자기와 외면하거나 거절하는 동업자와의 대상관계에 대한
것을 다시 언급하면서 기원적 해석이 제시될 수 있다. 치료자는 아마도 환자가 자
신의 비판적이거나 분노의 감정이 아버지와의 관계에서 아이로서 느꼈던 고통스러
운 고립을 초래할 수 있음을 두려워하는 것 같다고 말할 수 있다. 이를 통해 치료자
는 불안을 유발하거나 고통스러웠기 때문에 억압했거나 부인했던 어린 시절 아버
지의 표상들과 비판적 자기와 멀어지는 대상의 대상관계를 연결할 수 있었다.

앞의 사례에서, 스스로 비판적인 감정과 분노로 아버지와 멀어졌다는 환자의 어린 시절의 환상은 아버지의 분노에 속수무책으로 내몰린 것 같이 느꼈던 더욱 고통스러운 경험을 방어한다. 동업자 또는 일정을 재조정하는 치료자와 함께하는 상황은 환자가 의존했지만 비판적인 감정을 이유로 환자를 고립시켜 공포에 질리게 했던 누군가를 향한 분노를 자극했다. 하지만 그 이면에는 화가 나거나 비판적일 수 있는 누군가에게 의지하는 것에 대한 우려가 있었다. 여기서 우리가 주목할 것은, 심지어 환자가 가진 현재 갈등에 대해 기원적 해석을 통한 가설을 제시하더라도, 환자의 현재 갈등과 성격 경직성을 '설명'하는 과거 사건들을 재구성하지 않는다는 것이다. 오히려, 환자의 과거에 대해 해석을 할 때, 복잡한 그림의 한 부분을 이해하는 연결들, 즉 치료 과정 전체에 걸쳐 재작업 및 수정될 연결들을 만드는 것이다.

저항 분석

통상적인 과정에서 환자의 갈등적 대상관계는 일상생활과 중립적인 치료자와의 관계에서 활성화될 것이다. 일단 활성화되면, 활성화되고 있는 갈등적 대상관계를 나타내려는 경향과 그들의 직접적인 표현을 더욱 억압하거나 방어하고 반대하려는 경향 사이에 긴장감이 감돌게 된다. 저항 분석은 치료에서 활성화되고 나타나는 환자의 방어 작용을 탐색하고 해석하는 과정을 말한다.

저항 및 방어의 분석

저항이라는 용어는 치료 중에 나타난 환자의 방어 작용을 지칭하는 데 사용된다(Moore and Fine 1995). 왜냐하면 환자의 방어 작용은 전형적으로 개방적인 의사소통이나 자기 관찰에 대한 일종의 저항으로 나타나기 때문이다.

본질적으로, 환자는 갈등적 자기 경험의 측면에 대한 인식에 저항한다. 저항이 나타났다는 것은 심리적인 갈등에 직면한 환자가 억압, 분리, 부정, 부인에 의지하게 되었다는 것을 나타낸다. 이 방어 작용의 공통점은 '마주하고 싶지 않다.'는 것이다.

저항이라는 용어는 환자가 그 치료에 대해 의식적으로 저항하거나 의도적으로 어긋나게 작업하는 의미로 사용되어서는 안 된다. 저항은 일반적으로 방어 작용과 마찬가지로, 자동적이고 대체로 무의식적이며, 치료자한테는 꽤 명백할 때조차도 일반적으로 환자에게는 보이지 않을 것이다. 저항은 환자 입장에서 자신을 보호하는 방법이고, 그리고 그들은 갈등적 대상관계의 활성화 및 역할재연과 관련된 불안, 죄책감, 두려움, 우울, 실망, 상실, 수치심 등의 부정적인 정서를 피하기 위해 기능한다.

저항 분석은 치료에서 활성화되고 전이에서 나타나는 불안과 방어의 인식, 탐색, 그리고 궁극적으로는 해석을 말한다. 저항 분석은 환자의 자기 보호 작용기전을 공격하거나, 밀어붙이거나 또는 갈아엎는 것을 의미하지 않는다. 오히려, 저항 분석은 그의 방어 작용에 내재된 갈등적 대상관계를 탐색하고 훈습하는 동안 환자의 불안에 대한 공감이 수반된다.

환자들은 종종 치료자와의 자유롭고 열린 의사소통을 어렵게 만들거나 방해하는 것으로서 저항을 경험한다. 환자는 말문이 막힌다고 느끼거나 무슨 이야기를 해야 할지 모른다고 말할 수 있다. 또는 의도적이든 아니면 자신이 하는 것을 인식하지 못한 채 무언가를 피하는 것처럼 보일 수 있다. 그는 화제를 바꾸거나 자신이 말하고 있는 것의 의미를 무시할 수도 있다. 치료 시간에 치료자는 환자가 개방적이고 자유롭게 표현하는 데 방해하는 것이 있는지 자문하면서 저항을 확인할 수 있다. 침묵이 자주 나타나거나 이야기 중 망설이는지, 혹은 환자의 이야기 중 전체가 누락되거나 회피하고 있는 것이 있는지, 이러한 물음 중 하나라도 "네."라고 답하는 게 있다면, 그 회기에서 우선순위는 치료자와 의사소통하는 환자의 의식과 무의식을 탐색하는 것이다.

저항 및 해석

일반적인 해석의 규칙에 따라, 저항 분석은 표면에서 시작한다. 환자의 경험을 **명료화**한 후 뒤이어 치료자가 환자의 말에서 누락되거나 거부되는 듯이 보이는 것을 지적한다(**직면**). 이 개입에 이어 누락의 의미와 동기에 대한 탐색이 뒤따른다. 치료자의 접근방식은 먼저 이 어려운 영역 또는 명백한 회피 영역을 지적하는 것이다. 예를 들어, 치료자는 다음과 같이 말할 수 있다. "아내와의 관계에 대해 많은 이야기를 해 주셨습니다. 하지만 당신은 성생활에 대해서는 아무 말도 하지 않는군요." 또는 "당신은 그녀가 얼마나 훌륭한 엄마였는지 다 말해 줬지만, 아내의 한계에 대해서 거의 아무것도 말하지 않는군요." 또는 치료자는 환자의 의사소통 방식에 대해 언급할 수 있다. 예를 들어, "나는 당신이 야망에 대해 이야기하기 시작할 때마다 망설이는 것을 알게 되었습니다."라고 말할 수 있다. 저항의 영역을 확인하고 직면시키면서, 치료자는 의사소통의 어려움의 기저에 있는 환자의 불안을 탐색한다.

저항이 있다는 것은 환자가 치료 과정에서 발생하는 갈등과 관련이 있는 불안감을 감추고 있다는 것을 의미한다. 저항이 탐색되면서 환자가 경험하고 있는 불안(또는 보다 정확하게는 환자가 자동적으로 경험을 피하려고 하는 불안)은 전형적으로 저항에서 나타날 것이다. 예를 들어, 아내와의 성관계에 관한 대화를 회피하는 환자는, 혹시라도 그가 좀 더 솔직히 말하면 치료자가 자신의 성생활을 괜찮다고 생각하지 않거나, 참견하거나, 또는 자신의 성행위를 들으며 치료자가 호색적인 쾌락을 즐기게 될까 봐 두려워하는 것일 수도 있다. 어머니에 대해 좋게만 말하는 환자의 경우, 자신이 엄마를 비난하면 치료자가 자신을 못마땅하게 생각한다고 믿는 것일 수 있다. 그의 야망을 인정하기 전에 망설이는 환자는 자신의 포부에 대해 밝힌다면 치료자가 그를 공격적이거나 탐욕스러운 사람으로 볼까 봐 두려워하는 것일 수도 있다. 이런 불안은 각각 환자가 치료자와의 관계에서 경험하는 것에 저항하는 대상관계의 관점에서 설명될 수 있다. 따라서 저항 분석을 통해 전이에서 환자의 불안과 방어 작용이 빠르게 나타날 수 있다.

저항을 분석할 때, 우리는 열린 소통이나 자기 성찰을 가로막고 있는 것처럼 보이는 무엇인가를 지적하는 것으로 시작한다. 그리고 이것은 어떤 불안감에서 비롯된 게 틀림없다고 계속해서 제안한다. 본질적으로, 우리는 환자에게 다음과 같이 묻는다. "만약 당신이 회피하고 잊어버리고 자꾸 놓치는 것 같아 보이는 내적 경험의 양상을 여기서 개방적이고 자유롭게 말한다면, 어떤 일이 일어날까 봐 두려운가요?" 가끔 환자들은 의도적으로 그들의 생각과 감정의 양상을 억압하거나 숨길 것이다. 반면, 다른 때에는 저항은 무의식적이어서 치료자의 활동을 통해서만 환자들의 관심을 끌 수 있을 것이다.

저항의 의식 유무에 관계없이 저항의 분석은 방어 작용이 실행되었음을 지적하는 것으로 시작해서 방어를 유발한 동기에 대한 탐구가 뒤따른다. 이것은 전이에서 대상관계로 나타났던, 근본적으로 방어되고 있는 갈등적 동기의 발견과 탐색으로 이어진다. 본질적으로, 저항은 특정 불안과 관련되어 치료 상황에서 활성화되고 전이에서 나타나는 대상관계이다.

저항 분석에 대한 임상 사례

저항 분석의 예로, 이 장의 초반에 나왔던 관계의 발전 가능성이 없는 남성과의 문제를 호소하던 34세 전문직 여성으로 돌아가 보자. 그 환자는 중요한 거래처와의 프로젝트에 리더를 맡게 된 현재의 직장 상황에 대해 이야기하였다. 회사의 고위 파트너이자 영향력 있고 카리스마 있는 60대 중반의 남자가 직접 그 업무를 주었다. 그는 아버지 같았지만, 환자에게 은근히 추파를 던지곤 했다. 환자는 여름휴가를 포기해야 할 수도 있는 큰 프로젝트를 아무도 담당하려고 하지 않았기 때문에 자신에게 업무를 준 것이 확실하다고 계속해서 말했다. 그녀는 갈등을 피하기 위해 휴가 계획을 미리 취소해야 할지도 모른다고 생각했다. 환자는 상사가 자신의 필요에 대해 전혀 신경 쓰지 않으며, 자신이 거절하는 것을 어려워하기 때문에 선택되었다는 것이 너무 화가 난다고 치료자에게 털어놓았다.

치료자의 초기 내부 반응은 환자를 보호해야 한다고 느꼈으며, 그녀가 무례하고 잘난 체하는 상사에 의해 이용당하게 될까 봐 걱정하는 것이었다. 하지만 환자의 이야기를 더 들으면서, 치료자는 직장 내에서 회사와 상사가 바라보는 환자의 위치를 생각했을 때, 오히려 환자가 자신에게 주어진 업무의 중요성을 부정하고 있다는 사실을 알게 되었다. 치료자는 **명료화**를 요청했다. 그리고 실제로 대부분이 선배인 다수의 동료들 대신 환자가 이 업무를 받게 되었는데도 이에 대해 한 번도 생각해 보지 않았다는 사실이 드러났다. 치료자가 좀 더 깊게 물어봤을 때, 그 업무가 착취라기보다는 보상에 더 가까우며, 상사가 그녀를 회사에서 중요한 사람으로 보고 있다고 공개적으로 언급했다는 것 역시 꽤 명백해졌다. 치료자는 이 모든 것을 부정한 환자의 초기 진술에 충격을 받았다. 동시에 그는 환자의 성공에 감탄하기보다는 환자를 불쌍히 여기고 보호하려는 자신의 초기 감정 반응을 이해하게 되었다.

치료자는 환자의 누락을 저항의 한 형태로 이해했다. 그는 환자에게 누락된 것에 대해 언급하며 그것이 성공한 것으로 비춰지는 것에 대한 불안감이 있는 것으로 보인다고 암시했다. 이에 대한 반응으로, 환자는 치료자가 하는 말은 이해했지만, 실제로 그 업무의 긍정적인 면에 대해 생각해 본 적은 없다고 말했다. 그리고 환자는 치료자에게 그것이 이상했는지 물어보면서 자신이 업무에 대해 뽐내는 것으로 보이지 않았으면 좋겠다고 덧붙였다. 이 시점에서, 치료자가 자신을 으스대는 사람으로 볼 수도 있다는 느낌 때문에 자신의 성공을 인정하는 것이 환자를 불안하게 만든다는 해석을 치료자는 할 수 있었다.

이 사례에서 환자의 저항은 그녀가 처음에 이야기를 했던 것과 시간이 흐르면서 나타난 더 복잡한 상황 사이의 불일치에서 명백하게 드러났다(치료자가 환자의 말을 액면 그대로 받아들이지 않고, 상식적으로 온전히 이해되지 않는 측면에 대해 환자에게 명료화를 요청했기 때문에 불일치가 드러날 수 있었음에 주목해야 한다). 환자의 저항은 또한 치료자의 역전이에서도 나타난다. 처음에 치료자는 그녀의 재능을 훌륭하게 인정하기보다 환자가 취약하고 잠재적으로 이용당할 수 있다고 보았다.

이 환자의 경우, 이야기를 전달하는 과정에서 누락되는 부분이 스스로에게나 치료자에게나 경쟁력 있고 성공한 그녀 자신의 이미지를 완전히 인정하는 것에 대한 저항으로서 기능했다. 그녀의 저항을 자극했던 불안은 만약 그녀가 성공에 관심이 있거나, 그것을 성취할 수 있게 된다면, 잘난 척하는 사람으로 보일 것이라는 것이다. 전이에 대한 저항의 관점에서 존경하는 나이 든 남자에게 '자신의 능력을 마음껏 보여 주는' 승리한 젊은 여성이라는 관계 양상이 전이에서 활성화되고 역할재연되는 것에 환자는 저항하고 있었다. 대신 환자는 동정적이고 보호하는 부모와의 관계에서 취약하고 착취당하기 쉬운 아이의 방어적인 대상관계를 재연했다. 이 대상관계는 자신의 성공을 과시하고 싶은 욕망과 관련이 있는, 인정받지 못하는 것에 대한 불안으로부터 환자를 보호했다.

DPHP에서 자유롭고 개방적인 의사소통에 대한 저항 분석은 늘 방어적 누락으로부터 시작해서(예: 이 환자는 그녀의 성공에 대한 인식을 누락했다.), 방어하는 동기를 나타내는 대상관계(예: 환자는 치료자가 과시하는 그녀를 못마땅하게 여길까 봐 두려워했다.), 그리고 궁극적으로는 기저에 있는 충동적인 대상관계(예: 환자는 치료자에게 자신의 일을 자랑스럽게 '과시하고' 싶어 했다.)로 진행될 것이다.

성격 분석

이 시점에서 우리는 DPHP에서 자주 볼 수 있는 다른 형태의 저항을 소개하고자 한다. 이를 **성격 저항**(character resistance)이라고 한다. DPHP에서 환자의 방어적 성격 특성이나 성격 방어는 치료에서 빠르게 나타나고, 거기서 성격 저항으로서 역할을 한다. 지금까지 우리는 치료자와 환자의 언어적 의사소통에서 장애가 되거나 누락되는 측면의 관점에서 저항을 논의해 왔다. 이런 종류의 저항은 '보이지 않는' 형태로 개념화될 수 있다. 갈등이 되는 정신적 내용이 불안을 피하기 위해 억압, 부정 또는 부인된다.

반대로, 성격 저항은 억압, 분리 또는 부정과 결합된 누락과는 관련이 없다. 대신, 성격 저항은 치료에서 환자의 성격 방어의 활성화와 결합된 역할재연을 수반한다. DPHP에서 환자의 성격 특성이 특정 방어적 대상관계로 전이에서 활성화되면서 이들은 의미를 가질 수 있다. 따라서 불안을 피하기 위해 심리적 내용을 생략하는 대신, 성격 저항은 불안이 나타날 가능성을 차단하기 위한 방어적인 대상관계 재연을 수반한다.

성격 분석 및 방어 분석

정신치료에서 성격 특성이나 성격 방어는 치료 및 치료자와 관련하여 불안을 피하기 위해 나타날 환자 측의 성격적인 태도나 일련의 행동으로 표현된다. 성격 방어는 자아 동조적이기 때문에, 환자는 일반적으로 치료의 저항으로서 그것이 재연되는 것을 알지 못한다. 더 나아가, 환자가 치료 중에 무엇을 하든지 간에 그것은 그가 일상에서도 반복하는 것이기 때문에, 심지어 치료자가 환자의 태도나 행동을 지적할 때조차도 환자는 치료자의 관찰에 대해 궁금해하지 않고 '나는 원래 이런 사람이에요.'라는 태도로 치부할 수 있다. 전형적으로, 환자가 자신의 행동이나 태도에 관심을 가지도록 치료자가 반복적으로 노력하면 환자는 그의 행동의 의미에 대해 고려할 만한 가치가 있다고 느끼기 시작한다.

성격 저항에 대한 임상 사례

이 장의 초반에 다루었던 동업자에게 분노를 표현하기 어려워하던 환자의 사례로 돌아가 보자. 이 환자는 정신치료 시간에 항상 작은 목소리로 말했다. 처음에 치료자는 이 부분을 많이 다루지 않았고, 단순히 환자에게 다시 말해 달라고 하거나 좀 더 크게 말해 달라고 부탁했다. 하지만 환자의 행동이 지속되자, 치료자는 그런 조용한 말투가 환자의 버릇임을 알아차렸다. 치료자는 환자에게 그 행동에 대해 물었고, 환자는 이것은 "그냥 습관"이라고 대답했다.

치료자가 추가로 질문하자, 환자는 자신의 모든 친구들이 자신이 중얼거리는 경향이 있다는 것을 이미 알고 있고, 항상 그에게 더 크게 말해 달라고 요청했다고 말했다. 치료자가 계속 환자가 작은 목소리로 의사소통하는 것에 대해 호기심을 표현했을 때, 환자는 치료자에게 "그냥 별거 아니에요." 라고 말하면서 치료자에게 좀 더 크게 말하도록 애써 보겠다고 장담했다. 시간이 흐른 후에야 환자는 자신의 행동이 자동적이며 비자발적이라는 것과 실제로 크게 말하려고 했을 때조차 항상 그러지 않았다는 사실을 인지하게 되었다. 이 시점에서 처음으로 환자는 자신의 행동에 대해 호기심을 느끼기 시작했다.

환자가 가진 호기심은 자신의 행동이 그냥 '습관'이 아니라 '동기'와 의미가 있음을 이해하는 정도로 발전했다는 것을 암시한다. 환자의 이러한 자각에 의해 치료자는 불안으로 인해 방어적 행동이 나타난다는 잠정적인 가설을 제시할 수 있는 위치에 서게 되었다. 예를 들어, 치료자는 아마도 환자가 큰 소리로 말하면 '너무 공격적으로' 보일까 봐 두려워서 부드럽게 말했을지도 모른다고 제안했다. 본질적으로 환자의 무의식은 부드럽게 말함으로써 공격적으로 보일 가능성을 제거했다.

성격 저항 및 고전적 저항

이전 세부 항목에 설명된 사례는 한편으로는 고전적 저항과 성격 저항 사이의 관계를, 그리고 다른 한편으로는 '저항 분석'과 '성격 분석' 사이의 관계를 보여 준다. 초기에 우리는 '고전적 저항', 적개심의 표현과 관련된 억압 또는 부인의 활성화가 환자의 언어적 의사소통을 막는다는 것을 설명했다. 누락을 지적하고 탐색함으로써 저항을 직면하는 것은 방어를 유발하는 불안의 확인과 탐색으로 이어지며, 분노하고 비판하는 환자에게서 손을 떼는 치료자와의 대상관계로 재연되었다.

반대로 성격 저항은 차단 또는 부재로 나타나지 않지만, 오히려 불안을 쫓아내는 행동이나 태도로 표현된다. 환자가 목소리를 낮추어 말하는 동안, 그는 자신을 분노를 표출할 수 없는 무력한 사람으로 경험했다. 이 저항의 직면은 환자가 그의 호기심을 자극할 만한 뭔가를 계속하고 있다고 치료자가 알려 주는 것을 포함한다. 성격 저항의 역할재연이 다소 자아 이질적으로 느껴져야 행동의 동기를 고려해 볼 여지가 생긴다. 이 시점에서야 환자는 자신의 행동을 유발하는 불안을 인식할 수 있게 된다. 크게 말하려고 할 때, 환자는 치료자의 눈에 비칠 자신의 공격성에 대한 두려움을 알아차리게 된다. 저항의 두 형태 간의 차이점은 생략이 분노나 비판에 대한 환자의 불안에 대한 인식을 '삭제한' 반면, 성격 저항은 공격적으로 보일 가능성을 차단함으로써 마음속으로 불안해할 필요가 없다고 환자를 안심시키는 기능을 했다는 것이다.

성격 저항을 다루는 일반적인 접근법은 첫째, 환자의 태도나 행동의 비현실적이거나 예상치 못한 특성을 강조하면서 환자의 주의를 끄는 것이다. 치료자가 시간을 갖고 반복적으로 직면시키게 되는 이 과정은 성격 방어가 환자에게 더 잘 보이거나 덜 자아 동조적으로 보이게 할 것이다. 환자가 자신의 행동을 인식하고 호기심을 갖게 되면, 다음 단계에서는 성격 저항을 자극하는 불안감을 탐색한다. 이 시점에서 환자의 방어적 행동에 동기를 부여하는 불안에 관심이 집중됨에 따라, 성격 저항 및 자유연상에 대한 저항에 대해 집중적으로 접근하게 될 것이다.

해석 및 담아내기

역전이에 대한 논의에서 우리는 환자의 언어적 · 비언어적 의사소통에 의해 활성화되는 정서와 대상관계를 수용하는 치료자의 능력의 관점에서 담아내기(containment)의 과정을 고려했다. 이때 역전이 담아내기는 역전이가 행동화하는 것을 방지하면서, 치료에서 나타나고 있는 대상관계에 대한 정보를 치료자에게 제공한다. 이러한 관점에서 담아내기는 치료자의 마음속에서 진행되고 해석을 위한 예비 단계로 기능하는 과정이다.

그러나 담아내기에 대한 또 다른 관점이 있다. 이 관점에서 담아내기는 환자와 치료자 사이에 일어나는 대인관계의 상호작용이고 그 자체로 치료 가능성을 가지고 있는 것으로 간주된다(Bion 1959, 1962a, 1962b; Britton 1998; Ogden 1982; Steiner 1994). DPHP의 기법들에 대한 토론을 완료하기 전에, 정신치료에 있어 담아내기의 역할에 대한 이 두 번째 관점에 대해 언급하고 싶다.

담아내기, 삼각 관찰 및 통합

앞서 설명한 것처럼 환자가 치료자의 감정을 유발하고 대상관계를 활성화하여 치료자가 이를 어떤 방식으로든 반영하거나 보완할 때, 담아내기는 시작된다. 치료자는 이를 성찰하면서 환자에 대한 자신의 반응을 담아낸다. 이를 통해 환자의 정서적 상태에 반사적으로 반응하거나 보완하기를 피할 수 있다. 예를 들어, 환자의 적개심에 대해 적개심으로 반응하거나 두려움으로 반응하지 않는다. 따라서 담아내기는 두 가지 과정이 수반된다. 첫째, 치료자는 환자의 감정 상태를 정확하게 '읽을' 수 있어야 한다. 이 과정은 환자에 대한 치료자의 개방성을 반영하며, 정서적으로 수용하는 치료자의 능력으로써 표현된다. 또한 이는 치료에서 재연되는 대상관계가 치료자의 내면에 영향을 주도록 허용하는 것이기도 하다. 둘째, 치료자는 또한 어떤 방식으로든 전이-역전이에서 재연되고 있는 방식을 관찰해야만 한다. 그 안에서 치료자 자신과 지금 일어나고 있는 상황 사이에 미묘한 거리가 형성되기 때문이다.

이 두 가지 작업을 모두 수행할 수 있는 치료자의 능력(한편으로는 치료에서 나타나는 내적 대상관계를 정확하게 감지하고 감정적으로 경험하고, 다른 한편으로 그의 내적 경험을 성찰하는)은 치료자의 감정적 경험이 환자의 감정적 경험에 부응하게 만든다. 그러나 환자의 경험과 똑같이 느끼게 만드는 것은 아니다. 담아내기 과정의 결과로서 치료자는 반응하지만 환자의 투사에 단순히 '동일하게' 반응하지 않는다. 즉, 치료자는 새로운 관점을 추가한다(Kernberg 2004b).

우리는 이 두 부분으로 이루어진 과정을 치료자의 마음 안의 '삼각 관찰(triagulation)'의 한 형태로 생각한다. 치료자는 환자의 자기표상 및 대상표상을 인지하는 한편, 다른 한편으로는 자신의 경험을 성찰하는 자기 관찰을 한다. 치료자의 이러한 능력(환자를 정확하게 읽고 그에게 공감하면서도 환자와는 구별되는 감각을 유지하는)은 환자에게 암묵적으로 전달된다. Fonagy 와 Target(2003)은 담아내기의 이러한 측면을 환자의 감정 상태를 치료자가 '표시(marking)'한다고 기술하였다. 치료자는 환자의 정서적 상황을 인식하고 그것에 의해 영향을 받지만, 그것을 완전히 공유하거나 그것에 의해 압도되지 않고 의사소통한다. 저자들은 이 과정을, 임상적으로 성인이지만 발달적으로 어린아이인 환자가 자신의 감정적 경험을 성찰하는 능력이 성장하는 것과 연관 지었다.

우리는 환자에게 자신의 감정적 상태에 대해 정확히 인식하고 그 경험에 내포된 관점을 되돌아보도록 하는 담아내는 치료자의 능력을 묘사해 왔다. 이런 식으로, 환자의 정서 상태가 특히 강렬하고, 관련된 대상관계가 특히 위협적인 상황에서 환자에게 담아내는 기능을 제공하는 치료자의 능력은 매우 중요하다. 예를 들어, 치료 시간 중에 환자가 몹시 화가 나거나 겁에 질려 있거나 또는 성적 자극을 받는다고 느낀다면, 환자의 정서적인 경험을 담아내고 소화시키는 치료자의 역량은 극도로 중요해진다. 치료자의 담아내기 기능에서, 치료자는 환자가 더 잘 견디고, 잠재적으로 압도적인 감정 상태를 조율하도록 도와주면서 자신의 마음속에서 환자 경험에 대한 보다 고도로 통합된 견해를 만들어 낸다(Bion 1959, 1962a, 1962b).

치료자 중심 해석 및 담아내기

감정이 고도로 활성화될 때, 생각은 더 경직되고, 환자가 치료자의 말의 의미를 받아들이기 어려울 수도 있다. 예를 들어, 환자가 격분하고 있을 때 환자의 적대감 또는 자신의 적개심에 대한 환자의 두려움에 대해 정확한 해석을 한다면, 환자는 치료자에게 공격당했다고 느낄 수 있다. 마찬가지로, 만약 성적 감정을 갖는 것에 대한 환자의 불안감을 치료자가 해석한다면, 환자는 그 치료자가 하는 말들에 대한 실제적인 내용과 무관하게 치료자가 명백하게 유혹적으로 행동하고 있다고 느낄 수 있다. 본질적으로, 이런 상황에서 치료에서 활성화된 대상관계는 마치 실제로 치료자와 인간관계가 펼쳐지는 것처럼 경험된다.

이런 종류의 상황은 중증 성격장애를 가진 환자에 대한 치료에서 훨씬 더 흔하게 발생하지만 경증 성격병리를 가진 환자에서 또한 보일 수 있다. DPHP에서 전이에서 재연된 대상관계를 담아내는 치료자의 능력은 환자가 자기 성찰 능력이 제한되는 강렬하고 위협적인 정서적 경험을 자기 성찰의 여지가 많은, 더 잘 조절된 감정 경험으로 전환하도록 도와줄 수 있다.

때때로 매우 감정적으로 격양된 대상관계가 치료에서 활성화된 경우, 치료자는 종종 환자의 경험을 단순히 말로 옮기는 것으로 시작하는 것이 최선이다. 예를 들어, "당신은 오빠에게 화가 나는군요."라고 치료자가 말할 수 있다. 마찬가지로, 고도로 격양된 대상관계가 치료자와 관련하여 나타났을 때, 종종 '치료자 중심 해석(therapist-centered interpretation)'(Steiner 1994)을 하는 것이 최선이다. 즉, 치료자는 환자의 치료자에 대한 경험을 간단하게 언급한다. 예를 들어, 치료자는 이렇게 말할 수 있다. "내가 당신을 공격하고 있다고 당신은 느끼는군요." 또는 "내가 치료 시간에 성적 감정에 대해 언급하면, 그것이 당신을 혼란스럽게 하고 내가 당신을 유혹한다는 느낌이 들게 했군요." 치료자 중심 해석은 환자가 느끼는 것을 정확히 표현하고 말로 나타냄으로써 극도로 고통스러운 감정적 경험을 환자가 참아 낼 수 있도록 도와주는 기능을 한다. 치료자는 정서적으로 매우 격양되어 환자가 견딜 수 없는, 상대적으로 잘 통합되지 않은 내적 경험을 더 잘 통합된 형태로 환자에게 말로 표현한다. 동시에 치료자 중심 해석은 치료자가 환자는 참지 못 했던 고통을 견디며 전이-역전이에 휩쓸리지 않고 그들 사이에 무슨 일이 일어나고 있는지 성찰할 수 있다는 것을 증명하는 것이다.

고도로 감정이 격양된 어떤 시기에, 치료자가 해석하지 않는 것을 선택할 수도 있다. 여기에서 치료자의 담아내기 기능은 목소리 톤과 얼굴 표정을 통해서 비언어적으로 환자에게 소통될 것이다. 이런 상황에서 유사한 정도의 감정을 환자에게 반사적으로 되돌려 주지 않고 역전이에서 행동화 없이 환자의 감정 상태에 영향을 받도록 스스로를 허용하는 치료자의 능력은 환자가 자신의 감정을 더 잘 견디도록 도울 수 있다.

치료 과정으로서의 담아내기

DPHP에서 해석 및 해석되지 않는 형태의 담아내기 모두 치료자가 과도하게 위협받거나 압도당하거나 경험에서 헤매지 않고, 환자가 경험하고 투사하는 것을 견딜 수 있음을 암시적으로 전달한다. 사실, 이 입장은 치료자가 환자가 성취하기를 원하는 것, 즉 위협적이고 매우 정서적으로 격양된 대상관계에 대한 인식을 견디고, 동시에 그 관계를 성찰할 수 있는 능력을 유지할 수 있도록 돕기를 희망한다는 것을 되풀이하는 것이다. 이는 몹시 갈등이 되는 대상관계가 치료에서 활성화되고 재연될 때 환자가 자신의 내부 경험을 탐색할 수 있게 해 줄 것이다. 궁극적으로, 담아내는 역량(갈등적 대상관계와 몹시 격양된 감정 상태에 대한 인식을 견디고, 그런 다음 그들에 따라 자동적으로 행동하거나 그것들을 사라지게 하려고 애쓰지 않고 성찰하는 역량)은 자신과 타인의 갈등적 경험을 주된 자기감으로 통합하는 DPHP의 전반적인 목표와 일치한다.

우리가 제시한 담아내기에 대한 관점은 다음과 같다. 치료자가 감정적으로 참여하고 있는 환자에게 의미 있는 해석을 할 때마다, 치료자는 환자의 정신적인 경험을 '해석해 주는 사람'으로서뿐만 아니라 '담아내고 수용하는 사람'으로서 기여한다. 이런 관점에서 보면, 해석은 설명하고 담아내는 것이며 설명하기는 담아내기의 형태로써 기능한다. 치료자의 말의 의미로 의사소통하는 해석의 설명적 측면은, 느낌을 말로 표현하고 환자의 정신적 경험에 추가적인 관점을 제공함으로써 강렬한 정서 상태와 위협적인 대상관계를 담아내는 기능을 한다.

우리는 DPHP에서 설명하고 담아내는 해석의 기능이 치료의 목표인 갈등적 대상관계의 통합을 촉진한다는 것을 믿는다. 우리의 기법 이론에서는 통합을 촉진시키기 위해, 감정적으로 고조된 갈등적 대상관계의 탐색과 해석에 명백하게 초점을 맞춘다. 하지만 정신치료적 관계의 담아내는 기능은 DPHP 기법에 내포되어 있다. 해석과 함께, 치료자의 중립적인 자세와 경청, 관심, 자제, 그리고 '표시(marking)' 모두 환자가 매우 위협적이고 감정적으로 격양된 갈등적 대상관계의 인식을 견디고, 더 잘 통합하도록 도와주면서 담아내는 기능을 한다. 결국 우리는 환자가 자기 자신의 갈등적 대상관계를 담아낼 수 있는 능력을 향상시키길 바란다. 본질적으로, 이것은 이전에 '담아내는 치료자'가 수행한 기능을 성취하는 것이다.

참고 도서

Kernberg OF: Convergences and divergences in contemporary psychoanalytic technique, in Contemporary Controversies in Psychoanalytic Theory, Techniques, and Their Applications. New Haven, CT, Yale University Press, 2004, pp 267-284

LaFarge L: Interpretation and containment. Int J Psychoanalysis 81:67-84, 2000

Levy ST, Inderbitzin LB: Neutrality, interpretation and therapeutic intent. J Am Psychoanal Assn 40:989-1011, 1992

Reich A: Character Analysis. New York, Noonday Press, 1949

Samberg E, Marcus E: Process, resistance, and interpretation, in The American Psychiatric Publishing Textbook of Psychoanalysis. Edited by Person ES, Cooper AM, Gabbard GO. Washington, DC, American Psychiatric Publishing, 2005, pp 229-240

Schafer R: Resisting and empathizing, in The Analytic Attitude. New York, Basic Books, 1983, pp 66-81

Schafer R: The analysis of resistance, in The Analytic Attitude. New York, Basic Books, 1983, pp 162-182

Steiner J: Patient-centered and analyst-centered interpretations. Psychoanalytic Inquiry 14:406-422, 1994

제8장

DPHP의 전술

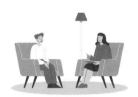

지금까지 우리는 치료자가 특정 기능 영역에서 성격 경직성을 줄이기 위한 목적으로 갈등적 대상관계의 통합을 촉진하기 위해 DPHP(경증 성격병리에 대한 역동적 정신치료)에서 사용하는 전반적인 전략(strategy)과 이 전략들이 시행되는 치료 설정(treatment setting)에 대해 설명했다. 우리는 또한 매순간 이 목표를 달성하기 위해 치료자가 사용하는 특별한 기법(technique)을 설명했다. 이제 DPHP의 전술(tactic)을 살펴보려고 한다.

개념적으로, 전술은 전체적인 치료 전략과 치료자가 만드는 순간순간의 개입을 연결해 준다. 실제로, 이러한 전술들은 치료의 중심 목표를 달성하기 위해 지난 장에서 기술된 기법들을 어떻게 구현할지 치료자가 결정할 때 각 회기마다 길잡이 역할을 한다. 전술은 언제, 어디서, 어떻게 개입할지 안내한다 (〈표 8-1〉 참조).

〈표 8-1〉 DPHP의 전술

전술 1. '우선적 주제' 찾기: 개입할 부분
전술 2. 갈등을 정의하기
전술 3. 방어부터 갈등적 동기까지 지배적 갈등을 체계적으로 분석하기
전술 4. 지배적 갈등과 치료 목표 사이의 관계를 분석하기

전술 1: 개입할 부분-우선적 주제 찾기

DPHP에서 각각의 회기는 한걸음 물러나서 회기를 듣고 생각할 때, 체계화된 주제를 나타내는 한두 가지의 사안을 갖는다. 우리는 이것을 **우선적 주제**(priority theme) 또는 **중심 사안**(central issue)이라고 한다. 환자의 의사소통 중 일부는 중심 사안을 나타내고 나머지는 이것을 방어하는 것이다. 치료자가 그 치료 시간의 우선적 주제를 밝혀내면, 사안이 개념적으로 앞뒤가 맞춰진다. 중심 사안 또는 우선적 주제는 Bion(1967b)의 **선택된 사실**(selected fact) 개념과 유사하다.

DPHP에서 어떤 사안들은 환자가 이야기하는 것들에 의해, 나머지는 비언어적 의사소통을 통해 도입된다. 환자가 치료 시간으로 가져오는 것에는 환자가 알고 있는 주제들이 있고, 또한 환자가 인정하지 않고 방어하는 주제들도 있다. DPHP 치료자의 첫 번째 전술은 회기에서 우선적 주제를 선택하고 그 주제에 내포된 지배적인 대상관계를 알아내는 것이다. 우선적 주제는 치료 시간에서 현재 재연되거나 방어되는 지배적 갈등 및 갈등적 대상관계와 일치한다. 결과적으로, 우선적 주제를 선택할 때 무의식적 갈등이 활성화되는 조짐을 찾아야 한다.

당면한 치료 시간과 순간에서 우선적 주제를 선택하기 위해, 치료자는 먼저 환자가 자유롭고 열린 의사소통을 하고 있는지 고려해야 한다. 만약 그렇다면, 다음으로 치료자는 환자의 언어적·비언어적 의사소통에서 어떤 소재가 정서적으로 지배적인지 고려해야 한다. 우선적 주제가 분명하지 않다면, 치료자는 전이에서 재연되고 뒤따라 치료자의 역전이를 자극시키는 지배적인 대상관계가 무엇인지 스스로에게 질문할 수 있다.

자유롭고 열린 의사소통에 대한 저항

우선적 주제를 결정할 때, 치료자는 항상 환자와 치료자의 자유롭고 열린 의사소통을 방해하는 것이 무엇인지 스스로에게 질문하며 시작해야 한다. 환자가 정보를 비밀로 하는 것처럼 보이는가? 자유롭게 이야기하기 어려워하는가? 두 질문 중 하나라도 그렇다면, 치료자는 환자가 치료 시간 내에 자유롭게 소통하기 어려운 것과 관련된 갈등이 중심 사안인지를 추론해 볼 수 있다. 환자가 개방적으로 소통하지 않을 때, 이는 갈등적 대상관계가 활성화될 것을 염려한 환자의 전형적인 행동이라는 것이다. 이때 치료자와 개방적으로 소통하는 것에 대한 환자의 어려움을 탐색하는 것이 이 회기의 우선적 주제가 된다.

정서적 지배성

환자가 자유롭게 이야기하고 있다면, 다음으로 치료자는 우선적 주제를 알아내기 위해 환자의 언어적·비언어적 의사소통에 주의를 기울여야 한다. 어떤 소재를 이어 나가야 할지 결정할 때, 치료자는 해석의 효율적 원칙(economic principle of interpretation)이라고도 하는 **정서적 지배성의 원칙**(principle of affective dominance) (Fenichel 1941)을 따른다. 정서적 지배성의 원칙은 환자가 가장 강한 감정을 쏟는 내용에 치료자가 개입하도록 하는 것이다. 이러한 접근방식의 근거는 정신적으로 갈등을 일으키는 내용이 활성화되면, 감정에 저항하는 방어뿐 아니라 환자의 감정도 자극된다는 것이다. 따라서 우리는 갈등적 대상관계가 활성화되는 신호를 알기 위해 환자가 감정을 쏟는 곳을 찾아야 한다.

의심스러운 소재에 감정을 쏟는다(investment)는 것이 항상 감정의 노골적 표현을 동반하는 것은 아니다. 사실, 때때로 정서적 지배성은 환자가 예상할 수 있는 감정을 표현하지 못하는 것으로 나타난다. 이것은 갈등적 대상관계가 활성화되고 방어 작용을 자극하여 감정이 억압되고 억제되거나 해리되는 것을 의미한다. 예를 들어, 환자가 객관적으로 무서운 경험을 침착하고 무심하게 이야기하는 것이다. 또 다른 예로, 정서적 지배성은 환자가 특정한 대상관계를 반복적으로 묘사하는 것과 같은 의사소통의 내용이나 비언어적 의사소통에서 드러난다.

특정 주제를 사려 깊게 논의할 때 주목할 만한 정서가 동반된다면 그 주제가 회기에서 정서적 지배성을 갖는다는 것을 암시한다. 예를 들어, 환자가 딸을 대학에 보낼 때 딸의 물건을 챙기던 기억을 치료자와 나누면서 울먹인다면, 딸이 집을 떠나는 것을 눈물 지으며 회상하는 것으로 표현된 갈등이 무엇이든지, 그 순간에 정서적 지배성을 갖는다고 추론할 수 있다.

정반대로, 특정 주제에 대해 논의할 때 눈에 띄게 감정이 보이지 않는다면, 이것 또한 전형적인 정서적 지배성을 의미한다. 여기에서 감정의 부재는 갈등적 대상관계의 활성화가 방어 작용을 자극한 결과이다. 예를 들어, 환자가 치료를 받게 된 원인인 결혼 생활의 문제를 자유롭고 개방적으로 이야기하지만 감정적으로 단조롭고 주제로부터 거리를 두는 것처럼 보인다면, 결혼 생활의 문제를 언급하면서 활성화된 갈등이 강한 정서적 지배성을 갖는다고 추론할 수 있다. 비슷하게, 환자가 언급하는 내용과 일치하지 않는 감정을 보이는 것도 정서적 지배성을 의미한다. 이 경우, 치료자는 명백한 모순을 명료화하기 위해 환자에게 질문해야 한다. 예를 들어, 치료자는 다음과 같이 말할 수 있다. "치료를 받으러 오시게 된 결혼 생활에서의 고통스러운 문제에 대해 이야기하고 있지만 이에 대해 걱정하는 것처럼 보이기보다는 사실 밝게 느껴지네요. 이 부분에 대해 어떻게 생각하시나요?"

때때로 정서적 지배성은 감정 표현의 유무보다는 환자의 의사소통 내용을 통해 알 수 있다. 치료 시간이 진행되는 동안 다른 형태와 맥락에서 한두 가지 주제 또는 일련의 대상관계가 반복적으로 언급되는 것에서 볼 수 있다. 때때로 대상관계 중 일부는 또한 전이에서 나타나기도 한다.

환자의 의사소통 내용에서 정서적 지배성을 찾을 때, 치료자는 DPHP에서 무의식적 갈등이 활성화되어도 항상 언어적으로만 표현되거나 또는 언어로만 대부분 의사소통되는 것은 아님을 염두에 두어야 한다. 방어적으로 활성화된 대상관계가 미묘한 행동 표현으로 전달되거나 환자와 치료자 사이의 상호작용 수준에서 표현되고 재연되는 것은 흔한 일이다. 예를 들어, 환자가 눈맞춤을 하지 못하거나 환자가 이야기하는 내용보다 과도하게 환심을 사려는 모습을 보인다면 치료자가 이 부분에 초점을 맞추는 것이 중요하다. 사실, 환자의 행동이 말과 일치하지 않고 정서적 지배성이 불분명할 때, 보통 환자의 행동이 말의 내용보다 더 중요하므로 행동이 먼저 탐색되어야 한다.

우선적 주제를 선택하는 추가적 접근방법

때때로 정서적 지배성을 결정하기 어려울 수 있다. 이런 경우, 우리는 먼저 환자가 자유롭고 열린 의사소통을 하는지, 의사소통에 방해나 어려움이 있지 않은지 치료자가 주의 깊게 재고하도록 제안한다. 열린 의사소통에 명백한 문제가 없다면, 다음으로 치료자는 환자의 말과 행동으로 나타난 전이에서 어떤 것이 진행되고 있는지 고려해야 한다. 여전히 불분명하다면 역전이를 주의 깊게 고려하는 것이 도움이 될 수 있다. 왜냐하면 역전이는 방어, 불안 그리고 숨겨진 정동으로 안내해 주기 때문이다. 만약 아직 중요한 주제가 나타나지 않는다면, 치료자는 정서적으로 지배적인 주제가 드러날 때까지 진행되고 있는 내용의 흐름을 지속적으로 듣고 평가해야 한다.

치료자가 치료의 특정 시점에서 정서적으로 지배적인 주제를 발견하기 어려워하는 것은 흔한 일이다. 그러나 이것이 반복적으로 또는 장기간 발생한다면 환자 측에서 내용을 의식적으로 억압하는 것을 나타낸다. 이러한 경우, 환자의 억압이 회기의 우선적 주제가 된다. 치료자는 회기에서 열린 의사소통에 어려움을 겪는 환자의 기저에 있는 갈등과 불안을 규정하면서 환자의 방어기제를 탐색해야 한다.

우선적 주제를 알아내기 어렵고 치료자가 의미 있는 방식으로 내용을 조직하기 어려울 때, 치료자는 주제를 임의로 정하고 싶은 마음이 생길 수 있다. 우리는 그렇게 하지 않을 것을 강하게 권고한다. 치료자가 이러한 방식으로 치료 시간을 이끄는 것은 단지 지적인 탐색으로만 이어질 수 있다. 치료자가 인내심을 가지고 치료 시간을 방해하거나 지시하지 않으면서 저항 분석 등의 제한된 개입만 하면, 지배적 주제가 결국 뚜렷해질 것이다.

요컨대, 환자의 생각과 감정에 관한 의사소통, 환자의 말과 행동에 관한 치료자의 관찰 그리고 역전이의 통합적인 분석을 통해 그 순간 가장 중요한 우선적 주제를 결정할 수 있다.

전술 2: 갈등을 정의하기

우선적 주제를 확인하면, 치료자는 이 주제가 나타내는 갈등을 정의하기를 원한다. 이것은 우선적 주제를 나타내는 대상관계를 밝히고, 이 대상관계의 표현적인(expressive) 기능과 방어적인(defensive) 기능을 고려함으로써 달성된다. 환자의 언어적 · 비언어적 의사소통을 수용하면서, 치료자는 자신의 마음속에 환자의 우선적 주제를 둘러싼 의사소통이 표현하는 내적 대상관계를 떠올리고 구성한다. 숙련된 DPHP 치료자는 환자의 관계 양상에 관한 의사소통을 들으면서 자연스럽게 이 과정을 진행한다. 경험이 적은 치료자는 언어적·비언어적 의사소통을 대상관계 양상으로 변형시키려는 의식적인 노력을 할 수 있다.

방어를 확인하기

우선적 주제에 관련된 대상관계의 집합체를 정의하고 나면, 치료자는 갈등과 방어가 어떻게 서로 맞물리는지 알아내고자 한다. 치료자가 대상관계를 고려할 때 스스로에게 묻는 첫 번째 질문은 '방어가 어디에 있는가?'이다. 앞서 논의한 것처럼, 방어적 목적을 수행하는 관계 양상은 의식적이고 환자의 심리적 경험의 표면 가까이에 있어서 환자가 상대적으로 받아들이기 쉽다. 이것을 이용하여 치료자는 '환자가 묘사하는 자신과 타인의 지배적인 이미지는 무엇인가?'와 '회기 내에서 환자는 자기 자신을 어떻게 의식적으로 경험하고 있는가?'를 고려하면서 회기에서 방어적으로 활성화되는 관계 양상을 알아낼 수 있다.

방어를 일으키는 불안과 기저의 갈등적 동기를 알아내기

회기 내에서 우선적 주제와 관련된 일련의 대상관계와 이들 사이에 위치한 방어적 대상관계를 정의한 후, 치료자는 다음으로 서로 대립하는 갈등에 대한 가설을 세운다. 갈등을 정의하는 것은 방어, 방어를 일으키는 불안(즉, 갈등적 동기가 표현되거나 의식으로 떠오르는 것과 관련된 심리적 위험), 그리고 기저의 갈등적 동기(의욕에 가득 찬, 소망하고 두려워하고, 혹은 필요로 하는 관계로 표현되는)를 확인하는 것을 수반한다. 이 모든 것은 갈등과 관련된 대상관계에 내재되어 있다.

치료자는 방어적인 대상관계를 알아낸 후에 표면에서 심층으로 이동하면서, 방어를 일으키는 불안을 생각한다. 방어를 일으키는 불안은 환자가 방어적인 관계 양상을 행동화함으로써 회피하고 싶어 하는 감정과 걱정을 나타낸다. 이러한 불안들은 대개 비교적 의식으로 떠오르기 쉽다. 만약 그 순간 불안들을 의식하지 못한다고 해도, 과거부터 불안들이 의식에 존재하였기 때문에 환자가 확인하였을 때 익숙하게 느낄 것이다. 방어를 일으키는 불안을 알아내기 위해, 치료자는 스스로에게 다음과 같이 질문할 수 있다. '환자가 방어적인 대상관계에서 구성된 자기와 대상을 경험함으로써 어떤 감정과 걱정을 회피하려는 것일까?' '환자가 이 상황에서 자기와 대상을 다른 방식으로 본다면 어떻게 느낄까?' '역할이 전환된다면 환자는 어떤 감정을 느낄 것인가?'

방어를 일으키는 불안이 확인되면, 치료자는 지배적 갈등에 깔려 있는 갈등적 동기 또는 관계 양상을 고려할 수 있다. 갈등적 동기는 일반적으로 환자가 가장 접근하기 어려운 주어진 갈등의 측면이 될 것이다. 여기서 치료자는 고려해야 한다. '이 순간 환자가 가장 두려워하는 환자 내면에 있는 것이 무엇인가?' '환자가 방어 작용을 통해 숨기려고 시도하는 것이 무엇인가?' 치료자는 갈등을 정의하는 과정에서 스스로에게 했던 각 질문들의 답을 대상관계를 통해 찾을 수 있다. 갈등을 정의하려는 노력으로, 치료자는 역전이와 함께 환자의 내적 삶을 역동적이고 구조적으로 이해하게 될 것이다.

왜 지금인가

치료 중 현재 재연되거나 방어되는 갈등을 정의할 때, 치료자는 스스로에게 항상 반드시 '이러한 갈등이 왜 지금 활성화되고 있는가?' 질문해야 한다. 답을 생각하면서 치료자는 환자의 삶과 치료 안에서 최근에 일어난 일을 염두에 두어야 한다. 생활 사건들은 갈등을 일으키고 치료 중 방어로 재연될 것이다. 동시에 치료 중 활성화된 갈등과 방어가 환자의 일상생활의 사건들을 촉발시킬 수 있다. 결과적으로, 환자의 현실적인 생활 상황을 염두에 두는 것은 치료자가 환자의 정서적 · 역동적 · 구조적 자료들을 모아 조합할 때 전후 사정을 알 수 있게 한다.

비슷한 맥락으로, 직전 한두 회기에서 다루었던 내용을 염두에 두는 것은 치료자가 현재 회기에서 환자가 제시하는 주제들에 접근하는 데 도움이 될 것이다. DPHP가 진행됨에 따라 치료 회기는 점차 매일 일어나는 사건의 영향이 줄어들고 더 자율적으로 흘러가게 된다. 이 과정에서 치료 자체가 환자 삶의 한 부분이 되어 가고, 치료자는 종종 이전 회기에서 탐색했던 주제의 연장 또는 반응으로 현재 치료 시간에 재연되는 방어나 갈등을 가장 잘 이해할 수 있다. 생활 사건이 갈등과 방어를 자극하는 것과 마찬가지로, 치료에서의 최근 사건도 동일하다. 치료자는 휴가, 한 번의 결석 또는 시간 변경과 같은 치료틀에서의 변화가 때때로 강력한 반응을 일으킬 수 있다는 것을 명심하는 것이 도움이 된다.

우선적 주제를 선택하고 갈등을 확인하는 임상 사례

다음은 제6장 'DPHP의 기법: 환자에 대해 경청하기'에서 논의되었던 역전이와 관련된 임상 사례다. 이 환자는 사회적으로 성공한 45세의 미혼여성으로 6개월간 치료 중이며 치료자와 긍정적이고 다소 이상화된 관계를 유지해 왔다. 그녀는 치료 시간을 놓치면 울적해지는 경향이 있었다. 치료자가 이 사실을 지적했지만, 환자는 치료 일정과 그녀의 기분 변화 사이에 어떤 관련이 있다는 것을 믿으려고 하지 않았다. 사실, 그녀는 회기 사이에 치료나 치료자에 대해 거의 생각하지 않았다.

우리가 앞서 기술했던 회기에서, 환자는 신이 나서 그녀의 새 남자 친구와 보낸 아주 멋진 주말을 상세히 이야기했다. 환자의 어조는 흥분되어 있었고 웃으면서 마치 신나는 주말을 함께 보낸 친한 친구 또는 동료와 대화를 나누는 것처럼 치료자와 이 모든 걸 공유한다는 것에 매우 즐거워하는 것이 분명하였다. 처음에는 환자의 고양된 기분에 편승하여 치료자도 흥분되고 환자를 따라 웃고 싶었다. 그러나 이야기를 계속 들을수록 치료자는 기분이 가라앉고 의기소침해지기 시작했다. 치료자로서는 도무지 가질 수 없는 것을 환자가 가지고 있다는 생각에 치료자의 삶이 상대적으로 지루하고 무미건조하게 보였다.

치료자는 회기의 우선적 주제가 치료 시간 초반의 상호 이상화 및 흥분과 이후 역전이로 의기소침해지는 느낌 사이의 감정의 대조라고 느꼈다. 치료자는 이것이 환자가 치료 시간 중에 느꼈던 것과 회기를 결석했을 때 느꼈던 감정의 대조와 비슷하다는 느낌을 받았다. 치료자는 더 나아가서 환자와의 의사소통에서 알게 된 대상관계를 마음속으로 떠올렸다. 먼저, 치료 시간 중에 흥분한 커플(환자와 치료자)이 있었다. 의존적인 환자는 자신을 보살펴 주는 치료자가 그녀의 기분을 지속시켜 주기를 원했다. 환자는 자신의 의존적인 느낌을 인정하고 싶지 않았고 회기 사이에는 치료자를 생각하지 않았다. 결국 치료자는 '모든 것을 가진' 사람에 대한 열등감과 소외감을 느끼는 역전이로 대상관계를 경험했다. 이 마지막 대상관계에서 적대감은 양측 모두에게서 부인되었다.

다음으로, 치료자는 '방어는 어디에 있는가?'라고 자문했다. 치료자는 흥분한 커플의 대상관계를 확인하고 대부분의 회기에서 특징적으로 나타난 전염되는 흥분하는 분위기가 환자의 '조증' 방어를 반영한다는 것을 알아냈다. 치료자는 두 명의 크게 성공을 거둔 의기양양한 내부자들이 서로의 성공을 공유하면서 즐기고 흥분에 빠져드는 것으로 재연된 관계를 되돌아보았다. 치료자는 같은 업적을 공유하는 두 명의 여자들처럼, 이 대상관계에서 자기와 대상이 다르지 않다는 것에 주목했다. 이것은 의사-환자 관계 또는 어떤 형태의 의존적 관계로도 느껴지지 않았다. 환자는 치료자와 함께 재연한 이러한 대상관계를 의식적으로 경험했다.

환자의 조증 방어를 고려하면서 치료자는 환자의 방어 작용을 일으키는 불안으로 나아갔다. 환자는 의존감을 인정하지 않고 될 수 있는 한 회피하려는 행동을 하는 게 분명했다. 치료자는 '환자가 나를 향한 의존감을 인정한다면 어떤 감정을 느낄까?'라고 생각했다. 치료자는 역전이에서 경험했던 열등감과 소외감을 연결시켰다. 치료자는 의존적인 상태와 관련된 고통스러운 감정과 불안 때문에 환자가 방어적인 태도를 취한다는 가설을 세웠다. 환자는 의존적인 상태에서 모든 것을 가진 누군가를 필요로 하는데, 반대로 그런 누군가(치료자)는 환자를 필요로 하지 않아서 환자는 열등감과 소외감을 느끼게 된다. 이러한 불안은 의식의 표면에 꽤 가깝게 있었기 때문에, 환자가 차분해지고 자신을 보호했던 방어를 덜 사용하게 되면 바로 이러한 고통스러운 대상관계를 다룰 수 있겠다고 치료자는 예상했다.

다음으로, 치료자는 기저의 동기와 왜 이것이 갈등적인지 생각했다. 환자는 고통과 모욕을 당할 위험을 무릅쓰고 사랑과 돌봄을 원하는 대상에게 의존하여 자신이 취약하게 되는 관계를 회피하는 것처럼 보였다. 이전에 알고 있던 환자의 병력을 기초로 하여, 치료자는 시기심과 가학성으로 물든 의존적 관계의 표상이 더 깊숙하게 묻혀 있다고 추론했다.

이 시점에서 치료자는 '왜 지금인가?'를 생각했다. 치료자는 환자가 새로운 남자친구와 애착이 커지고 있다고 생각했다. 또 다가오는 여름휴가에 몇 주간 치료가 중단됨을 생각했다. 두 가지 일 모두, 분명히 환자가 홀로 남겨지고, 의존적이고, 소외당하는 느낌과 관련된 불안을 자극했다.

이때 치료자는 현재 치료에서 활발히 나타나는 갈등을 어느 정도 정의할 수 있을 것 같다고 느꼈다. 분명히, 환자가 남자 친구와의 관계와 치료에 더욱 몰입하는 것은 치료자가 휴가를 떠날 것이라는 예상과 함께 환자의 의존과 관련된 갈등을 증폭시켰다. 환자의 방어 작용을 일으키는 불안은 표면에 가깝고 가끔은 의식적으로 나타났다. 우리는 여기에서 환자의 남겨지고, 소외당하고 열등한 느낌에 주목했다. 이러한 걱정들은 배제된 느낌, 의존성 또는 치료자와 환자 사이의 차이를 부정하는 조증 방어를 사용하면서 방어되었다. 의존적인 대상관계와 관련된 더욱 공격적이고 시기하는 대상관계에 대해서는 환자가 접근하기 어려워했다.

이 시점에서 치료자는 어떻게 개입하는 것이 최선일지 생각했다.

전술 3: 지배적 갈등의 체계적인 분석

무의식적 갈등을 체계적으로 분석하는 것은 DPHP의 초석이고, 이 책의 거의 모든 것이 이 기술을 수행하기 위한 내용이다. 여기에서 우리는 치료자가 접근하는 방법을 안내하는 일반적인 원칙에 대해 기술한다.

앞서 논의한 것처럼, DPHP는 대상관계가 환자의 방어적 필요에 따라 활성화되고 재연된다는 마음의 모델을 따른다. 방어적 대상관계의 재연은 기저의 대상관계를 억압한다. 방어적 대상관계는 대개 상대적으로 현실적이고 위협적이지 않으며 자아 동조적이다. 그에 반해서, 기저의 대상관계는 더욱 직접적으로 기저의 소망, 욕구, 그리고 두려움과 결합되어 대개 덜 현실적이고 더 위협적이며 감정으로 가득 차 있다.

DPHP의 종합적인 접근은 방어를 위해 시작되어 치료 안에서 재연되는 대상관계를 체계적으로 분석하기 위한 것이다. 이 과정에서 우리는 환자의 의식적인 자기 경험으로부터 억압되거나 해리되어 있는 자기와 타인의 표상을 밝혀낸다. 특정한 내적 대상관계의 방어적 기능이 자세히 설명되고 해석되면, 기저의 갈등이 뚜렷해진다.

갈등 분석의 원칙 – 표면에서 심층으로

DPHP에서 우리는 항상 의식과 가장 가까운 사안부터 개입을 시작하여 접근하기 어려운 사안을 향해 이동한다. 이것을 해석의 **역동적 원칙**(dynamic principle of interpretation) (Fenichel 1941)이라고 부른다. 이 원칙은 갈등을 분석할 때, 어떤 요소가 방어적이고 어떤 요소가 방어되고 있는 것인지를 생각하고 방어적인 사안의 단계부터 먼저 개입할 생각을 해야 한다고 말한다. 이 원칙은 종종 비유적으로 **표면에서 심층으로** 이동하라고 기술된다. 정의에 따르면 방어적인 내적 대상관계는 의식과 가장 가까이 있고 환자가 비교적 접근하기 쉽지만, 방어되고 있는 대상관계는 더욱 갈등적이고 의식적으로 견디기 어렵다. 개입할 때, 회기 안에서 재연되는 비교적 접근하기 쉬운 표상들을 탐색하면서 표면에서 시작하여 치료의 경과와 함께 더욱 깊이 억압된 심리적 경험의 접근하기 어려운 측면들을 향해 탐색해 나간다.

갈등 분석의 원칙−억압을 분석하기 전에 해리부터 탐색하기

많은 경증 성격병리 환자들이 명백히 분리 기반(splitting-based) 방어를 나타내는 방어적 관계 양상을 보인다. 이런 경우, 일반적으로 억압에 기초한 방어 작용을 분석하기 전에 해리와 부정을 탐색하고 직면하는 것이 가장 좋다. 이것은 의식과 가장 가까이에 있는 대상관계부터 시작하는 우리의 전반적인 접근법과 일치한다. 갈등적 동기들의 해리를 직면하고 탐색하면서, 해리를 통해 회피하고 있던 갈등과 관련된 불안이 드러날 것이다.

우리가 권고하는 접근의 예시로, 동거 중인 남자 친구에게 자기주장을 하기 어렵다고 호소하는 사업가 여성을 고려해 보자. 환자는 큰 회사를 소유하여 성공적으로 운영하고 있고, 회사에서 많은 사람의 보고를 받고 있으며, 대립을 피하지 않는 단호한 리더다. 그녀는 사회생활에서도 똑같이 적극적이어서 친구 사이에서 자주 통솔력을 보이는 역할을 맡았다. 그런데 처음으로 그녀가 사랑에 빠졌다. 그녀가 치료를 받으러 오게 된 이유는 집에서 남자 친구와 함께 있을 때, 자신이 평소와 다르게 소심해지고 가장 중립적이고 타당해 보이는 방식으로조차도 자기를 주장하기가 두렵다는 것을 발견했기 때문이다.

환자의 치료에서 우리는 그녀가 해리를 사용한다는 것을 직면하면서 시작했다. 환자의 익숙한 자기 경험과 관련된 대상관계를 묘사하고, 타인과 관련된 자기에 대한 느낌과 남자 친구와 함께 있을 때의 감정과 행동이 얼마나 완전히 대조를 이루는지 지적했다. 덧붙여 그녀가 부정하는 부분인, 집에 홀로 남자 친구와 있을 때 그녀의 행동이 얼마나 극적으로 다른지 주목했다. 환자 경험의 두 해리된 측면과 연관된 대상관계를 탐색하고 정의한 후, 우리는 그녀가 평상시의 사업가 자기로부터 연약한 자기를 해리하는 것이 불안으로부터 그녀를 보호할 것이라 제안했다. 그녀는 익숙하고, 자기주장이 강하고, 강력한 자기를 남자 친구와의 상호작용 속으로 가져오는 것을 마치 두려워하는 것 같았다.

치료자가 끊임없이 해리와 부정을 직면시키고, 환자가 내적 경험을 이렇게 구획화하는 것이 제공하는 기능을 탐색할 수 있도록 도우면서, 환자의 방어는 자아 동조적인 모습이 줄어들고 동시에 그 효과도 감소되었다. 이제 해리를 통해 회피하고자 했던 기저의 불안(이 경우, 의존적인 관계에서 강력한 사람이 되는 것에 대한 걱정과 궁극적으로 그녀 자신이 의존적인 위치가 되는 것과 관련된 불안)을 탐색하기 시작할 여지가 생겼다.

환자가 해리 방어를 분명히 사용하지 않는다면, 우리는 억압 기반(repression-based) 방어의 분석으로 넘어간다. 해리 방어를 분석할 때 우리는 환자가 갈등적인 의식적 대상관계들의 중요성을 부정하는 것과 함께, 갈등적 대상관계들 사이에서 갈등적 동기들이 양극화되는 것을 찾는다. 반면에 억압 기반 방어를 분석할 때는 치료에서 재연되는 방어적 대상관계들 안에서 갈등적 동기들이 얼마나 양극화되었는지를 고려하는 것이 도움이 된다. 이러한 조합은 신경증적 투사(neurotic projection)의 사용을 나타낸다. 이때 환자가 타인과의 상호작용에서 자기 자신을 의식적으로 경험할 때 양극화된 특성을 관찰할 수 있다. 예를 들어, 대상이 매우 강력하나 자기가 의존적이고 무력할 때, 또는 대상이 매우 성적이나 자기가 무관심하고 성적 관심이 없을 때, 우리는 방어적 대상관계를 볼 수 있다. 한편, 환자는 강력한 느낌이나 성적 느낌을 인식하지 못한다.

이 경우 우리는 의식에 있는 생각부터 시작한다는 원칙을 다시 한 번 적용하여, 환자의 주관적 경험을 채색한 표상들의 양극화된 특성을 언급하면서 개입을 시작한다. 먼저, 치료자는 환자가 재연하는 자기표상과 대상표상을 각각의 역할과 관련된 서로 다른 형태의 동기들과 함께 특징짓도록 돕는다. 다음으로, 치료자는 환자에게 하나의 표상이나 내적 대상관계가 얼마나 강력하거나 얼마나 성적인지를 지적하고, 반면에 나머지 표상은 그런 특성이 전혀 없이 전적으로 다른 동기들과 관련되어 있다는 것을 언급한다.

표상들의 양극화된 특성과 동기들의 분리에 초점을 맞추어 관련된 대상관계들을 묘사하면서, 치료자는 환자가 특정 관계 양상에서 자기 자신을 반복적으로 경험하는 것이 외부 현실을 합리적인 관점으로 보는 것이 아니라 환자의 생각이라는 견해를 제시한다. 비록 고통스럽거나 부적응적일지라도 환자가 능동적으로 자신의 경험을 특정 방식으로 구조화한다는 인식은 이러한 대상관계에서 반복적인 역할재연으로 나타나는 방어적 기능을 탐색할 길을 열어 준다. 마지막 단계는 확인한 방어기제와 관련된 기저의 갈등을 정의하는 것이다.

만약 회기 안에서 재연되는 방어적 대상관계에서 해리나 투사가 분명히 사용되지 않는다면, 우리는 엄밀한 의미의 억압 분석으로 넘어간다. 여기에서 우리는 환자가 재연하는 관계 양상이 더욱 갈등적인 다른 대상관계들의 억압을 지지하는 기능을 하는지 고려해야 한다. 늘 그렇듯, 우리는 방어적 대상관계와 관련된 동기와 표상을 특징지으면서 시작한다. 이 과정에서 우리는 환자가 얼마나 반복적이고 완고하게 자신의 경험을 특정 관계 양상에 재연하도록 구성하는지에 대해 환자가 주의를 기울이도록 한다. 환자가 점차 자신이 능동적으로 특정한 방식으로 경험을 구조화한다는 것을 인지하게 되면, 이러한 대상관계의 반복적인 역할재연이 나타내는 방어적 기능을 탐색할 상황이 조성된다. 저항 분석을 지속하면서 시간이 흐르면, 재연되는 방어적 대상관계에 의해 억압되었던 기저의 더욱 큰 갈등적 대상관계를 탐색할 기회를 갖게 될 것이다.

지배적 갈등의 체계적인 분석에 대한 임상 사례

다음은 권위적인 대상에 대한 분노로 어려움을 호소하는 40세 기혼 전문직 남성의 사례다. 환자는 돈과 권력에 대해, 특히 친구들의 성과에 비해 상대적으로 갖는 부적절한 느낌을 호소하였다. 초기 상담에서, 환자는 그의 직업에서 상당한 성공을 이뤘음에도 불구하고 좀 더 연봉이 높거나 더욱 영향력 있는 자리에 오를 수 있는 기회를 억압하고 있는 것이 분명했다.

치료 시간에 환자는 지난주부터 직입직으로 발전할 수 있는 기회를 놓치고 자기주장을 할 수 없었던 일련의 상황들을 이야기했다. 대신, 환자는 자신이 이용당하도록 내버려 두었고, 스스로를 패배자처럼 느꼈다. 치료자는 환자의 억제, 복종, 그리고 패배감을 우선적 사안으로 확인했다. 환자는 대상관계에서 자신을 우월하고 강력한 권위적 대상에게 굴복하는 패배자로서 재연했다. 이것은 표면과 가장 가까운 대상관계이고 성격 방어로 기능했다.

환자가 스스로에 대해 언급한 것을 듣고 치료자는 다음과 같이 답했다. "마치 당신은 강력한 대상과 상호작용하는 자신에 대한 특정 이미지를 가지며, 그것을 반복해서 재생하는 것 같습니다. 당신은 스스로를 열등하고 약한 패배자처럼 보네요. 그리고 복종해야 한다는 생각을 토대로 당신은 스스로 의견조차 내세울 수 없다고 합리화하는군요. 시도하면 창피를 당할 뿐이라고 자기 자신에게 말하면서요."

환자는 치료자의 말을 가로막으며 말했다. "이야기를 듣다 보니 선생님이 저에게 패배자라고 말씀하시는 것 같아서 기분이 더 나빠졌습니다! 그리고 제가 일주일에 두 번 상담을 받는다는 사실이 저를 더욱 패배자로 만들었어요."

이 시점에서 치료자는 전이에서 일어난 역할재연을 직면시킬지 아니면 더욱 강력한 누군가와의 관계에서 열등한 '패배자'가 되는 관계 양상이 방어적으로 기능하고 있다는 것을 환자가 알도록 해야 할지를 결정해야 했다. 만약 지금 환자와 치료자가 함께 경험하는 이 상황이 치료자가 설명한 상황과 똑같다고 지적한다면, 환자는 오로지 굴욕당하고 비난받는다고만 느낄 뿐 아무것도 깨달을 수 없게 될 거라고 치료자는 생각했다. 결론적으로, 치료자는 향후에 이 문제를 환자와 더 다룰 기회가 있을 거라고 보고 지금은 개입을 미루기로 했다.

　대신에, 치료자는 환자에게 말하였다. "제 관점에서는, 당신 스스로 패배자처럼 느끼는 데에는 나름 이유가 있어 보입니다. 그리고 당신은 제가 당신을 패배자로 본다고 느낄 필요가 있는 것처럼 보여요. 스스로 나아지고 발전하려고 노력하지만 언제나 약점만 드러나고 결국 굴욕감을 느끼는 것 같습니다. 제 생각에 당신 스스로를 이런 방식으로 바라보는 것은 고통스럽지만 이것이 필요한 이유는 당신을 보호하고 안전하게 해 주기 때문이에요."

　환자는 마치 치료자가 "당신은 진짜 패배자가 아닙니다. 단지 스스로 패배자라고 생각하는 것이에요."라고 말하면서 단지 환자의 기분을 더 낮게 해 주려고 애쓰는 것처럼 보인다고 대답했다.

　치료자는 "그것이 정확한 요점입니다. 마치 당신이 무엇을 하든지 간에 '나는 패배자'라는 이미지를 고집하는 것처럼 보여요."라고 대답했다. 환자는 더욱 생각에 잠긴 후에 자신을 매우 비참하게 만드는 패배자라는 느낌을 자신은 왜 안전하다고 생각하는지 치료자에게 물었다. 치료자는 "매우 좋은 질문입니다. 제가 알아차린 것은 권력이나 권위적인 위치에 있는 누군가와의 관계에서 당신 자신의 이미지가 매우 양극화되어 있다는 것입니다. 한 사람은 전적으로 강력함을 담당하고, 다른 한 사람은 전적으로 무력하고 순종적인 패배자입니다. 마치 당신은 스스로에게 힘은커녕 조그만 자기주장을 하는 것조차도 두려워하는 것 같네요. 혹은 당신 자신을 패배자로 보지 않는 게 마치 위험하거나 겁주는 일처럼 두려워하는 것 같아요."라고 대답했다.

　환자는 그날 이전에 상사를 만났을 때 어떻게 느꼈는지 생각했다. 사실, 환자는 상사를 중요하게 여기지 않음에도 불구하고 늘 그랬듯 겁이 났다. 그는 오래전에 약속된 승진에 관한 주제를 회의에서 꺼내겠다고 마음먹었다. 그러나 또다시 환자는 상사가 자신을 바람맞히도록 내버려 두었다. 상사는 예산이 얼마나 빠듯한지로 대화 주제를 바꾸었고, 환자는 자신의 안건으로 화제를 돌리지 못했다. 그는 이걸 밀어붙이면 '자만심이 강하고 탐욕스러워' 보일 것이라고 상상했다.

　치료자는 환자의 이야기에 답했다. 환자가 자신을 무력하고 순종적인 패배자로 여기는 경향을 보이는 한 가지 이유는 자기주장을 했을 때 자만심이 강하고 탐욕스러워 보일 것을 두려워하기 때문이라고 지적했다. '자만심이 강하고 탐욕스러운'이라는 단어는 환자가 상사에 대해 종종 언급할 때 사용했던 표현과 같다고 치료자는 덧붙여 말했다. 마치 환자의 마음속에서는 상사 또는 권력을 가진 누구든 '이기적이고 탐욕스러운 멍청한 사람'인 것 같았다. 유일한 대안은 자신이 무력하다고 느끼는 것이었다. 환자는 이것이 익숙하고 의식적인 염려라고 인정했다. 이것은 비현실적일 수도 있지만, 그가 늘 걱정하던 어떤 것이었다. 그것은 마치 그가 자신의 '엄마처럼' 되는 것이었다.

그날 밤, 환자는 한 남자가 여자에게 심한 말을 하는 장면을 지켜보는 악몽을 꾸었다. 남자는 신체적 폭력을 사용하기 직전인 것처럼 보였다. 아마도 그녀를 죽일 수 있을 것 같았다! 환자는 겁이 났고 동시에 여자를 보호할 수 없다는 사실에 죄책감을 느꼈다. 그는 여자에게 다가가려고 노력했지만, 문이 잠겨 있었다. 그렇지만 어쩌면 그는 겁에 질려 있었기 때문에 더 노력할 수 없었던 것일지도 모른다. 그가 '119'를 부를 수는 없었을까?

치료자는 이기적이고 탐욕스러운 상사와 무력한 패배자의 기저에 있는 대상관계가 꿈의 내용으로 나타났다고 설명했다. 환자가 인식하는 표면과는 다르게, 꿈에서 나타난 대상관계는 이전에 치료에서 언급된 사안보다 더욱 밀접하게 환자의 가학증과 환자가 통제를 잃는 공포를 반영했다. 꿈에 그려진 관계 양상에서 환자는 자신 또는 대상이 명백히 가학적이거나 공격적이어서 실제로 벌어질 위험을 두려워했다. 치료자는 갈등이 꿈에 직접적으로 나타났지만, 가학적 대상관계는 그와 다르게 여전히 환자의 의식에서 꽤 멀리 있음을 인식했다(회기에서 나타난 가장 가까운 징후는 치료자가 자신을 모욕할 것이라는 환자의 예상이었다).

환자의 연상을 들은 후에, 치료자는 환자의 가학증에 대한 기저의 불안에 대해 해석을 했다. "저는 이 꿈이 어제 치료 시간에 우리가 했던 당신 스스로 강력하다고 여길 때 불안해한다는 논의에 대한 반응으로 짐작되네요. 비록 이러한 염려들이 대체로 당신의 인식 바깥에 있음에도 불구하고, 꿈은 당신이 적어도 어느 정도의 힘을 갖는 것조차도 두려워한다는 것을 암시합니다. 왜냐하면 당신의 마음속에서, 힘

은 통제를 잃는 공포를 일으키기 때문이지요. 당신은 이러한 충동이 자신 안에 있
는 걸 비밀로 해 두어야 했어요. 당신은 마치 이러한 충동이 언제든 촉발된다면 당
신의 분노와 잠재적인 폭력이 다른 사람들을 해할 수 있다고 느껴요."

　치료자는 영향력이 거의 없을 것이라는 기대로 이 해석을 했다. 왜냐하면 꿈에
서의 표상을 넘어 현재에는 이 사안이 활발히 다루어지지 않았기 때문이다. 그러나
또한 환자의 가학증과 가학적으로 다루어지는 것에 대한 환자의 염려가 장래에 더
욱 정서적으로 의미 있는 방식으로 나타나게 될 때, 치료자가 다시 그 꿈을 언급하
고 해석을 할 수 있을 것이라 예상했다.

　이 사례는 하나의 대상관계에 내포된 갈등적 동기의 방어적 분리와 투사를
직면하고 해석하는 접근을 보여 준다. 환자는 의존으로부터 힘을 분리시켰
고 그렇게 함으로써 자신을 완전히 무력하게 만들었다. 환자가 관계 안에서
모든 권력을 타인에게 부여하고 자기 자신은 완전히 무력하고 의존적이고 순
종적인 상태로 둔다는 것을 치료자는 언급하였다. 그리고 치료자는 이 대상
관계의 방어적 특징을 언급했다. 다음으로, 방어를 유발하는 불안—즉, 환자
가 힘을 갖는다면 자만하고 탐욕스러워질 것이라는 공포—을 확인했다. 다
음 단계는 무의식에 있어 꿈으로 나타나는 이러한 표현과 관련된 기저의 충
동과 위험을 탐색하는 것이다.

　그 당시, 치료자는 강력한-순종적인 대상관계의 해리를 지속적으로 직면
하고 해석하면서 또한 이 대상관계가 어떻게 전이 내에서 재연되는지 언급할
기회를 찾으면, 강력한 표상과 의존적인 표상의 완전한 분리가 완화될 수 있
을 것을 예상했다. 이러한 상황에서 환자는 점차 자기 자신을 무력하지 않게
볼 수 있을 것이다. 이러한 변화는 환자가 가학성과 공격성으로 표상되는 기
저의 내적 대상관계를 더 인식하도록(즉, 더 불안해하도록) 할 것이다.

　비록 환자의 가학성, 자신의 취약한 부분, 타인을 자신의 공격성으로부터

보호하기 어려운 것에 대한 불안은 꿈의 발현된 내용에 분명히 표현되었지
만, 이 내용은 회기 내에서 정서적으로 드러나지 않았다. DPHP에서 무의식
적인 갈등이 치료 초기에 꿈 내용으로 종종 꽤 분명하게 모습을 드러내는 것
은 드문 일이 아니다. 꿈에서 표현된 대상관계와 불안에 대해 언급할 가치가
있지만, 우리는 이 해석이 지적인 이해 이상으로 나아간다고 예상하지 않는
다. 갈등이 지금 활성화되고 환자의 삶과 치료 안에서 재연될 때에만 갈등의
해석이 의미 있는 통찰로 나아갈 수 있다.

전술 4: 지배적 갈등과
치료 목표 사이의 관계를 분석하기

우리는 DPHP 치료자들이 환자의 언어적이고 비언어적인 의사소통을 받아
들이고, 선택된 사실과 지배적 갈등을 찾아내고, 지배적인 대상관계의 측면
에서 갈등을 정의하고, 갈등과 관련된 방어적이고 충동적인 대상관계를 체계
적으로 분석하는 전술을 다루었다. 이제 우리는 DPHP 목표의 역할과 이 목
표를 효율적이고 효과적으로 달성하기 위한 전술들에 대해 살펴볼 것이다.

우리가 언급한 것처럼, DPHP는 상담치료 중 하나로서 특정한 치료 목표를
중심으로 구조화된 치료다. 이러한 관점에서 DPHP는 환자가 이야기하는 주
호소와 치료 목표로 정의되는 기능의 제한된 영역에서 성격 경직성을 줄이려
는 목표를 가지고 갈등적 대상관계의 통합을 지향하는 집중적인 치료다.

치료 목표로 연결하기 전에 중심 갈등을 분명히 하기

DPHP는 환자의 무의식적 갈등과 내적 대상관계에 접근하기 위해 자유롭
고 열린 의사소통과 기술적 중립성의 위치에서 이루어지는 저항 분석에 의존

한다. 이것을 위하여 환자가 마음속에 떠오르는 것이 무엇이든 검열하지 않고 특정한 의제를 추구하지 않으며 가능한 한 자유롭고 개방적으로 이야기하도록 권장한다. 이러한 방법이 기본적으로 단기 역동 정신치료(short-term dynamic psychotherapy)에서 사용되는 것과 같은 집중적인 접근법과 양립할 수 없다는 것은 분명하다. 단기 역동 정신치료에서, 치료를 시작하기 전에 치료자는 환자에게 치료의 초점을 중심으로 언급이 이루어질 것이라고 알려 주고 치료가 시작된 다음, 환자가 초점에서 벗어나면 치료틀에 대한 저항으로 해석한다. 반면, DPHP에서 치료 목표와 관련되어 이루어지는 첫 번째 전술적 결정은 환자가 치료 목표를 염두에 두지 않고 치료에서 재연되는 내적 대상관계와 방어기제의 탐색에 집중할 것이라는 점이다.

치료 목표와 관련된 두 번째 전술적 결정은 어느 시점에 치료자가 치료 목표를 논의하기 시작해야 하는지이다. DPHP에서 우리는 지금-여기의 갈등을 완전히 탐색하면서 시작하지만, 이것을 치료 목표나 현재의 문제로 연결하려고 하지는 않는다. 이 과정에서 환자뿐 아니라 치료자도 '환자가 가지고 있는 문제들을 내가 어떻게 이해할 수 있을까?'라고 생각하지 않는다. 오히려, 질문은 '내가 지금 치료 안에서 재연되고 있는 갈등을 어떻게 이해할 수 있을까?'이다. 여기까지 치료 목표는 치료자의 전술적 접근에 영향을 미치지 않는다. 그러나 특정한 갈등이 분명해지면, 치료 목표가 치료자의 생각에서 중요한 부분을 차지하게 된다. 그때부터 치료자의 전술 중 하나는 치료에서 재연되는 지배적 갈등과 치료 목표 사이의 관계를 분석하는 것이다.

모든 환자는 다양한 기능 영역에 영향을 미치는 핵심적 또는 지배적 갈등을 갖는다. 갈등에 의해 몇몇 기능 영역은 매우 강력하게 그리고 명백하게 영향을 받는 반면에, 나머지는 더 미묘한 영향을 받는다. DPHP에서 우리는 환자에게 가장 큰 문제가 되는 장애의 영역에 존재하는 환자의 핵심 갈등에 초점을 맞춘다. 우리는 치료에서 점차 뚜렷해지는 환자의 지배적 갈등과 해석 및 훈습 과정의 일부로서 환자의 주 호소 또는 치료 목표를 연결한다.

치료 목표를 훈습 과정의 일부로 초점을 맞추기

우리가 언급한 것처럼, 우리는 훈습 과정이 역동적 정신치료에서 변화를 이끈다고 믿는다. 훈습에서, 갈등이 다양한 관점과 맥락들 속에서 반복적으로 재연되고 분석되면서, 특정 갈등과 다른 갈등 사이의 연결을 점차 깊고 복합적으로 이해하게 된다. DPHP에서 치료자는 우선적으로 환자가 현재 호소하는 것과 치료 목표를 훈습의 맥락으로 강조한다. 갈등이 분명해지면, 치료자는 '어떻게 이 갈등이 환자가 호소하는 문제, 그리고 치료 목표들과 관련이 있을까?'라고 질문한다. 갈등이 치료 경과 동안 반복적으로 재연되면서, 치료자는 갈등과 치료 목표 사이의 관계를 탐색하고 해석할 기회를 자주 접하게 된다.

이 전술은 치료자가 적절한 시간과 장소에서 현재 치료에서 지배적 갈등과 치료 목표 사이의 연결을 강조하도록 결정하는 데 도움이 된다. 특정한 갈등을 분석하는 과정에서 어느 시점에 치료자가 치료 목표를 도입해야 하는가? 어느 시점이든 얼마나 강력하게 치료자가 지배적 갈등과 이러한 목표 사이의 관계를 강조해야 하는가?

언제 치료 목표를 도입하는가

숙련된 DPHP 치료자들이 회기 안에서 재연되고 탐색되는 역동적 사안과 환자가 호소하는 문제를 언제 연결하고 언제 연결하지 않아야 할지 결정할 때 사용하는 절대적인 이정표가 있다. 다른 무엇보다도 더 치료자가 항상 명심해야 하는 가장 중요한 우선순위는 환자의 핵심 갈등을 이해하는 것이다. 이것을 염두에 두고, 치료자는 치료에서 방어적 기능으로 재연되는 갈등적 대상관계를 핵심 갈등이 분명해질 때까지 분석한다. 이 과정에서 치료자나 환자는 탐색할 사안이나 갈등을 선택하지 않는다. 환자의 갈등이 밝혀지는 것은 치료의 자연스러운 부분이다.

갈등 및 그와 관련된 대상관계가 분명하게 언급되고 탐색되고 나서야 치료
자는 어떻게 갈등이 환자가 호소하는 문제와 관련되는지에 관한 가설을 세우
는 것에 전념한다. 이러한 노력은 환자가 치료로 가져온 문제가 어떤 것이든
치료를 하는 동안 계속될 것이라는 필연적인 사실에 의해 용이해진다. 그러나
갈등이 분명해지고 치료자가 문제의 갈등을 치료 목표와 연결할 준비가 된 이
후에도, 갑자기 치료 목표를 거론하거나 인위적인 방식으로 빠른 결정을 강요
하지는 않는다. 대신에, 치료자는 치료 목표와의 연결이 자연스럽고 의미 있
는 방식으로 보이는지 계속해서 상황을 살핀다. 치료자는 기회를 만들지 않고
기다린다. 사실, 때때로 치료자가 특정 사안을 집중하거나 추구하는 경우는
더 드물고, 치료자가 다른 사안들을 덜 적극적으로 선택하는 경우가 더 많다.

DPHP 치료자가 채택한 전술적 접근(즉, 특정한 치료 목표를 다루기 위해서)
환자의 의사소통의 모든 측면에 열려 있는 동시에 개입을 간소화하는 것)을 분명히
보여 주기 위해 가장 최근에 논의한 두 환자의 치료로 돌아가 보자.

치료 목표에 초점을 맞추는 첫 번째 임상 사례

다음은 이 장 초반(우선적 주제를 선택하는 전술 부분)에 기술했던, 의존과 관련
된 갈등을 가진 미혼의 전문직 여성 사례다. 그녀는 오랫동안 사귄 남성에게 버림
받은 후 상담을 받으러 오게 됐다. 그 관계의 여파로 환자의 옛 연인은 그녀가 상상
해 본 적이 없을 정도로 사람을 조종하고 신뢰할 수 없는 사람으로 드러났다. 그녀
는 자신이 어떻게 그런 사람을 선택했는지 이해하고, 관계의 고통스러운 상실을 극
복하고 미래에 더 적합한 남자와 관계를 맺을 수 있다면 필요한 어떤 것이든 하겠
다는 마음으로 치료를 받으러 왔다. 환자에게는 문제가 있어 타협하며 지냈던 다른
영역들이 있었고 또 최적으로 기능하며 살아온 것도 아니었다. 그러나 그녀의 어려
움은 상대적으로 연애 문제에 국한되어 있었고, 다른 영역은 그녀에게 특별한 걱정
거리가 아니었다.

　　예를 들어, 그녀의 전문적 분야에서, 환자는 매우 성공했지만 정기적으로 중요한 마감기한을 지키지 못하거나 중요한 계획을 완전히 다 끝내지 못했고, 그 결과 그녀의 평판은 어느 정도는 나빠졌다. 게다가, 스트레스 상황에서 환자는 다소 상황에 맞지 않는 방식으로 함께 일하는 동료들을 몰아세우는 경향이 있었다. 그녀는 친구 관계에 만족했지만, 환자의 측근들은 그녀를 '착취자'처럼 여겼고, 환자는 필연적으로 자신의 형제자매와 멀어지게 되었다. 상담 과정 동안, 환자와 치료자는 그녀의 갈등이 이러한 추가적인 기능 영역에 분명히 영향을 주었을 것이고 만약 그녀가 이 영역에 초점을 맞춘다면 성공적으로 다룰 수 있을 것이라는 점에 동의했다. 그러나 그녀는 이 영역이 상대적으로 수월하다고 느꼈고 연애에서의 어려움에 집중하는 선택을 했다.

　　환자의 갈등에 초점을 맞추면서, 치료자는 지속적으로 환자의 갈등과 그녀가 가진 친밀감의 어려움 및 이전의 남성 선택을 연결했다. 예를 들어, 억압되었던 더욱 편집적인 대상관계가 치료에서 나타나고 이해되면서, 치료자는 이 대상관계와 환자의 이전 남자 친구와의 관계를 연결시켰다. 치료자는 의존적 관계에 내재하는 위험에 대한 환자의 환상이 남자 친구와의 관계에서 어떻게 실현되었는지를 먼저 지적하면서 개입을 시작했다. 이 개입은 환자가 의식하지 못하는 의존과 시기를 둘러싼 갈등이 환자가 무의식적으로 가장 두려워했던 무언가를 실제로 행할 수 있는 남자에게로 어떻게 자신을 이끌었는지 탐색하는 길을 열었다.

　　치료의 다른 시점에서, 환자는 의존적이고 친밀한 관계에서 활성화되는 자기 자신의 더욱 착취적이고 가학적인 부분을 이해하고 끌어안게 되었다. 이 대상관계를 환자가 남자를 선택하는 것과 관련하여 다시 한 번 탐색했다. 그녀 자신의 착취적인 면을 책임지는 것은 그러한 부분을 그녀에게 외현화할 수 있게 하는 파트너에게는 더 이상 끌리지 않는 것을 의미했다. 게다가, 그녀는 진심 어리고, 상호 의존성에 기초한('성숙한') 관계를 맺게 되면 자신의 착취적이고 가학적인 부분들이 드러날 것이라고 두려워하였기 때문에, 부적합하거나 신뢰할 수 없는 파트너를 선택하면서 그런 착취적인 부분들이 드러나지 않게 자신을 보호해 왔지만 이제는 더 이상 그럴 필요가 없게 되었다. 환자의 갈등적 대상관계가 치료 안으로 들어오고 훈습되면서 치료자는 이러한 종류의 해석을 많이 했다. 치료자는 예를 들어, 예전 남자 친구와 비슷한 남자와 관계를 유지하는 것은 궁극적으로 그녀가 깊이 사랑하고 그녀가 사랑할 만한 누군가와의 관계가 가학적으로 변하는 고통으로부터 그녀를 보호해 주는 역할을 한다고 언급했다.

치료 목표에 초점을 맞추는 두 번째 임상 사례

스스로 패배자라고 느끼면서 자기주장을 펴지 못하고 권력이나 금전적 성공을 적극적으로 추구하지 못했던 환자의 사례로 돌아가 보자. 이 환자는 자존감이나 직업적 발전 외에도 다른 영역에서 어려움이 있었다. 예를 들어, 치료에서 다루지 않기를 원했던 오래된 성적 억제가 있었다. 또한 그는 아내와 다소 소원한 관계를 유지하는 것이 더할 나위 없이 행복했고 아내 또한 이러한 합의에 만족하는 것처럼 보였다. 마지막으로, 환자는 연로한 부모님을 보살펴야 하는 요구에 어려움을 느꼈다. 이러한 어려움의 일부 또는 모든 영역이 치료에서 우선순위가 될 수 있으나 환자는 직업적 힘과 관련된 갈등에 초점을 두기를 원했다.

환자의 갈등이 분명해지면서, 치료자는 성이나 친밀감과 관련된 억제는 상대적으로 관심을 덜 가지는 대신, 재연되는 대상관계와 힘, 권력 그리고 돈과 관련된 환자의 억제 사이의 관련성을 강조했다. 예를 들어, 환자의 가학성과 관련된 불안이 분명해지면서 치료자는 환자가 강력한 위치에 서는 것을 두려워하는 이유는 자신보다 취약하고 덜 강력한 사람들을 공격하고 통제를 잃을 것을 두려워하기 때문이라고 설명했다. 비슷하게, 환자가 개인적이고 직업적인 성공에 대한 반응으로 불안 또는 죄책감을 느낄 때, 치료자는 다시 직장에서의 돈, 성공과 관련한 환자의 억제와의 연관성을 강조했다. 치료자가 환자의 갈등과 아내와의 정서적으로 소원하고 성적으로 억제된 관계 사이의 관련성을 언급했음에도 불구하고, 이러한 연관성은 훈습 과정에서 강조되지 않았다. 요컨대, 특정 갈등이 분명해지면서 치료자는 이 갈등이 어떻게 환자의 직업적 · 금전적 발전 추구 억제와 관련되는지 강조했고, 또한 같은 갈등이 환자의 다른 영역에서 어떻게 억제되는지에 대한 탐색에는 관심을 더 적게 두었다.

임상 사례에 대한 논평

제시된 두 임상 사례에서, 치료자는 환자의 핵심 갈등을 분명히 하면서 시작했다. 첫 번째 환자의 갈등은 주로 의존성과 친밀감이 중심인 반면에, 두 번째 환자는 주로 힘과 가학성이 중심이었다. 양쪽 모두에서, 이러한 갈등은 환자 기능의 다양한 측면에 영향을 주었다. 이것은 상담 과정에서 논의되었고, 치료자와 환자는 환자가 특히 어려움을 느끼는 특정 영역에 초점을 맞추기로 합의한다. 첫 번째 환자는 만족스러운 연애 관계를 맺을 수 있기를 원했고, 두 번째 환자는 권력과 돈을 즐길 수 있기를 원했다. 환자들의 핵심 갈등이 분명해지면서, 치료자들은 재연되는 갈등을 치료 목표 및 호소하는 문제와 연결할 기회를 살피기 시작했다.

환자의 핵심 갈등을 치료 목표와 연결하는 과정에서 치료자는 스스로 제한할 필요가 있다. 종종 지배적 갈등이 충분히 분명해지기 전에 치료 목표를 조급하게 도입하고 싶은 생각이 든다. 게다가, 몇몇 치료자들은 예를 들어 첫 번째 환자의 직장에서의 억제 또는 두 번째 환자의 성적인 문제와 같이 잠재적 이득의 영역이 치료 목표가 아니라는 이유로 치료적 이익을 놓치는 것을 힘들어한다. 다른 영역의 어려움은 반드시 논의되어야 하고 어느 정도 탐색해야 하지만, 치료자는 치료 목표와 같은 방식으로 이들을 강조해서는 안 된다.

치료 목표의 회피

DPHP의 치료 목표가 다른 어려움의 영역에 비해 더 주목받는 경우는 현장에서 꽤 자연스럽게 발생한다. 이것은 치료자의 개입이 환자가 가장 염려하는 기능 영역과 관련이 있을 때, 환자가 그것을 더 잘 받아들이는 경향이 있기 때문이다. 장기간 환자가 치료 목표 이외의 영역에 집중하기로 선택한다면, 치료자는 환자의 우선순위가 변화되었음을 의미하는 것은 아닌지 평가할 필요가 있다. 환자의 치료 목표가 **변화되었다면**, 치료 목표가 변경되어야 하는 것은 아닌지 의문을 가지고 분명하게 논의해야 한다.

환자의 우선순위가 사실 변화하지 않았다면, 치료자는 환자가 저항의 형태로 치료 목표를 회피하고 있음을 해석해야 한다. 치료자는 환자가 명확하지 않은 이유로, 환자에게 가장 중요한 기능 영역에서의 어려움을 탐색하는 것을 회피하고 있다고 언급할 수 있다. 이 행동은 환자의 갈등 측면에서 탐색되고 궁극적으로 이해될 수 있는 어떤 종류의 불안에 의해 추진된 것으로 추정된다. 언제나 환자가 스스로 선택한 치료 목표에 집중하는 것에 관한 갈등을 탐색하는 것은 그가 호소하는 문제와 치료 목표 기저의 역동적이고 갈등적인 대상관계와 직접적으로 관련된다.

몇몇 환자들은 장기간에 걸쳐 능동적이고 지속적으로 치료 목표를 다루는 것에 저항할 수 있다. 이 환자들은 핵심 갈등을 심층적으로 논의할 수는 있지만, 치료에 오게 된 문제에 집중하려는 치료자의 노력으로부터 끊임없이 멀어지거나 방향을 바꿀 것이다. 이러한 임상 상황은 치료자가 상당히 능동적이고 끈기를 갖도록 요구한다. 여기에서의 전술은 먼저 환자가 치료를 받게 된 문제를 다루는 것에 대한 저항으로 환자의 주의를 돌리고 환자가 그렇게 행동하는 동기를 탐색하도록 돕는 것이다. 환자가 치료자의 개입을 지속적으로 회피한다면, 치료자는 환자가 치료 목표를 도입하려는 치료자의 노력을 거부하는 방식에 집중하고 탐색함으로써 처음의 개입을 끝까지 할 수 있다.

이러한 상황에서 적극적인 치료자에 대한 반응으로, 환자는 치료자가 평상시의 역할에서 벗어나 '무리하게 몰아붙이는' 느낌을 받을 수 있다. 보통 환자는 치료자의 적극성을 특별하게 경험할 것이다. 예를 들어, 치료자가 비판적·유혹적이거나 환자를 거절한다고 느낄 것이다. 사실, 치료자가 상보적 감정을 느끼는 경우도 흔하다. 예를 들어, 자신이 회기를 너무 강압적으로 진행하거나 통제하고 있지 않은지 또는 혹시 중립성의 위치에서 벗어난 행동이 아닌지 궁금해한다. 치료자에게 도전은 환자를 밀어붙이는 것과 관련된 불안을 담아내고 수동적으로 후퇴하고 싶은 어떠한 경향을 억누르는 것이다. 대신에, 치료자는 중립성을 유지하면서 환자가 치료자의 적극성에 보이는 자신의 반응을 탐색하도록 적극적으로 도울 수 있다. 이 과정에서, 전이에서 재연되는 환자 갈등의 어떤 측면이 거의 언제나 나타날 것이다.

치료 목표를 회피하는 환자에 대한 임상 사례

　다음은 박사 학위 논문을 완성하기를 어려워하는 25세 대학원생의 임상 사례다. 환자는 치료 첫 6개월 동안 환자가 재정적으로 의지하고 있는 비판적이고 거부하는 아버지와 자신 간의 문제가 많아 보이는 관계를 탐색했다. 치료 초반에 환자는 아버지 그리고 아버지와 자신의 관계에 대해 이상화된 관점을 가지고 있었다. 그러나 치료 첫 몇 개월 동안 환자는 아버지와 자신 사이에 있는 상호 간의 적개심을 인정하고 아버지와의 관계에서 더욱 복잡하고 현실적인 관점을 갖기 시작했다.

　치료 6개월 무렵, 환자는 자신에 대해 더 나아진 느낌을 받았고, 동거하는 여자친구와 더 잘 지내게 되었다. 그러나 치료자가 환자의 논문에 대한 문제를 제기할 때마다, 환자는 한두 회기 동안 이에 대해 막연히 이야기하다가 다른 주제로 옮겨갔다. 한편으로는 표면적으로 치료가 잘 되어 가는 것처럼 보였지만, 아버지와의 갈등이 환자가 논문 완성에서의 어려움과 밀접한 관련이 있다는 것은 의심의 여지가 없었다. 반면, 치료자는 환자가 자신에 대해 깊은 이해를 할 수 있는 논문 문제에 대해서 초점을 두기를 다소 회피한다는 것을 알아차렸다. 치료자는 역전이로서, 치료자 또한 환자의 핵심 갈등을 '목표 없이' 탐색하고 싶은 마음이 드는 것을 주목했다.

　이를 되돌아보면서 치료자는 자신의 의견을 환자와 나누기로 결심했다. 치료자는 환자가 학업적 요건을 완성하기 어려워서 치료를 받으러 왔고 치료 목표는 이 영역에서의 어려움을 더 잘 이해하기 위함이었다는 것을 환자에게 상기시키면서 설명을 시작했다. 이후 치료자는 그들이 치료에서 많은 중요한 사안들을 다루었고 환자가 분명히 이득을 얻었지만, 논문에 대한 주제를 대체로 무시한 사실을 언급했다. 치료자는 나아가서 치료에서 일어나는 일은 무엇이든지 환자의 삶에서 일어나는 일들을 반영한다고 말했다. 즉, 모든 것이 잘 되어 가는 것처럼 보이지만, 그는 전문 분야에서 발전하지 못하고 있었다.

치료자의 이야기를 들으면서 환자는 평소의 기분 좋은 태도 대신에, 아무 말 없이 치료자를 노려보았다. 그들이 환자의 평소답지 않은 침묵과 적개심을 탐색하면서, 그가 치료자의 언급에 매우 부정적인 반응을 보였다는 것이 드러났다. 환자는 치료자가 정확히 그의 아버지가 행동했던 것처럼 자신을 고통스럽고 실망하게 했다고 설명하며 불평했다. 아버지와 치료자는 단지 환자가 **실패**한 것이 무엇인지 지적하고 환자의 직업적 발전에만 신경을 쓰고 환자의 행복은 무시하는 것처럼 보였다.

환자의 이야기를 듣고 환자가 표현한 실망, 비판 그리고 적개심을 견디면서, 치료자는 마치 자신이 환자에게 상처를 입힌 것처럼 미안함을 느끼기 시작했다. 이러한 반응을 돌아보면서, 치료자는 환자가 제대로 이해받지 못했다고 느끼거나, 환자가 비판적이고 분노의 감정을 느끼게 되는 걸 치료자가 두려워해서 환자에게 더 빨리 직면시키지 못했다는 생각이 들었다.

치료자는 전이에서 재연되는, 끈질기게 아들에게 성공을 강요하는 요구적 · 비판적 아버지와 갈등을 회피하기를 원하는 아들 사이의 대상관계를 발견했다. 치료자는 처음으로 환자가 치료자를 아버지와 같은 사람으로 의식적으로 경험했다는 사실에 주목했고, '초점으로 돌아오려는' 치료자의 노력이 어떻게 환자에게 격렬한 반응을 불러일으켰는지 발견했다. 즉, 치료자가 치료 목표를 다루는 것에 대한 환자의 저항을 직면시켰을 때, 마치 잠재된 전이가 전력을 다해 나타난 것처럼 보였다. 또한 치료자는 개입 후에 곧 일어난 역할 전환을 발견했다. 그리고 그는 환자의 비난을 견딜 때를 되돌아보면서, 역전이로 환자가 아버지에게 혹평을 받았을 때 어떻게 느꼈는지 살짝 경험한 것 같았다.

환자와 치료자는 치료에서 재연된 것을 탐색하면서 많은 회기를 보냈다. 시간이 지나면서, 환자와 치료자 모두, 어떤 점에서는 환자가 성공과 경쟁을 둘러싼 공포를 다루지 않고 기분이 나아지기 위해 치료를 이용했다는 것을 느끼게 되었다. 동시에 전이 안에서 환자는 통제하는 아버지에게 수동적으로 반항하면서도 의존을 유지했다. 환자의 반항과 의존 모두, 아버지와의 동일시가 치료 안으로 들어오지 않고 또한 자신의 비판적 적개심이 전이에 들어가지 않도록 기능했다. 이 사건으로 환자가 논문과 관련된 불안을 치료에서 다루는 것을 싫어하는 것, 그리고 궁극적으로는 논문을 완성하고 삶 속으로 정진하기를 꺼려 하는 것에 대한 풍성한 탐색이 시작되었다.

치료 목표 이외의 환자의 기능 영역은 어떻게 되는가

이 장을 끝내기 전에 우리는 DPHP 환자의 치료 목표에 포함되지 않은 다른 영역의 기능이 어떻게 되는지를 다루려고 한다. 우리의 두 임상 사례로 되돌아가서, 전문직 여성의 직장에서의 부적응적 행동, 그리고 순종적인 남자 환자의 애정과 친밀감에 대한 억압을 생각해 보자. 이러한 어려움의 영역은 비록 치료 목표에 포함되지 않았지만 같은 핵심 갈등이 표현된 것이라면 치료 목표와 밀접하게 관련된다. 결과적으로, 우리는 종종 파급 효과의 일부로 치료 목표로 지정된 영역을 넘어선 기능 영역에서 어느 정도의 호전을 관찰한다. 일반적으로, 환자의 성격 경직성이 덜 심각할수록, 치료 목표에 포함되지 않은 기능 영역에서의 치료 효과가 더 많이 나타날 가능성이 있다. 그러나 성격 경직성의 정도가 심하다면, 치료 목표와 관련된 영역에 비해 이외의 영역에서는 이득이 덜 강력하게 나타난다. 치료가 환자의 모든 어려움을 개선하거나 다루지 못한다는 사실은 모든 DPHP의 종결 시기 동안 직면하고 훈습해야 하는 현실이다.

참고 도서

Busch F: The ego and its significance in analytic interventions. J Am Psychoanal Assoc 44:1073–1099, 1996

Fenichel O: Problems of Psychoanalytic Technique. New York, Psychoanalytic Quarterly, 1941

Levy ST, Inderbitzin LB: Interpretation, in The Technique and Practice of Psychoanalysis, Vol 2. Edited by Sugarman A, Nemiroff RA, Greenson DP. Madison, CT, International Universities Press, 1992, pp 101–116

제3부

환자 평가, 치료 단계 및 기타 치료들과 DPHP의 병합요법

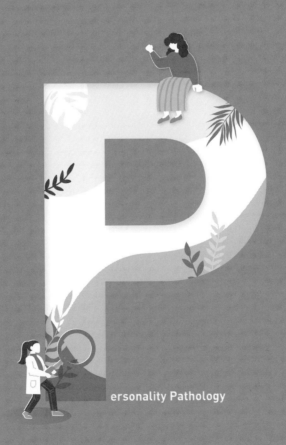

Personality Pathology

제**9**장

환자 평가와 감별 치료 계획

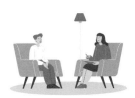

　환자 평가와 치료 계획은 DPHP(경중 성격병리에 대한 역동적 정신치료)의 상담(consulation) 단계를 구성한다. 환자 평가에는 환자의 (1) 호소하는 증상과 병적 성격 특성, (2) 전반적인 성격 기능, 그리고 (3) 성격 구조의 수준을 특징짓는 것이 포함된다. DSM-IV-TR I축과 II축 진단, 구조적 진단을 아우르는 종합적인 진단 평가는 치료 계획을 위한 준비 과정이다. 감별 치료 계획에는 다음 항목들이 포함된다. 이 결정은 환자의 개인적 목표와 필요, 그리고 치료자의 전문성을 반영한다.

- 환자와 추정진단 공유하기
- 치료 목표 정하기
- 각각의 치료에 대한 상대적인 장단점 설명하고 치료방식 선택하기
- 진행방식에 대해 사전에 제공된 정보에 의해 환자가 스스로 결정하도록 돕기

종종 상담 과정은 1시간 30분의 1회 면담으로 완결할 수 있다. 하지만 많은 임상가들은 치료 계획의 논의를 마무리하기 위한 45분의 2회 면담을 선호한다. 두 번째 면담은 환자와 치료자에게 첫 번째 면담을 상기시키고, 첫 면담에서 빠뜨렸거나 부적절하게 탐색되었을 수 있는 환자의 내적·외적 상황의 측면들을 다룰 수 있게 해 준다는 장점을 가진다. 또한 두 번째 면담은 환자의 첫 면담에 대한 반응을 탐색할 기회를 가지게 해 준다. 특히, 더 복잡한 문제를 가지거나 진단이 불명확한 일부 환자들은 첫 면담 이후 두 번의 추가 회기가 상담의 완결과 치료 계획 결정을 위해 필요할 수 있다.

환자 평가와 진단적 면담

환자 평가를 할 때, 호소하는 증상과 병적 성격 특성은 어떤 특정 성격 구조에 내재된 것으로 개념화된다. 진단적 면담(diagnostic interview)에서, 증상과 병적 성격 특성은 명확하게 묘사되어 기술적 진단(descriptive diagnosis)으로 이어지고, 성격 구조는 깊게 탐색되어 구조적 진단(structural diagnosis)으로 이어진다. 면담은 환자에 대해 구체적으로 질문하고, 상당부분을 명료화(clarification)하고 어느 정도 직면(confrontation)한다는 점에서 직접적이다. 그리고 발달력과 대조적으로, 환자의 현재 삶의 상황과 면담자와 상호작용이 일어나는 지금-여기에 집중한다.

명료함과 효율성을 위해 우리는 환자 평가에 대한 논의를 두 부분으로 나눈다(〈표 9-1〉). 첫째, 임상가가 진단을 내리기 위해 필요한 정보를 기술하면서, 면담을 통해 제공되고 설계된 정보의 윤곽을 그린다. 둘째, 정보를 모으기 위한 방법을 서술하는데, 이것은 Kernberg의 구조적 면담(structural interview)에서 비롯된다(Kernberg 1984).

진단적 면담: 정보

기술적 진단

환자 평가는 환자를 치료로 이끌게 된 증상과 병적 성격 특성을 확인하고 그려 나가는 것으로 시작한다. 그리고 뒤이어 모든 증상에 대해 철저하고 체계적인 평가를 한다. 이 단계의 상담에서는 일반적인 정신건강의학과적 평가와 함께 정보를 수집한다. 약물치료, 입원 등 정신건강의학과 병력을 살펴보고, 내과적 병력, 약물 오남용 그리고 정신 질환의 가족력도 청취해야 한다.

환자가 힘들어하는 부분이 그려짐에 따라 상담의 다음 단계에서는 증상과 병적 성격 특성이 성격 기능을 어느 정도로 방해하는지에 초점을 맞추어 환자의 성격을 탐색한다. 환자의 증상과 병적 성격 특성이 그의 대인관계를 어느 수준까지 방해하는가? 동반자가 있는가? 누군가를 사랑하고 있거나 사랑한 적 있는가? 그의 가장 가까운 관계는 어떠한가? 만일 자녀가 있다면 자녀와의 관계는 어떠한가? 친구가 있다면 시간이 지나도 우정을 유지하는가?

직업적 기능에 대해서도 물어보아야 한다. 직업적 경력이 있는가? 아니라면 왜 그런가? 그리고 현실적인 직업적 목표를 가졌는가? 고용된 수준이 학력과 능력 수준에 적합한가? 직장에서 일을 잘 해내는가? 일을 하며 만족감을 얻는가? 동료, 상사 혹은 직원들과 잘 지내는가? 아니면 대인관계적 문제가 발생하는가?

마지막으로는 개인적 관심사와 여가 시간에 무엇을 하는지 물어본다. 시간을 투자하고 있거나 이전부터 해 온 활동이 있는가? 그의 여가 시간에 즐거움을 느끼는가?

이런 정보들을 축적하면서, 상담자는 DSM-IV-TR I축과 II축 진단의 수립 혹은 배제에 필요한 정보를 얻는다.

구조적 진단: 성격 구조 평가

환자의 성격병리 수준에 따라 특정 기술적 진단 분류 안에서 어느 정도의 변동성이 있을 수 있다(예를 들면, 일부 연극성 성격장애 환자들은 정체성과 대상관계에서 가벼운 병리를 보이며 기능이 제법 좋은 반면, 다른 이들은 보다 심각하며 기능에 지장을 주는 병리를 가진다). 그렇기 때문에 진단적 평가는 성격 기능의 기술적 측면뿐 아니라 구조적 측면에도 초점을 맞추게 된다.

제2장('성격병리에 대한 정신역동적 접근')에서 기술한 바와 같이, 구조적 관점에서 보면 경중 성격병리 환자는 Kernberg의 성격 구조에서 신경증적 수준, 혹은 신경증적 수준과 경계성 수준 사이의 이행 구간에 해당한다. 구조적 평가의 일부로써 평가되는 성격 기능의 차원은 〈표 9-2〉에 요약되어 있다. 다시 말하지만, 〈표 9-2〉에 성격 기능의 관련된 차원들이 분류되어 적혀 있지만 사실은 연속적인 것들이다.

성격 구조의 체계적 평가를 추천하지만, 숙련된 면담자(interviewer)는 종종 개인의 전반적인 주관적 경험을 기반으로 환자의 정체성 통합에 대한 평가를 할 수 있다. 특히, 경중 성격병리 환자가 통합된 내면 경험을 가진 경우,

〈표 9-1〉 환자 평가

정보: 내용 영역

호소하는 증상과 병적 성격 특성
전반적 성격 기능
성격 구조의 수준/ 구조적 진단

방법: 정보의 원천

정신건강의학과적 병력
비언어적 의사소통
명료화와 직면
역전이

〈표 9-2〉 성격의 구조적 평가

	성격병리가 없음	경증 성격병리	중증 성격병리
성격 구조의 수준	정상 성격 구조	신경증적 수준의 성격 구조 또는 신경증적 수준과 경계성 수준 사이의 이행	경계성 수준의 성격 구조
자기와 타인에 대한 감각	잘 통합되어 있고, 안정적이며 현실적임	상대적으로 잘 통합되어 있고, 안정적이며 현실적임	통합이 어려우며, 피상적이고 불안정하며, 비현실적임
대상관계의 질	• 자신의 욕구와 별개로 타인의 욕구를 인정할 수 있는 능력 • 안정적이고 깊은 대인관계 • 애정을 동반한 성적 친밀감	• 자신의 욕구와 별개로 타인의 욕구를 인정할 수 있는 능력 • 안정적이고 깊지만, 갈등이 있을 수 있는 대인관계 • 성생활과 애정을 통합하기 어려움	• 관계의 욕구 충족적 작동 모델이 우세함 • 불안정하고 피상적인 대인관계 • 성관계가 없거나 또는 난잡함을 동반한 애정 관계의 심각한 어려움
정신에너지의 투자	일 그리고 여가 활동에 투자	일 그리고 (또는) 여가 활동에 투자	일 그리고 여가 활동에 투자가 없거나 빈약함
방어	성숙한 방어가 우세함, 다양한 신경증적 방어들	• 신경증적 방어가 우세함 • 다양한 성숙한 방어 및 분리 기반의 방어들	분리 기반의 방어가 우세함
정체성	정체성	정체성	심한 정체성
현실 검증력	온전하며 안정적임	온전하며 안정적임	일반적으로 온전하나 감정적으로 고조된 상황에서는 저하됨
내적 가치 체계	유연한 기준을 가진 충분히 발달되고 내재화된 가치 체계	충분히 발달되고 내재화된 가치 체계이나, 과도하게 경직된 기준을 가짐	모순되며 불완전한 내적 가치 체계

그가 대인관계적 현실과 과거를 제시할 때 명료하게, 또 비교적 쉽게 이해할 수 있을 것이다. 그리고 면담자는 환자와 환자의 갈등, 중요한 타인에 대한 그의 묘사에 보다 쉽게 공감할 수 있게 된다. 반면, 중증 성격병리 환자들은 면담 도중 보다 현실적인 행동을 증가시킬 수 있으며, 동시에 그의 삶의 상황과 대상관계에서의 공허함, 혼돈, 혼란을 분명하게 드러낸다. 이는 면담자에게 혼란스러움과 불완전하게 이해한 느낌을 남기며, 면담자가 환자와 그의 중요한 타인들에게 공감하는 것을 어렵게 만든다.

정체성: 자기감과 타인에 대한 감각

현실 검증력이 비교적 잘 유지되는 상황에서(즉, 정신증이 배제되었을 때) 성격병리를 보이는 환자를 평가할 때, 임상가(clinician)는 경증 성격병리와 중증 성격병리를 구분하기 위해 정체성 통합 아니면 정체성 병리를 나타내는 임상 특징에 주목한다. 특히, 우리는 개인의 자기감과 타인에 대한 감각이 어느 정도로 복잡한지, 현실적인지, 안정적인지 아니면 피상적이거나 양극화되어 있는지, 비현실적인지, 불안정한지를 평가한다. 정체성 형성은 한 사람이 장기간 전문적이고 개인적인 목표와 가치, 그리고 친밀한 사랑과 성적 관계에 투자할 수 있는 개인이 가진 능력의 정도에도 적게나마 반영될 것이다.

상담에서 보면, 견고한 정체성을 가진 환자들은 스스로에 대한 정보를 섬세하고 깊이 있게 제공할 수 있기 때문에 면담자가 환자 삶의 많은 부분에 대한 정보를 빨리 얻을 수 있다. 1시간 30분 동안 지속되는 상담에서 면담자는 환자의 내적 경험과 강약점을 모두 포함하는 외적 기능에 대해 점차적으로 선명해지고 자세해지는 인상을 쉽게 발달시킬 것이며, 이것은 면담자의 환자에 대한 전반적 인상과 일치한다. 견고한 정체성을 가진 환자들에서, 자기 인식 혹은 자기 표현의 명백한 왜곡과 빈약하게 통합된 자기 경험적 측면들은 갈등의 특정 부분에만 국한될 것이다. 예를 들면, 성공한 환자는 그의 고용주에게 인정받는 것을 달가워하지 않을 수 있으며, 혹은 진중하고 책임감 있는 전문가가 출장 가 있는 동안 윤락가를 방문하여 반복적으로 그의 명성에 흠 집을 낼 수도 있다. 이와 유사하게, 환자가 타인과의 관계를 설명할 때 그의 삶에서 중요한 인물들은 입체적이고 현실적이며 이해할 수 있고 복잡한 인물 로 등장할 것이다.

반면, 정체성이 견고하지 않은 환자들은 그의 일상 속 여러 측면에서의 기 능에 대해 면담자에게 모호하고 혼란스러운 느낌을 안겨 준다. 환자가 스스 로에 대해 알려주는 정보는 일반적으로 애매하고 피상적이며 내적으로 일관 성이 없어서, 면담자가 환자의 내적 경험 혹은 외적 기능에 대해 명확한 인상 을 가지기가 어렵다. 예를 들어, 어떤 환자는 자신이 만성적인 자살 사고와 불안감에 압도될 정도라고 말하면서도, 곧바로 뒤이어 자신이 전문적으로 굉 장히 성공적인 삶을 살고 있다고 하거나, 또는 살고 있는 도시에 친구가 거의 없으면서도 스스로를 '아주 활달하고 사교적인' 사람이라고 설명한다. 유사 하게, 정체성 병리 상태에서 환자의 세계에 있는 사람들에 대한 그의 묘사는 피상적이고 구별하기 어려운 경향이 있으며, '흑백논리'이거나 희화화되거 나, 내적으로 일관성이 없다.

내적 · 외적 대상관계의 질

대상관계의 질에 대해 알아볼 때, 우리는 가까운 관계의 기본 속성에 대한 환자의 이해와 타인의 욕구와 감정을 인정하고 마음을 쓸 수 있는 능력에 관 심을 가진다. 환자가 욕구 충족의 관점에서 관계를 보는가? 소위 말해서, 그 관계에서 누가 무엇을 얻고, 누가 더 많은 이득을 가지는가? 상호 간의 주고 받는 감각을 가지고 있는가? 견고한 정체성을 가진 환자들이 보이는 자기와 타인에 대해 안정적이고 통합된 느낌은, 자신의 욕구와는 별개로 타인의 욕 구에 대해 관심을 갖는 것으로 특징화되는 대상관계의 능력, 상호 간의 주고 받음의 능력, 그리고 다른 사람들에게 의지할 수 있고 의지될 수 있는 능력과 연관된다. 대인관계는 질적으로 안정적이며 시간이 지나도 잘 유지되고, 타인을 한 개인으로 믿고 존중하는 점이 특징적이다. 대인관계 기능의 분열이 일어나는 정도도 갈등의 특정 영역에만 국한된다.

반면, 정체성 병리는 관계를 욕구 충족의 관점으로 바라보는 것이 특징적인데, 얼마나 얻고 얼마나 주느냐로 개념화된다. 그리고 그 자신의 욕구 및 소망과 무관한 타인의 욕구에 대해선 제대로 관심을 가지지 못한다. 중증 성격병리 환자들에서 가까운 대인관계는 대개 불안정하고 보통 혼란스러우며, 불신과 적대감이 짙게 깔려 친밀감이 결핍되어 있다.

방어와 성격 경직성

중증 성격병리에서 이미지 왜곡 혹은 분리 기반(spiltting-based) 방어는 환자의 행동에 영향을 줄 뿐만 아니라 대인관계 경험의 왜곡과 불안정성을 야기한다. 결과적으로, 중증 성격병리 환자의 특징인 분리 기반 방어는 전형적으로 진단적 면담 과정에서 비교적 쉽게 눈에 띈다. 중증 성격병리에서 흔히 보이는 핵심 특징인 자기와 타인에 대해 양극화된 불안정한 감각과 모순적인 성격 특성(예: 부업으로 스트립 댄서를 하는 점잖은 초등학교 선생님)은 환자의 내적 경험과 외적 기능에서의 분리 기반 방어 작용을 드러낸다. 게다가, 정체성 병리 환자는 상담 중 대부분의 면담자를 어떻게든 통제하려는 방어를 작동시킨다. 특히 투사적 동일시(projective identification), 전능 통제(omnipotent control), 그리고 이상화/평가절하(idealization/devaluation)는 중증 성격병리 환자의 평가 도중 역전이로 확인될 수 있다.

반면, 경증 성격병리 환자의 방어는 환자의 행동이나 면담자의 경험에 영향을 덜 주기 때문에 진단적 면담에서 발견하기 더 어려울 수 있다. 그 결과, 우리는 성격 경직성과 관련하여 자신 및 타인에 대한 안정적·통합적·현실적 감각이 공고한 것을 보게 되며, 신경증적 방어가 두드러진다는 것을 관찰보다는 추론으로 알게 된다. 제2장에서와 같이 성격 경직성은 환자가 알아차리지 못하거나 변화시킬 수 없는 반복적이고 부적응적인 행동 양상의 과거력에서 드러날 것이다. 면담에서는 과도한 인정욕구 혹은 통제욕구와 같은 부적응적인 성격 특성이 면담자와 환자의 상호작용에서 보일 것이다.

윤리적 기능

성격 구조를 평가할 때, 정체성과 방어를 관찰하는 것에 더하여, 환자의 윤리적 기능을 평가한다(Kernberg 1984). 이 평가는 비교적 잘 통합되고 안정된 내적 가치 체계와 도덕적 기능을 보이는 경증 성격병리 환자에서는 일반적으로 덜 중요하다. 경증 성격병리 환자에서 윤리적 기능의 병리는 대부분 경직성으로 드러나며 보통 과도한 자기 비난과 지나치게 높은 내적 기준이 특징적이다.

반면, 정체성 병리 환자에서 도덕적 기능은 더 가변적이다. 즉, 가치 체계는 완전히 내면화되지 않았고, 도덕적 기능의 병리가 흔하다(Kernberg 1984). 정체성 병리 환자에서 도덕성의 병리는 도덕적 기능의 다른 영역에서의 자아동조적인 '빈틈' 혹은 결핍과 공존하는, 과도하게 엄격하거나 경직된 도덕적 기능의 조합으로 흔히 나타난다(예: 신과 공동체의 봉사에 헌신하는 종교인이지만 사적 이득을 위해 타인을 쉽게 착취하는 사람). 임상 현장에서 반사회적 행동 양상과 그 상대적인 심각도는 환자의 내적 윤리와 가치 체계의 병리 수준을 반영한다. 중증 성격병리 환자의 평가에서 윤리적 기능의 평가는 감별 치료 계획과 예후에 있어서 중요한 고려 사항이 된다(Clarkin et al. 2006).

진단적 면담: 방법

환자를 평가할 때 정신역동 임상가는 환자가 스스로에 대해 면담자에게 말해 주는 내용에만 전적으로 의지하지 않는다. 여기에 더해서 면담자는 환자의 행동, 면담자와의 상호작용, 그리고 환자가 역전이에서 면담자로 하여금 느끼게 하는 방식에 세심한 주의를 기울인다. 환자의 성격 구조와 성격 경직성에 대한 이해를 심화시키기 위해, 면담자는 정보가 모호하고 불명확하거나, 빠진 듯이 보일 때, 환자의 주관적인 경험에 대한 **명료화**를 요청할 수 있으며, 환자의 서술에서 빠져 있는 부분이나 언어적 · 비언어적 표현에서의 비일관성을 조심스럽게 짚어 줄 수 있다(직면). 특히, 면담자는 환자에게 그가 이러한 비일관성에 대해 어떻게 받아들이는지와 그에 대해 어떻게 느끼는지 물어보도록 한다. 그리고 어떤 일이 일어나고 있었던 것인지 명료하게 해 줄 수 있는 추가적인 정보를 제공하도록 환자를 격려한다.

동시에 상담자(consultant)는 환자가 이러한 개입에 어떻게 반응하는지 주의를 기울인다. 일반적으로 이런 종류의 개입은 환자의 방어 작용을 추가적으로 활성화시키고, 이를 더 탐색하기 위한 면담자와의 상호작용에서 방어 작용의 표현을 증폭시킬 것이다. 이 일련의 과정은 환자가 자신의 행동과 동기를 스스로 되돌아보고 탐색하도록 자극하고, 그렇게 할 수 있는 환자의 능력을 평가할 기회를 면담자에게 제공한다. 마지막으로, 상담자는 환자의 주관적 경험에 대해 들은 것과, 면담 동안의 환자 행동과 상담자와의 상호작용에서 관찰한 것을 조합하여 환자의 성격 구조 수준을 추론한다.

임상적 평가는 [그림 9-1]의 결정 계통도로 개념화해 볼 수 있다. 탐색의 각 단계에서 정보를 수집하고, 수집한 정보는 다음 단계에서 임상가의 접근을 이끌고 집중시켜 줄 가설을 세우기 위해 사용된다.

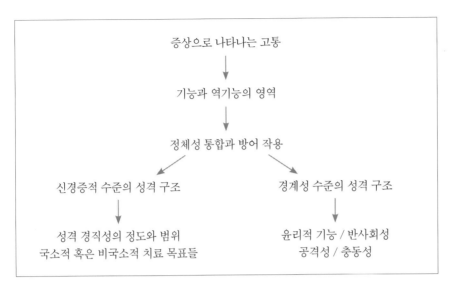

[그림 9-1] 환자 평가를 위한 결정 계통도

현재의 문제, 성격 기능, 그리고 성격 구조 수준의 평가

구조적 면담

Kernberg(1984)에 의해 개발된 구조적 면담은 숙련된 임상가에 의해 진행되는 90분가량의 임상적 면담이다. 면담은 경계성 성격 구조와 신경증적 성격 구조, 한편으로는 미묘한 형태의 정신증과의 구분을 위해 설계되었으며, 동시에 일반적인 정신건강의학과적 면담에서 알 수 있는 증상과 성격 특성에 대한 기술적 정보를 얻을 수 있다.

구조적 면담은 느슨하게 설계되어 있으며, 임상적 판단과 면담자의 실력에 의존한다. 이 면담은 환자의 증상과 병적 성격 특성, 그와 관련된 어려움, 그 어려움을 되돌아볼 수 있는 환자의 능력, 그리고 그의 문제가 면담자와의 상호작용에서 드러나는 특정 방식에 초점을 맞춘다. 면담에서 상담자는 환자의 어려움과 중요한 타인과의 관계 양상의 속성을 탐색하는 것에서 주기적으

로 벗어나, 명료화와 직면을 활용하여 환자와 면담자와의 상호작용에서 활성
화되는 방어 작용과 갈등적 주제들에 관심을 기울이고 탐색한다. 이 과정은
면담자로 하여금 환자가 자신의 서술을 통해 제공하는 것을 보완해 줄 추가
적인 정보를 얻게 하며, 임상가가 정신증적 질환을 배제하고 신경증적 수준
혹은 경계성 수준 성격 구조의 감별 진단을 계속하도록 한다.

현재의 어려움과 기능에 대한 정보를 얻으면서 주기적으로 환자의 방어 작
용을 직면하는 이러한 접근을 통해, 면담자는 환자가 보이는 기술적 병리를
강조하는 동시에 기저의 성격 구조를 평가할 수 있다.

1단계   구조적 면담은 환자가 호소하는 어려움에 대한 질문으로 시작한
다. 면담자는 "어떻게 해서 이 자리에 오게 되었는지 말씀해 주십시오. 당신
의 어려움이 무엇이며, 이 치료를 통해 당신이 어떻게 도움을 받기를 바라시
나요?"라는 식으로 말하면서 정보를 요청하기 시작한다. 이러한 시작은 환자
로 하여금 그의 증상, 치료에 오게 된 주된 이유, 그리고 현재 삶 속에서 경험
하고 있는 다른 문제점들을 상의할 기회를 준다. 환자에게 귀를 기울이면서,
면담자는 환자의 병리에 대한 환자의 자각, 치료 필요성에 대한 인식, 치료에
대한 기대가 현실적 혹은 비현실적인지의 정도를 평가할 수 있다. 이렇게 복
잡하고 추상적이고 체계적이지 않은 질문에 환자가 고심함에 따라(혹은 고심
하지 않더라도), 현실 검증력의 저하와 사고장애는 대부분 금방 명백해질 것
이다. 게다가, 정체성 혼란(identity diffusion) 환자는 그들의 어려움, 현실 상
황, 치료에 대한 기대에 관해 명백하게 무심하거나 혼란스러운 표현으로 초
기 질문에 반응함으로써 스스로를 드러낸다.

만약 환자가 정보에 대한 첫 질문에 대해 쉽게 따라가고 이해할 수 있게 대
답을 하고, 자신의 증상과 현재의 문제점을 또렷하게 설명하며 명료화를 위
한 임상가의 질문에 적절히 대답한다면, 면담의 첫 부분은 일반적인 정신건
강의학과적 면담과 상당히 비슷할 것이다. 반면, 초기 질문에 대한 환자의 반

응이나 면담 중 환자의 행동이 정돈되지 않거나 기이하거나 혼란스럽다면, 면담자는 그에 맞춰 이 영역에 주의를 기울이게 된다.

여기에서의 목표는 정신증 환자와 정체성 병리 환자를 구분하는 것이다. 면담자는 모호하거나 모순되는 부분을 짚어 내는 것으로 시작하여, 명료화를 요청하고, 면담자가 혼란스러워하는 부분을 환자가 이해할 수 있는지 물어본다. 이런 종류의 개입에 대해 정체성 혼란을 가진 환자는 대부분 더 불안해지면서도 면담자의 질문에 답하거나 면담자의 혼란스러움에 공감할 수 있으며, 흔히 진행 과정에서 좀 더 정돈되기도 한다. 이에 반해 정신증 환자들은 질문의 맥락을 따라오거나 면담자의 혼동을 이해하는 데 어려움이 있으며, 점점 더 와해된다.

2단계   현재의 힘든 부분들이 묘사되고 탐색되면서 (만약 해당된다면) 정신증은 배제되고, 구조적 면담의 다음 단계에는 환자의 성격에 관한 질문들이 있다. 면담자는 다음과 같은 질문으로 시작한다. "당신이 치료에 오게 된 증상과 어려움에 대해 어느 정도로 좀 파악이 되네요. 이번에는 일상생활 속에서 어떻게 지내는지, 당신의 어려움들이 일상 기능을 어떤 방식으로 방해하는지 여부에 대해 말씀해 주시겠어요?"

스스로에 대해 더 많은 정보를 말할 때, 만약 면담자가 마음속에서 정리하기 어려운 정보(특히, 면담자가 환자와 그의 삶에 대해 마음속으로 만들어 가는 이미지에 들어맞지 않는 모순적인 정보)를 환자가 전달한다면, 성격병리 진단의 가능성이 제기된다. 어느 정도로 모순적인 자기표상을 가지고 있는지, 혹은 어느 정도로 환자가 스스로에 대해 견고하고 잘 통합된 개념을 나타내는지를 평가하기 위해, 이는 면담에서 잠재적인 혹은 명백한 모순점에 대해 요령 있는 탐색 작업이 필요한 또 다른 지점이다. 최종 목표는 중심 자기 경험(central self experience)으로부터 기능의 갈등적 측면이 분리된 경증 성격병리와, 전반적으로 해리된 자기 경험의 질을 가진 정체성 혼란을 구분하는 것이다. 임상 현장에서 이 구분은 일반적으로 수월하게 이루어진다.

경중 성격병리 환자들에서 모순되는 자기 경험의 지엽적인 부분들을 자주 마주하게 되는데, 그것들은 우세하고 안정적인 자기감에 연결된, 잘 통합된 주관적 경험의 중심 부분으로부터 분리되어 있고 모순된다. 따라서 우리는 경중 성격병리 환자에서 온전한 조화로움을 기대하지 않지만, 치료자가 환자와 공감하고 환자의 마음속에 자신의 내적 표상을 구상하는 데 사용할 수 있는 자기 개념의 중심적인 주관적 통합은 기대할 수 있다. 이러한 맥락에서 경험이나 기능의 모순적인 부분을 탐색하다 보면, 환자가 이런 것들을 자아에 생경하게 혹은 '자아 이질적'으로 경험하며, 자신의 통합된 이미지에 잘 맞지 않는 것처럼 보인다는 것이 분명해진다. 이런 종류의 정보들은 종종 환자의 갈등과 대인관계적 어려움을 보여 주는 창문이 되지만, 이런 상황은 통합되고 주된, 우세한 자기 경험이 없는 정체성 혼란에서 보이는 것과는 다르다.

대조적으로, 뚜렷한 정체성 병리 환자와의 소통에서 명백한 모순의 영역을 탐색할 때, 우리는 근본적인 혹은 주된 자기감의 부재 가운데에서 기능과 자기 경험의 다양한 모순적 측면을 확인할 수 있다. 이런 환자들은 그들의 자기 경험이 일관성이 없으며, 내적으로 모순되고, 종종 혼돈스럽다는 것을 잘 알고 있다. 실제로, 임상적으로 뚜렷한 정체성 병리 환자들이 일관성이 없는 영역에 직면했을 때, 진실되고 안정적이며 통합된 자기감을 가지지 않았음을 호소하거나, 그들의 내적 경험의 어떤 측면이 '진짜 나'인지 혼란스러움을 말하는 경우가 흔하다.

3단계   구조적 면담의 마지막 단계는 환자의 정체성 통합의 본질을 규명하기 위해 필요한 추가적인 정보를 무엇이든 간에 모으는 것이다. 일반적으로, 환자의 성격 구조 수준을 결정하기 위해 필요한 대부분의 정보는 환자의 어려움과 성격 기능의 속성을 탐색하는 과정에서 드러났을 것이다. 예를 들어, 고용주와의 관계에서 반복적으로 문제를 겪게 되는 상황이라면, 환자는 갈등 영역에서 환자의 타인표상에 대한 정보를 면담자에게 제공할 것이다. 유사하게, 환자가 자신의 만성적 결혼과 성적 어려움에 대해 말하는 것을 듣다 보면, 면담자는 환자의 대상관계의 질에 대한 정보를 얻을 수 있다.

한편, 환자 내적 경험에 대해 더 알아 가고, 정체성 병리의 미묘한 형태와 보다 잘 통합된 자기애적 병리를 확인하기 위해, 면담의 이 시점에서 환자의 자기감과 타인에 대한 감각의 통합 수준을 직접적으로 평가하는 것이 유용하다. 면담자는 다음과 같이 말하면서, 면담의 이 단계를 소개할 수 있다. "이제부터는 한 사람으로서 당신에 대해 더 알기 위해 주제를 조금 바꿔 보겠습니다. 자신을 어떻게 받아들이는지, 타인이 당신을 어떻게 받아들인다고 느끼는지, 당신이 생각하는 어떤 것이든, 한 인간으로서 당신에 대한 실제적인 느낌을 제가 얻는 데 도움이 될 것입니다."

이런 표현은 환자가 스스로를 돌아볼 뿐만 아니라 그의 내적 경험과 외적 기능에 대한 통합된 시각을 보여 주기를 요청한다. 그 결과, 정체성 병리 환자는 이러한 질문에 대답하기가 특히 어려울 수 있다. 환자가 어려워한다면, 면담자는 환자가 스스로에 대해 설명하는 것을 확장하고 심화하도록 격려하면서 유도해야 한다. 가령 환자가 잘하는 것만 강조하는 것처럼 보인다고 짚어 주거나, 그가 더 어려움을 느끼는 부분들이 있는지를 물어볼 수 있다. 혹은 다른 사람들이 그를 어떻게 보는지에 대해 설명하는 것은 잘하지만, 환자가 속으로 자신에 대해서는 어떻게 느끼는지는 거의 표현하지 않는 것을 지적할 수 있다.

환자의 자기감이 통합된 정도를 탐색하면서, 면담자는 환자의 세계에서 중요한 사람들과의 경험을 마지막으로 되짚어 볼 수 있다. 면담의 이 단계에서 우리는 환자의 가장 친밀한 관계에 집중한다. 왜냐하면 살면서 만나는 사람들에 대해 안정적이고 통합된 이미지를 가지지 못하는 중증 성격병리 환자들에서는, 환자에게 중요한 사람들에게서 타인에 대한 느낌의 결핍이 일반적으로 가장 두드러지기 때문이다. 또한 비교적 안정적인 자기감을 가진 좀 더 잘 통합된 자기애적 환자들은 면담의 이 시점에 분명히 드러나게 되는데, 그들은 타인을 설명하는 데 있어서 섬세함과 깊이가 없으며, 가장 가까운 사람들을 설명할 때 그런 점이 가장 극적으로 드러나기 때문이다.

　면담자는 다음과 같은 질문을 하면서 이 단계를 시작할 수 있다. "지금 당신의 삶에서 가장 중요한 사람들에 대해 몇 가지 여쭤 보려고 합니다. 제가 그 사람들에 대해 여기서 우리에게 주어진 제한된 시간 동안 실제적이고 생생한 인상을 만들 수 있도록 그들에 관해 자세하게 말해 줄 수 있을까요?" 만약 환자가 어려워한다면 면담자는 가장 가까운 사람이 누구인지 특정하게 물어보고, 그런 다음 환자가 마치 이야기 속에서 그 사람에 대한 한 문단을 적는 것처럼 그 사람을 기술하도록 유도할 수 있다.

자기애적 병리　타인에 대한 감각의 통합 정도와 대상관계에서의 병적인 수준에 대한 탐색에서 자기애적 병리는 가장 쉽게 진단될 수 있다. 자기애적 성격장애 환자는 비교적 안정적인 자기감을 가지면서도 성격 경직성으로 인한 어려움을 호소할 수 있기 때문에, 면담 초기에 경증 성격병리 환자와 자기애적 성격장애 환자를 구분하는 것이 때때로 어려울 수 있다. 하지만 환자가 가까운 주변 인물들을 기술하도록 요청받는 면담의 이 마지막 부분에서, 자기애적 병리 환자는 그의 명백한 고기능과 안정적인 자기감에 상당히 불일치하게도, 타인에 대해 놀라울 정도로 섬세하고 깊이감이 없는 묘사를 할 것이다. 이러한 점은 환자의 대상관계를 탐색할 때 자기애적 성격의 욕구 충족 측면에서 분명하게 보여지기 때문에, 일반적으로 면담 초기에 조짐을 보인다.

과거력　환자의 현재 어려움, 성격 기능, 성격 구조의 수준에 대해 또렷하게 알게 되면, 지금의 어려움과 관련된 과거에 대해 간략하게 물어본다. 여기서 우리는 환자의 발달력과 부모 및 형제자매와의 현재와 과거 관계에 대한 정보를 얻는다. 경증 성격병리 환자들은 현재 성격을 탐색하면서 자연스럽게 환자의 과거와 관련된 정보가 따라온다. 이 경우, 환자의 역사와 원가족에 대한 환자의 기술은 환자에 대한 면담자의 이해를 더욱 심화시키고 환자가 가진 갈등의 본질과 기원에 대한 예비 가설을 세울 수 있게 해 준다.

반면, 정체성 병리 환자들은 현재 성격적 어려움으로 인해 과거 정보가 대부분 충분히 오염되어 있어, 환자가 주는 이런 정보를 어떻게 활용해야 할지 알기가 어렵다. 과거에 대한 그의 설명은 현재에 대한 그의 설명과 마찬가지로 혼란스럽고 뒤죽박죽이며 내적으로 모순적이다. 결과적으로, 중증 성격병리 환자들에서는 환자의 현재 삶, 정체성 통합(identity consolidation), 대상관계의 질에 대한 세심한 평가가 성격병리의 평가에 필수적인 정보를 알려 준다. 그리고 환자의 과거 경험의 특징에 대해서 환자에게 명료화하거나 직면시키기보다는 일반적인 수순 정도로만 과거를 탐색하는 것이 더 낫다.

구조적 면담에 대한 임상 사례

P는 머리 길이가 어깨까지 오는 32세의 아담한 여성이다. 외적인 면에서는 별다른 특징이 없으나 호감형이며, 편한 옷차림에 화장을 하지 않았다. 그녀는 실제 나이보다 어려 보였다. 면담자와 눈을 잘 마주쳤으며 질문에 사려 깊은 방식으로 대답하였다.

상담자의 첫 질문에 대답할 때, P는 지난 최근 3개월 동안 스스로 '처지는' 기분을 느꼈다고 했다. 여기에 대해서는 적절한 설명을 해 주지 않았다. P는 친한 친구가 정신치료로 큰 효과를 보았다면서, 그녀도 그런 도움을 받을 수 있을지 궁금해했다.

면담에서 P의 기분은 반응성이 있었고, 정동 범위의 제한이 없었다. 우울증의 신경식물 증상[1]이나 우울한 기분으로 인한 기능의 저하도 없었다. 우울증의 과거력도 없었다. 면담자가 3개월 전 삶에서 무언가 변한 것이 있는지 물었을 때, P는 약

---

1) 역자 주: 신경식물 증상(neurovegetative symptoms)은 우울증 환자에서 나타나는 불면, 식욕 저하 및 체중 감소, 생리 불순, 성욕 감퇴 등의 신체적인 증상을 의미한다.

혼자가 자신이 살고 있는 도시로 이사 오면서 함께 살기 시작했다고 대답했다. P는 그 사실이 그녀를 우울하게 할 이유는 없다고 덧붙였다. 남자 친구와의 관계에서 그녀는 행복했고 편안했다.

상담자는 P의 현재 증상에 대해 충분히 파악한 후, 그녀의 우울감이 직업적·사회적 삶의 기능에 어떤 영향을 미쳐 왔는지를 물어보았다. P는 그녀가 배우이고 오디션을 보러 다녔으며, 최근 오디션을 볼 때 과도하게 불편함을 느낀다고 말했다. 이전에도 이런 문제가 어느 정도 있긴 했지만 최근에는 전보다 더 힘들어졌다고 했다.

그전까지 면담자는 P의 직업적 삶에 대해 거의 아무것도 듣지 못했다. 면담자는 P가 배우라는 것에 놀랐고, 그 직업이 P와 잘 맞지 않는 것 같다고 생각했다. 면담자는 자족적이고 다소 평범한 이 젊은 여성이 연기자로 성공하기는 어려울 거라고 생각했다.

면담자는 P에게 지금 일을 하고 있는지 그리고 어떻게 생계를 유지하고 있는지 물었다. P는 지금 무직 상태라고 대답했다. 그녀는 지난 2년간 TV 드라마에 출연했지만, 연극 무대에 서고 싶다는 오랜 꿈을 이루기 위해 계약을 연장하지 않았다. 이러한 상황에서 P는 오디션을 보는 것이 힘들어진 것이다.

면담자는 P의 경력에 대해 더 질문함에 따라 점차 그녀가 유명 인사임을 알게 되었다. 사실, 면담자는 P가 10대들에게 인기가 많은 획기적이고 성공적인 프로그램이라고 말한 그 TV 드라마를 가끔 본 적이 있었으며, 면담자는 점차 P가 그 드라마에서 주연이었던 인기 있는 젊은 여성임을 알게 되었다. 면담자는 P에 대한 다소 혼란스러운 자신의 반응을 이해하려고 노력했다. 면담자는 자신의 태도가 단순히 P가 그녀의 이야기를 말하는 방식(면담 초반에 그녀의 직업적 성취 수준을 알 수 있는 정보를 생략했다는 점)뿐 아니라 스타의 반열에 오른 것과 TV에서 몹시 당당하게 연기한 역할과는 너무 달라 보이는, 어딘가 어색하고 소녀 같은 P의 자기표상을 반영한다는 것을 인식했다.

이때 P는 상담을 받으러 오게 된 가장 큰 이유가 오디션에서 겪는 어려움임을 계속 설명했다. 오디션에서 만나는 사람들이 P의 이름과 직업을 알고 있음에도 불구하고, 그녀 스스로는 오디션에서 어린 신참 소녀처럼 연기하고 있는 것을 발견했다. 면담자는 추가적인 질문을 통해 P가 카메라 앞이나 관객 앞에서는 긴장하지 않지만, 오디션에서는 항상 어떤 어려움이 있었다는 것을 알아냈다. 그녀는 이런 문제가 최근 들어 두드러지게 느껴졌으며, 이런 행동으로 인해 원하는 배역을 얻을 기회를 스스로 놓칠지도 모른다고 생각했다.

면담자는 그녀를 불안하게 하는 오디션과 특정 상황들에서의 경험에 대해 자세히 물어보았다(명료화). 그녀는 TV보다도 연극 오디션을 볼 때에 확실히 더 긴장감을 느낀다고 설명했다. TV는 절충할 수 있는 것이었지만, 연극 오디션은 훨씬 더 그녀를 긴장시켰다. 또한 그녀가 특히 존경하거나 그 분야에서 존경받는 남자 감독에게 오디션을 볼 때 가장 어려움이 있다는 것을 인지하고 있었다. 가장 현저한 특징은 그녀를 재능이 있고, 같이 일하고 싶은 존재로 보는 남성들과 함께 있는 것을 그녀가 가장 불편해한다는 것이었다. 그런 남성들과 있으면, 자신이 가장 빛나길 원하는 순간에도, 오디션을 보러 들어갈 때 마치 자신이 '오그라드는' 것처럼 느꼈다. 그리고 결국 바보처럼 보인다고 느꼈으며, 그것은 너무 큰 좌절이었다. 그녀는 수치심을 느끼며 마지막 오디션장에서 걸어 나갔다.

면담자는 P의 연애와 사회생활에 대한 추가 질문으로 넘어갔으며, 그녀는 지금 남자 친구와 5년째 만나고 있다고 했다. 그들은 서로에게 지지적이며 즐거운 관계였는데, P는 둘의 관계가 연인보다도 남매 같다고 종종 느꼈다. P는 두 사람 모두 약간 성적으로 억제되어 있다고 덧붙였다. 면담자가 더 질문해 나가면서, 그녀가 정서적 애착을 덜 느꼈던 다른 남성들과 더 격정적인 만남을 가졌음에도, 지금 남자 친구와의 성관계에 만족해한다는 것이 드러났다.

P는 극장에서 일하는 몇몇 친구들과 지금 사는 도시에 있는 대학 시절 친구들이 있었다. 그녀는 자신의 삶에 전반적으로 만족했다. 그저 조금 더 긴장을 풀고 편하게 즐길 수 있게 되기를 원했고, 무엇보다도 오디션에서 더 편안하게 느끼고, 더 적절하게 행동하기를 바랐다.

이 무렵, 면담자는 P가 경증 성격병리의 속성인 성격 경직성과 상대적으로 잘 통합된 정체성을 가지고 있다고 느꼈다. 이러한 추정진단은 환자가 자신과 자신의 어려움을 표현하는 사려 깊고 정돈된 방식, 자신의 친밀한 사회적 관계의 분명한 안정성과 깊이, 그리고 일에 헌신하는 능력과 일치했다. 게다가, 그녀에 대한 면담자의 개인적 반응(그녀의 성격과 갈등에 대한 이해가 깊어지는 느낌과 함께, 존경과 감탄이 커지는 것)도 경증 성격병리와 일치했다.

동시에 면담자는 한편으로 P의 직업적 성공과 연기할 때 행동하고 느끼는 방식, 그리고 다른 한편으로는 오디션에서 느끼고 행동하는 방식과 면담자와 있을 때 나타나는 행동 사이의 분명한 해리에 맞닥뜨리게 되었다. 면담자는 이런 모순점이 지배적 자기로부터 분리된 자기 과시와 경쟁을 둘러싼 갈등을 반영하는 것인지와 P의 어려움이 경증 정체성 병리의 발현인지 여부를 평가하길 원했다. 면담자는 사람이 꽉 찬 극장에서 심지어 혼자 무대에 설 때조차 너무나 편안하게 연기를 하면서도, 어떻게 소수의 사람 앞에서 오디션을 볼 때는 너무나 불편해하고 어색함을 느끼게 되는지 이런 두 상황을 함께 이해하기가 쉽지 않다는 점을 환자와 함께 나눌 수 있었다.

P는 이것이 당혹스럽다는 것에 동의했으며, 이에 대해 스스로도 납득해 보려고 부단히 노력했으나 별 소용이 없었다고 말했다. 또한 P는 오디션에서 더 자신감을 가지기 위해 소속사와 매니저와도 노력을 해 봤지만 실패했다고 했다. 어린 소녀 같은 행동이 유발되는 특정 원인에 대해 고민을 해 봤을 때, 유일하게 떠올릴 수 있던 것은 그녀의 불안감과 그녀가 존경하는 권위 있는 남성에게 오디션을 보는 상황이 연관되어 있다는 점이었다. P는 아마도 그건 '일종의 아버지 같은 것'이라고 덧붙였다.

그녀와 자신의 갈등, 스스로에 대한 관점을 더 잘 이해하기 위해, 면담자는 그녀가 스스로에 대해 말해 보도록 요청했다. P는 스스로에 대해 가치 있는 현실적인 사람이라 생각했으며, 배려심이 있고 양심적이라고 답했다. 어릴 때는 자존감에 심각한 문제가 있었으며, 더 활발한 친구들에 비해 뒤로 물러서는 자신을 발견하곤 했다. 이제는 그때처럼 수줍지 않지만, P는 지금까지도 자신의 성취를 따라가지 못하고 있다고 스스로 느꼈다. 그게 무슨 뜻인지 물었을 때, P는 그녀가 성공적인 경력을 쌓았고 자신이 유명해졌음을 알고 있지만, 성취감을 느끼지는 않는다고 말했다. 더 나아가, 그녀는 아직까지도 스스로를 다른 사람들의 그늘에 가려져 있다고 보는 경향이 있었다. 오직 연기를 할 때만 특별한 주목을 받을 만한 가치가 있다고 느꼈다. 면담자는 P에게 스스로를 경쟁적인 사람으로 보는지 물었다. 그녀는 다른 사람들이 종종 그녀에게 경쟁심을 느낀다고 알고는 있지만, 스스로는 그렇지 않다고 대답했으며, 최근 들어서야 본인이 생각하고 싶었던 것과는 다르게 자신이 더 경쟁적인 사람일지도 모르겠고 그걸 인식하기 시작했다고 말했다.

면담자는 P의 호소, 성격, 성격 구조에 대해 명료한 인상을 받았다고 생각했다. 기분장애는 없었지만 그녀는 우울감을 느꼈고, 적응 반응의 기준에 부합할 가능성이 있었다. 최근의 스트레스 요인으로는 TV 방송을 떠나 무대에 서고 싶은 꿈을 추구하는 것과 남자 친구와 함께 사는 것이 있었다. DSM-IV-TR 성격장애의 진단 기준에는 맞지 않았다. 현재 불편함은 자기 비하적인 소녀처럼 느끼고 행동하는 방어적인 자기표상을 중심으로 구성된 성격 경직성을 반영했다. 그녀는 신경증적 수준의 성격 구조에 내재된 자기 과시와 경쟁을 둘러싼 자존감과 갈등의 문제를 호소했다.

현재 문제, 성격 기능, 성격 구조 수준의 평가를 마무리하기

현재 문제, 성격 기능, 성격 구조 수준의 평가가 마무리되면, 우리는 진단 결정 과정에서 갈림길에 도달한다([그림 9-1] 참조). 만일 환자가 비교적 견고한 정체성을 가지고 있다면, 평가 과정의 다음 단계는 환자의 성격 경직성의 중증도를 평가하는 것이다. 경증 성격병리에서 치료에 대한 환자의 동기와 기대와 함께, 성격 경직성의 중증도는 치료 계획을 이끌어 가는 데 중요하다. 만약 중증 정체성 병리를 가진 환자라면, 다음 단계는 환자의 윤리적 기능과 병적 공격성이 성격 기능에 침투한 정도를 평가하는 것이다. 중증 성격병리 환자의 평가에 대한 논의는 Clarkin, Yeomans와 Kernberg(2006)을 추천한다.

상담의 평가 단계를 끝내기 전에 환자에게 혹시 면담 중에 빠지거나 불충분하게 다뤄진 부분이 있는지 물어보는 것이 도움이 되며, 이것은 면담자가 환자에 대해 알기 위해 중요하다.

성격 경직성의 중증도에 대한 평가

경증 성격병리 진단이 이루어졌다면, 다음으로는 환자의 성격 경직성의 중증도를 평가한다. 성격 경직성의 중증도는 어느 정도 서로 겹쳐지기도 하는 세 가지 차원으로 개념화할 수 있다(〈표 9-3〉 참조).

성격이 매우 경직되어 있는 경우, 환자가 자신의 부적응적 행동 양상을 잘 알고 있고 바꾸려고 노력할 때조차도 환자는 자신의 부적응적 행동 양상을 중단하거나 고칠 수 없다고 말할 것이다. 가령 앞부분에 등장했던 배우인 P는 스스로 얼마나 열심히 노력하든지, 그리고 자신의 소녀 같은 태도가 부적절하다고 스스로에게 수차례 입증하든지 상관없이, 자신이 내적으로 느끼는 것과 오디션에서 대인관계적 행동을 바꾸는 것은 불가능했다. 반대로 만약

〈표 9-3〉 성격 경직성의 중증도 평가

환자의 부적응적 성격 특성이 **얼마나 경직**되어 있는가?
(비교적 유연함-매우 경직됨)
환자의 부적응적 성격 특성이 **얼마나 심각**한가?
(약간 부적응적이거나 알아차릴 정도-매우 부적응적이며 부적절함)
환자의 부적응적 성격 특성이 **얼마나 전반적**인가?
(상대적으로 국소적, 기능의 한 가지 주된 영역에 영향을 미침-기능의 모든 영역에 퍼져 있음)

1. 경직성의 정도: 스펙트럼의 가장 경한 부분의 말단에서는 상대적으로 유연하며, 그 반대 말단에서는 매우 경직되는 범위에 걸쳐 있음.
2. 경직성이 부적응적이 되는 정도: 스펙트럼의 한쪽 말단은 약간 부적응적이거나 약간 부적절한 성격 특성을 보이며, 반대 말단에서는 매우 부적응적이며 심하게 부적절한 성격 특성을 보이는 범위에 걸쳐 있음.
3. 경직성이 성격 기능에 전반적으로 영향을 미치는 정도: 스펙트럼의 가장 경한 부분의 말단에서는 주로 기능의 한 영역에 악영향을 주는 성격 경직성의 비교적 국소적 발현으로부터 기능의 많은, 심지어 모든 핵심 영역에 악영향을 미치는 부적응적 성격 특성의 전반적 성격 경직성까지 걸쳐 있음.

그녀의 성격 경직성이 조금 덜 완고했다면, 좀 더 자신감 있는 모습을 연습하거나 친구들에게 조언을 받음으로써 오디션에서의 행동을 조금 개선할 수 있었을 것이다. 내면에서는 여전히 작은 아이처럼 느껴진다 할지라도, 만약 그녀의 성격 특성이 약간 더 유연했다면, 행동을 좀 더 적절하게 바꿔 나갈 수 있었을 것이다.

부정응적 성격 특성이 매우 심각한 경우, 환자가 바꿀 수 없는 그 행동 양상은 적어도 특정 상황들에서 상당히 부적절하며 환자의 기능을 방해할 것이다. P는 어느 정도 약간만 부적응적인 성격 특성을 보였다. 그녀의 행동은 부적절했지만, 불편하게 느끼는 감독과 제작자들이 환자를 완전히 무시할 정도는 아니었다. 반대로 만약 어떤 배우가 오디션에 대한 스트레스로 모든 사람들에게 명령하고 오디션을 진행하는 사람들이 제안하는 지시에 대해 비난하고 거절함으로써 자신을 불안하게 만드는 상황을 강박적으로 통제하려고 한다면, 이러한 행동은 매우 부적응적인 것이며 P의 소녀 같은 모습보다도 훨씬 더 사회적으로 부적절하며, 원하는 역할을 얻기는 더 어려울 것이다.

마지막으로, 성격 경직성이 어느 정도로 기능 영역에 **전반적 영향**을 주는지, 그래서 다수의 혹은 대부분의 기능 영역에서 성격에 악영향을 주는지, 아니면 성격 경직성이 보다 국소적이어서 오직 하나 혹은 소수의 기능 영역에서만 부적응적인 행동을 초래하는지 고려해야 한다.

P의 사례로 되돌아가 보면, 지금까지 그녀가 소녀 같은 자기표상을 취하던 경향은 주로 오디션 상황에서만 두드러지는 문제였던 것으로 보인다. 망설이거나 '소녀처럼' 행동하고 느끼는 경향이 그녀의 대인관계 방식의 일부였음이 분명하지만, 많은 상황에서 그녀의 행동은 크게 부적절하지 않았으며, 또한 이로 인한 괴로움이 생길 정도로 심각하지는 않았다.

성격 유형과 경증 성격병리의 평가

성격 구조를 평가하고, 경증 성격병리를 진단하고, 성격 경직성의 중증도 평가를 완료하고 나서, 임상가는 환자에게 흔하게 나타나는 경증 성격병리의 하나인지 아니면 혼합된 경우인지를 고려할 수 있다. 이 평가는 환자의 성격 특성에 기반하여 대부분 이루어지며, 역전이에서 환자에 대한 임상가의 반응과 환자의 핵심 갈등에 대한 임상가의 평가로 보완할 수 있다.

제2장에서와 기술한 바와 같이, 일부 경증 성격병리 환자들은 정신분석 문헌에서 기술하는 '신경증적 성격장애' 중 하나를 보일 수 있다. 강박성, 히스테리성, 우울−피학, 혹은 우울성 성격들이 가장 흔하게 기술되어 있다 (Kernberg 1984; PDM Task Force 2006). (강박성 성격장애와 우울성 성격장애는 DSM−IV−TR에도 포함되어 있다.) 다른 경증 성격병리 환자들은 연극성, 의존성 또는 회피성 성격장애의 DSM−IV−TR 진단 기준을 만족한다. DSM−IV−TR의 성격장애 진단 기준에 부합하는 많은 환자들이 심한 중증 성격병리를 가지고 있기도 하지만, 이 진단 그룹에서 소수의 비교적 건강한 환자들은 경증 성격병리를 가진다. DSM−IV−TR상 연극성, 의존성 또는 회피성 성격장애의 진단 기준을 만족하는 경증 성격병리 환자들은 주로 상호 의존적인 관계를 형성하는 능력을 바탕으로 자신과 타인에 대한 감각에서 어느 정도의 피상성과 약간의 불안정성으로 나타나는 경증의 정체성 병리를 보인다. 구조적으로, 이런 환자들은 Kernberg의 신경증적 수준과 경계성 수준 사이의 이행 구간에 해당하는 성격 구조를 가진 것으로 가장 잘 설명될 수 있다.

〈표 9−4〉는 경증 성격병리에 관해 요약되어 있다. 경증 성격병리의 기술적·정신역동적·임상적 양상에 대한 포괄적인 논의에 대해서는 Nancy McWilliams의 책, 『정신역동적 진단: 임상과정에서 성격 구조의 이해 (Psychoanalytic Diagnosis: Understanding Personality Structure in the Clinical Process)』(1994)와 정신역동적 기구 동맹(Alliance of Psychoanalytic Organizations)이 출간한 『정신역동적 진단 매뉴얼(Psychoanalytic Diagnostic Manual)』(PDM Task Force, 2006)을 추천한다.

〈표 9-4〉 경증 성격병리 환자에서 흔하게 진단되는 성격장애의 핵심 특징

	내향적인 ←―――			――→ 외향적인		
	회피성	강박성	우울성	의존성	히스테리성	연극성
정체성	대체로 통합됨	통합됨	통합됨	대체로 통합됨	통합됨	대체로 통합됨
정서적 양상	두려움, 우울	정서적으로 위축됨	침울함, 심각함	불안	감정적	과잉감정적, 피상적
인지 양상	과잉각성	세부사항에 집중	사려 깊음, 철저함	다양함	인상주의적	피상적
대인관계 양상	수줍음 무시나 비난에 매우 예민함	통제 그리고/또는 가학적 비판적	사랑을 추구 상실에 민감함	환심을 사려함 순종적 매달림	관심을 추구 유혹적	관심을 요구 공격적으로 유혹적
자신에 대한 태도	열등감 탐탁지 않음	완벽주의 도덕적 우월감	완벽주의 자기 비판적	능력이 부족함 애정에 굶주림	성적으로 의미 있는 상황에서 순수하고 부적절함	유아적, 과장됨 성애적
흔한 증상	사회적 불안 사회적 고립 타인으로부터의 상상 속의 조롱	불안, 불안한 반추	우울, 죄책감 반추	유기 불안 관계가 끝났을 때 슬픔과 두려움	성적인 억제	성적인 문란 불안한 정서 분노 발작
핵심 역동	공격적 자기 비난과 연약한 대상을 평가 절하하려는 소망의 역으로 후퇴하려는 방어가 동반된 오이디푸스 성과 이론성을 둘러싼 감등	자신과 타인을 통제하기 위해 싸우는 공격성을 참을 수 없음, 오이디푸스 갈등을 방어하기 위해 퇴행과 오이디푸스 갈등 의존성을 둘러싼 중항성	자신에게 돌아온 공격성을 참을 수 없음, 오이디푸스 갈등을 방어하기 위해 보상을 받는 것을 둘러싼 감등	강한 중요한 타인을 이상화하고 자신을 평가절하하는 방어 사용이 동반된 이론성과 신뢰를 둘러싼 감등	성생활과 이론성을 둘러싼 오이디푸스 갈등	이론과 공격적 욕구를 충족하기 위해 성생활의 방어적 사용이 동반된 이론성을 둘러싼 감등

감별 치료 계획

상담의 전반부는 DSM-IV-TR과 구조적 진단을 하기 위해 필요한 정보 수집 위주로 이루어져 있다. 상담의 후반부는 (1) 추정진단을 환자와 공유하고, (2) 치료 목표를 결정하고, (3) 가능한 치료 선택지와 그 상대적 이점을 살펴보고, 그리고 (4) 앞으로 해 나갈 치료의 종류에 대해 정보에 근거한 선택을 할 수 있도록 돕는 것을 포함한다.

추정 진단을 공유하기

상담의 후반부는 면담자가 환자와 추정진단에 대해 함께 이야기하는 것으로 시작된다. 상담자가 I축 증상과 진단과 성격병리를 모두 검토하는 것이 중요하다. 환자의 어려움에 대한 치료자의 설명과 진단 문제에 관한 논의는 되도록 명료하고 구체적이어야 하며, 상담자는 전문적인 표현이나 용어를 쓰지 않도록 한다. 진단 문제에 대해 논의할 때는 상담자가 환자의 증상과 부적응적 성격 특성에 관해 간단하게 요약해 주면서, 환자에게 정리 내용이 맞는 것 같은지 그리고 환자가 더 추가하거나 수정하고 싶은 부분이 있는지 물어보기를 추천한다.

면담자가 참조할 명확한 진단 기준이 있는 주요 우울장애나 공황장애 등의 질환들과는 다르게, 성격병리에 대해 환자와 논의하는 것은 그 병리에 대한 상담자 자신의 기술과 개념화에 좀 더 많이 의존해야 한다. 경증 성격 경직성에 대해 환자와 이야기를 할 때, 환자를 혼란스럽게 하거나 모욕감을 느끼게 할지도 모르기 때문에 상담자는 일반적으로 특정 성격 유형을 언급하거나 '성격장애'라는 단어를 사용할 필요가 없다. 대신, 성격 경직성의 구조에 대해 설명하고 이것이 어떻게 환자의 현재 문제와 부적응적 성격 특성과 연관되는지 설명해 주기를 권한다. 중중 성격병리를 보이는 환자들은, 환자가 불완전하게 통합된 또는 불안정한 자기감을 가지고 있는 관점에서 자신의 문제를 개념화하도록 도우면서, 정체성의 구조를 중심으로 논의가 이뤄질 것이다.

추정진단의 공유에 대한 임상 사례

상담자가 추정진단을 어떻게 공유하는지에 대한 예시로, 앞의 배우 P를 다시 떠올려 보자. 면담 후 상담자는 환자에게 다음과 같은 말을 할 수 있다.

"제 생각에 당신은 두 가지 문제를 말하는 것 같습니다. 그 두 가지는 서로 연관이 되어 있을 수도, 아닐 수도 있습니다. 첫째로 당신은 평소보다 더한 약간의 우울함을 느끼고 있으며, 무엇이 기분의 변화를 일으켰는지는 분명하지 않습니다. 저는 당신이 특정 치료가 필요한 '임상적인' 우울증이라고는 생각하지 않습니다. 그보다는 오히려 일종의 적응 반응에 가까울 것 같습니다. 어쩌면 무대에서 연기하는 당신의 꿈을 추구하고자 노력하는 것에 대한 그런 반응일 수 있지요. 당신의 현재 어려움은 또한 남자 친구와 함께 살기로 한 것과 관련이 있을 수도 있어요. 같이 살기로 한 것이 기쁘고 일이 순조롭다는 것도 알고 있습니다. 그럼에도 어쩌면 당신이 자각하는 것과 다르게, 이 과정으로 나아가는 것, 그와 함께 산다는 게 당신을 어렵게 할 수 있습니다. 여기까지 제가 말하는 내용이 혹시 잘 이해되시나요?"

만일 면담자가 말한 내용을 환자가 잘 이해하고 있으며 환자가 그럴듯하다고 느낀다면, 다음과 같은 말을 이어 갈 수 있다.

"두 번째 문제도 말해 주셨죠. 당신이 특정 상황에서 스스로를 어떻게 바라보고 어떻게 나타내는지에 대한 것이고, 이건 우울감보다도 더 오래된 것 같습니다. 저는 이 문제가 최근의 우울감과 연관성이 있다는 생각도 들지만, 아닐 수도 있습니다. 제가 보기에는, 당신이 여러 감독과 제작자들로부터 존중을 받는 성공적이고 원숙한 배우임을 스스로 알고 있으면서도, 왠지 모르게 당신은 오디션에 들어설 때마다 어린 소녀가 된 것 같은 느낌이 자꾸 듭니다. 이런 느낌은 TV보다도 극장 오디션을 볼 때 더 심해지는 것이 확연하죠. 그리고 당신이 존경하거나, 또한 당신을 경외한다고 생각되는 남성 앞에서 오디션을 볼 때 더욱 그렇고요. 게다가, 이런 어려움은 당신이 소녀 같은 스스로의 이미지를 유지하는 보다 일반적인 방식의 일부가 됩니다. 대부분의 상황에서는 이것이 큰 문제를 일으키지는 않지만, 당신이 불안감을 느낄 때 이런 경향이 더 드러나는 것처럼 생각됩니다."

여기서 상담자는 잠시 멈추고, 환자가 상담자와 '함께하고' 있는지 다시 확인한다. 만일 환자가 잘 따라오고 동의를 하고 있다면 상담자는 이런 어려움에 대해 자신이 어떻게 생각하는지를 계속해서 나눌 수 있다.

"제가 느끼기에, 오디션에서 당신이 겪는 이런 어려움들은 당신의 성격에서 '경직성'이라고 표현할 수 있는 측면이라 생각됩니다. '경직성'이라는 말을 쓰는 이유는 당신이 원하는 대로, 그리고 납득할 수 있는 대로 스스로의 행동을 조정할 수 없기 때문이에요. 당신은 다르게 행동하려고 심혈을 기울이지만, 오히려 같은 상황이 계속 반복되고 있어요. 대부분 이런 종류의 성격 경직성은 인식 너머의 심리적 힘에 의해 작동합니다. 말하자면, 당신이 인식하지 못하는 이유로 인해, 당신은 오디션에서 자동적이고 본의 아니게 아이처럼 느끼고 어느 정도 그렇게 행동하게 됩니다. 이런 모습이 적절하지 않다는 것을 알고 있으면서도, 그리고 의식적으로는 다르게 행동하고 싶음에도, 당신은 그렇게 행동하게 되는 거죠."

치료 목표 정하기

평가 과정에서 다양한 어려움에 대해 이야기를 하더라도, 많은 환자들은 구체적이고 비교적 제한적인 치료 목표를 가진다. 가령 공황 발작을 겪은 어떤 환자는 심각하고 매우 부적응적 성격 경직성이 있더라도, 공황 발작에 대해서만 치료를 원할 수도 있다. 혹은 기능의 여러 영역에 영향을 주는 전반적이고 심각한 성격 경직성 환자이면서도, 유일한 치료 목표가 직장에서 보고해야 하는 사람들에게 더 효과적으로 응대하는 것일 수도 있다.

　반대로 어떤 환자들은 정신치료에서 성취할 수 있는 것에 대해 겉보기에 원대하고 과하게 비현실적인 기대를 가진다. 예를 들면, 자신의 직업, 연애, 사회적 기능에 영향을 줄 정도로 전반적으로 억눌려 있고 자기패배적인 환자가, 치료를 통해 매사 모든 관계에서 활달하고 자신감이 넘치는 '자신의 엄마'처럼 되기를 바랄 수 있다. 그렇기 때문에 환자가 정확히 어떤 것 때문에 치료를 받고자 하는지, 다시 말해 치료가 끝나감에 따라 무엇이 개선되기를 바라는지를 결정할 수 있도록 도와주는 것이 상담자의 책무다. 게다가, 상담자는 앞서 말했던 자신의 엄마 같은 성격으로 변하길 원하는 환자의 사례처럼, 그저 비현실적인 치료 목표에 동의해서는 안 된다.

　치료 목표를 설정할 때 상담자는 환자가 그 개인의 목표가 무엇인지, 즉 환자의 상황에서 어떤 측면이 그가 치료를 받아야 할 정도로 충분히 문제가 되는지 알아낼 수 있도록 돕는 것이 중요하다. 치료 목표를 세우기 전에, 상담자는 성격 경직성이 환자의 기능에 미치는 영향에 대해 세세하게 명료화할 수 있도록 충분한 시간을 들여야 한다. 환자가 어려움을 겪는다고 호소하지 않는 심각해 보이는 기능 장애의 영역이 있다면, 상담자는 이에 대해 반드시 환자의 주의를 환기시켜야 하고, 환자가 중요한 부적응적 기능의 특정 부분을 치료 목표에 포함시키지 않는 태도가 의미하는 바를 탐색한다.

치료 목표 정하기에 대한 임상 사례

　광범위한 치료 목표를 가진 환자의 경우를 알아보기 위해, P의 사례로 돌아가 보자. 우리가 기술해 온 것과 같이 우선 상담자는 P가 자기 문제점의 본질을 정리하도록 도울 것이다. 그리고 환자가 말한 어려움 중에서, 어떤 점들이 치료를 받게 된 계기인지 환자가 명료화할 수 있도록 돕는다. 가령 P와 같은 사람들은 우울감에 대한 염려를 주로 호소한다. 그 대신, 상담자는 성적 억제에 대해 치료에서 다루는 것이 어떤지 그녀에게 물어볼 수 있다. P의 사례에서 상담자는 명확하고 비교적 구체적인 치료 목표를 정할 수 있었다. P의 목표는 그녀의 소녀 같은 태도가 가장 두드러지고 가장 부적응적인 상황들, 일차적으로는 오디션 그리고 이차적으로는 약혼자와의 관계에서, 그렇게 느끼고 행동하려는 자신의 욕구를 수정하는 것이다.

치료 선택지 논의하기

환자가 원하는 목표의 본질이 치료의 선택지를 결정한다. 상담자의 업무는 그의 전문지식과 권고에 따라 환자가 정보에 근거한 자율적인 결정을 할 수 있도록 이끌어 주는 것이다. 하지만 궁극적으로 환자의 결정은 환자의 욕구와 소망에 의해 결정되고, 이런 욕구와 소망은 치료에 대한 개인적 목표와 동기 수준에 반영된다. 상담자는 치료 선택지를 검토하고 특정 방식의 정신치료를 권고하면서, 치료를 시작하기 전에 고지에 입각한 동의서(informed consent)를 받는 과정을 거쳐야 한다(Beahrs and Gutheil 2001). 환자가 치료를 시작할지 여부에 관해 합리적인 결정을 하기 위해 충분한 정보를 공개하는 것이 임상가의 의무다.

정보에 근거한 의사 결정은 앞에서 말한 과정으로부터 시작된다. 이때 상담자는 추정진단과 진단적 평가를 공유하고, 환자가 자신의 목표를 명확히 하도록 도와준다. 그 후 치료자는 가능한 치료 선택지를, 각각의 치료적 접근에 따른 잠재적인 이득, 비용, 위험에 따라 되짚어 준다. 예를 들어, 어떤 성격 경직성 환자에게는 단기적 정신치료나 지지적 정신치료, 또는 인지행동치료가 DPHP보다 덜 시간 집약적이며, 덜 비싸고, 아마도 스트레스가 적겠지만, 부득이하게 낮은 치료 목표를 가질 것이다. 정신치료를 위한 정보에 근거한 의사 결정에 포함되는 요소들은 〈표 9-5〉에 정리되어 있다.

〈표 9-5〉 역동치료의 동의서

정보에 근거한 동의서를 받는 과정의 목표는 자율적 의사 결정을 가능하게 하는 것이다. 동의서는 다음과 같은 내용을 포함한다.

- 환자의 진단에 대한 논의와 환자의 문제에 대한 명확한 서술
- 환자의 현 주소에 관한 경과, 병인, 관련 증상에 대한 논의
- 환자가 치료를 받지 않을 경우 예상되는 결과
- DPHP에 관한 설명과 예상되는 치료 기간과 발생 가능한 부작용(예를 들어, 불안과 다른 증상의 일시적인 악화)을 포함한 DPHP와 관련된 위험 및 이점
- 주요 대안적 치료와 그에 수반되는 위험 및 이점에 관한 논의

성격 경직성과 연관된 어려움을 호소하는 경중 성격병리 환자들에 대한 치료 선택지는 다음과 같다.

- 단기, 국소, 정신역동적 정신치료(short-term, focal, psychodynamic psychotherapy)
- 지지정신치료(supportive psychotherapy)
- 행동치료(behavior therapy)
- 인지행동치료(cognitive-behavioral treatment)
- DPHP(dynamic psychotherapy for higher level personality pathology)
- 정신분석(psychoanalysis)

만약 환자의 목표가 기능의 일부에서만 특히 문제가 되거나 부적응적이며 비교적 유연한 성격 경직성을 바꾸는 것이라면, 환자의 구체적 문제에 따라 단기 국소, 지지, 행동 혹은 인지행동 치료로 충분할 것이다. 성격 경직성이 보다 심할수록, 덜 집중적인 치료는 효과가 적을 것이다. 이럴 때는 DPHP가 좀 더 분명하게 적용된다. 또한 성격 특성이 점차적으로 부적응적인 모습을

보일수록 집중 치료를 시행할 이유와 동기는 분명하다.

　DPHP가 적용 가능한 경우, 성격 특성이 부적응적이고 기능을 방해하는 그 영역이 국소적일수록 DPHP는 더 성공적일 수 있다. 성격 경직성이 보다 전반적이고 기능의 여러 혹은 모든 영역에 심각한 저해를 유발할 때, 상담자는 정신분석을 권유해 볼 수 있다. 반면, 만약 그런 환자가 특정한 한 가지 목표를 선정할 수 있다면 DPHP도 합리적인 치료로 추천될 수 있다.

　상담자는 어떤 치료법이 환자 병리의 어떤 부분을 다루는지에 관한 치료자의 평가뿐 아니라 시간적 · 경제적 비용과 유용한 치료 선택지들의 잠재적 부작용에 대하여 환자와 솔직하게 이야기를 나누어야 한다. DPHP를 권고할 때 상담자는 잠재적 이점뿐 아니라 비용, 발생 가능한 위험성, 치료를 받지 않을 경우 환자의 성격 경직성의 예상 경과에 관한 정보를 함께 설명해 주어야 한다.

　DPHP에 대해 설명할 때, 상담자는 다음과 같이 말할 수 있다.

> "DPHP는 치료를 받게 된 당신의 문제점의 기저에 있는, 당신의 내적 경험의 그러한 측면에 관해 우리가 알아 가는 것을 돕기 위해 고안된 치료입니다. 당신의 행동을 유발하는 불안과 걱정의 일부는 의식적이기도 하지만, 일부는 우리가 인식하는 의식 범위의 너머에 있기도 합니다. 치료 시간에 당신의 마음속에 있는 것을 터놓고 솔직하게 말하는 것이 치료의 일부분이며, 이것은 당신 내면의 세계에 대해 더 알아 갈 수 있는, 우리가 아는 가장 효과적인 방법입니다. 저의 역할은 당신이 겪는 어려움의 기저에 있는 생각, 행동, 그리고 환상의 양상을 알아 가도록 돕는 것입니다. 일반적으로 당신의 행동을 유발하는 내면의 두려움과 불안에 대해 당신이 더 잘 이해할수록, 당신은 보다 더 유연하고 적응적인 방식으로 그것들을 처리할 수 있다는 것입니다."

　또한 상담자는 DPHP는 일반적으로 1~4년의 기간 동안 주 2회로 진행되는 치료임을 반드시 설명한다. 치료가 강렬한 감정을 불러일으킬 수 있으며 환자는 치료를 받는 동안 여러 지점에서 일시적인 '부작용'처럼 불안이나 다른 증상이 악화되는 경험을 할 수 있지만, 치료에 관하여 심각한 위험성은 거의 없다. 면담자가 DPHP를 권하더라도 환자는 각각의 근거와 위험성/이점을 가진 다른 치료 선택지가 있다는 것을 알아야 한다.

구조적 평가

임상에서 우리는 이 장에서 기술한 임상적 면담법을 추천한다. 그러나 연구할 때는 환자들이 같은 방식으로 평가되고 각기 다른 평가자와 평가 장소에서 시행되더라도 진단적 평가를 신뢰할 수 있도록 보다 구조적인 접근이 요구된다. 이런 부분을 충족시키고 임상 연구에서 성격 구조의 평가를 용이하게 하기 위해, 우리는 성격 구조에 대한 구조적 면담(Structured Interview for Personality Organization: STIPO)을 개발했으며, 이는 웹사이트(www.borderlinedisorders.com)에서 이용 가능하다. STIPO는 반구조화된 면담 형식으로 성격 구조에 관한 정보를 수집하고 표준화된 방법을 제공한다.

STIPO는 원래 연구 목적으로 개발되었지만, 유용한 교육적 도구로도 쓸수 있다. 구조적 평가와 정신역동적 면담에 대해 상대적으로 경험이 없는 임상가를 위해, STIPO는 성격 구조 수준의 평가와 관련된 성격 차원을 평가할수 있는 구체적 질문과 추적 조사를 제공한다.

다른 저자들은 성격병리를 가진 환자들의 체계적 평가에 관해 연구해 왔다. Piper의 대상관계 면담(Piper and Duncan 1999 참조)은 환자를 평가하는데 사용되어 왔으며, 다양한 형태의 단기 정신치료에 대한 반응을 예측하는 것으로 밝혀져 왔다. Westen과 Schedler(1999a, 1999b)는 Q 분류 방법론(Q-sort methodology)을 이용하여 성격과 성격병리를 신뢰도 있게 평가할 수있는 도구인 Schedler-Westen Assessment Procedure: SWAP를 개발하였다.

SWAP은 임상 면담이나 치료 시간의 대인관계 관련 서술에서 포착되는 자기와 타인에 대한 환자의 묘사를 바탕으로 점수화된다.

참고 도서

Abraham K: Contributions to the theory of the anal character (1921), in Selected Papers of Karl Abraham, MD. London, Hogarth Press, 1942, pp 370-392

American Psychiatric Association: Resource Document on Principles of Informed Consent in Psychiatry, J Am Acad Psychiatry Law 25:121-125, 1997

Beahrs JO, Gutheil TG: Informed consent in psychotherapy. Am J Psychiatry 158:4-10, 2001

Easser BR, Lesser S: Hysterical personality: a re-evaluation. Psychoanal Q 34:390-405, 1965

Kernberg OF: The structural interview, in Severe Personality Disorders. New Haven, CT, Yale University Press, 1984, pp 27-51

Kernberg OF: Hysterical and histrionic personality disorders, in Aggression in Personality Disorders and Perversions. New Haven, CT, Yale University Press, 1992, pp 52-66

Laughlin HP: The Neuroses. New York, Appleton-Century Crofts, 1967

MacKinnon RA, Michels R, Buckley PJ: The Psychiatric Interview in Clinical Practice, 2nd Edition. Washington, DC, American Psychiatric Publishing, 2006

Westen D, Schedler J: Revising and assessing Axis II, Part I: developing a clinically and empirically valid assessment method. Am J Psychiatry 156:258-272, 1999

Westen D, Schedler J: Revising and assessing Axis II, Part II: toward an empirically based and clinically useful classification of personality disorders. Am J Psychiatry, 156:273-285, 1999

제**10**장
치료 단계

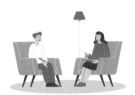

역동적 정신치료는 시작 단계, 중간 단계, 종결 단계로 나눌 수 있다. 이 세 단계는 정확히 구분되지 않으며 점차적으로 진행되지만 각 단계별로 치료 흐름에 따라 개념화할 수 있고 설명 가능한 특징들이 있다. 이 장은 DPHP(경증 성격병리에 대한 역동적 정신치료)의 세 단계와 각 단계에서 임상적으로 흔히 접하게 되는 쟁점들로 구성되어 있다.

DPHP 시작 단계

DPHP 시작 단계는 짧게는 수개월에서 길게는 1년 정도 소요되며, 기간은 치료 탐색 작업을 받아들이는 환자의 능력과 치료자의 기술에 달려 있다. 시작 단계의 초반에는 자유롭고 열린 소통을 통한 초기 저항을 탐색하고, 치료 동맹을 강화하며, 초기 성격 저항을 탐색하고, 지배적인 방어적 대상관계를 확인해야 한다. 시작 단계의 끝 무렵에는 핵심 갈등과 그와 연관된 대상관계가 확인될 것이다. 시작 단계 작업의 결과로, 환자는 무의식적이고 역동적인 정신 작용을 더 깊이 인식하고, 그에 따라 갈등 속에서 자기를 관찰할 수 있는 능력을 기를 수 있다.

자유롭고 열린 소통을 통한 초기 저항 탐색

치료자와 함께 자유롭고 열린 소통을 하면서 환자들은 개개인에 따라 서로 다르고 특색 있는 반응들을 보일 것이다. 어떤 환자들은 준비된 주제가 없으면 면담에 참여하는 것을 특히 힘들어하고, 어떤 환자들은 '마음에서 어떤 생각이 떠오르는지'와 같은 애매모호한 치료자의 요청에 어떻게 반응해야 할지 힘들어하며, 어떤 이들은 침묵을 견디는 것을 힘들어할 것이다. DPHP 치료자는 친밀하고 비교적 구조화되지 않은 치료 설정에 대한 환자의 반응에 깊은 주의를 기울여야 한다. 초기 접근은 치료 시작에 자극되는 불안을 명료화·탐색하는 데 초점을 두고 자유롭고 열린 소통에 대한 저항과 성격 저항 모두를 탐색해야 한다. 열린 소통에 대한 환자의 의식적이고 무의식적인 저항을 탐색하는 것은 치료자가 치료 설정 내에서 재연되는 대상관계를 확인하고 서술하는 것을 가능하게 한다.

자유롭고 열린 소통을 통한 초기 저항 탐색에 대한 임상 사례

사례 1 치료 초기에 늘 치료실까지 걸어와서, 앉자마자 하루에 있었던 일을 매우 상세하게 이야기하는 남자 환자에 대한 사례다. 그의 목소리는 매우 진지했고 치료 1시간 내내 쉬지 않고 이야기를 이어 갔다. 치료자는 치료 도입부에서 환자가 긴장이 풀리는 순간이 오기를 기다렸다. 그러나 환자의 그런 모습이 지속되자 개입하기로 결심했다.

치료자는 환자의 말을 중단시키고 치료 시간에 환자가 다소 불안해 보인다고 말했다. 치료자는 환자가 불안을 조절하기 위해 치료실에 도착하자마자 자신을 돌아보는 시간은 거의 없이 최근의 사건들만 구체적으로 이야기하는 것 같다고 말했다. 이에 대해 환자의 반응은 치료자가 자신에 대해 더 많은 정보를 얻을 수 있도록 더 명확하고 자세히 말하려고 노력했다는 것이었다. 환자는 도리어 이것이 치료자가 원하는 것이 아니었냐고 되물었다.

여기서 환자는 비난받는 것처럼 느끼는 것이 분명해 보였다. 실제로 환자는 매 치료마다 어떤 주제를 이야기할지 미리 고민하고, 어떤 말을 할지 먼저 연습하고 방문하였다. 치료자는 이와 같은 행동에 대한 동기를 탐색하도록 도왔다. 치료자에게 필요한 정보로 치료 시간을 채우지 못하면 치료자가 분노하거나, 최선을 다하지 않고 '제대로 하지' 않았다고 치료자가 자신을 비난할 것이라는 생각에서 비롯되었음을 환자가 스스로 인식할 수 있도록 하였다. 이런 불안들을 탐색하면서 치료자는 엄격하고 요구가 많고 비판적인 부모와 연관되어, 비난받는 것을 두려워하고 남의 기분을 맞추는 어린 시절 환자의 대상관계가 치료 시간에 재연되는 것을 설명해 주었다. 이런 대상관계를 명확하게 하는 것은 환자가 치료 시간 중 긴장을 풀고 치료자에게 더 자연스럽고 편안하게 이야기할 수 있도록 돕는다. 동시에 이렇게 초기에 나타난 전이 저항에 대한 탐색은 권위적 대상에 대한 갈등을 탐색하는 시작이 된다.

사례 2   다음은 치료 시간 중 자유연상을 힘들어하며 치료 시간 중 뭔가를 말하는 것이 '불가능'하다고 호소하는 여자 환자에 대한 사례다. 환자는 계속되는 침묵에 불안해했다. 잠시 후, 치료자는 환자에게 치료자가 더 적극적으로 행동하고 환자에게 무슨 말을 해야 할지 알려 줘서 환자가 느끼는 불안을 덜어 주기를 원하는 것 같다고 말했다. 만약 그렇다면, 쉬운 방법을 두고 왜 자신을 돕기 위해 치료자가 아무것도 행동하지 않는지 환자가 분명히 궁금해할 것 같다고 말했다.

환자는 이미 그런 생각을 해 왔다며 치료자의 말에 동의했다. 이런 초기 저항을 더 탐색함으로써, 구조화되지 않은 치료 설정에서 치료자가 도움을 주려는 행동이 억압적이고 이기적인 어머니상과 애정에 굶주린 어린 시절 환자의 대상관계를 활성화한다는 것이 명확해졌다. 앞선 예와 같이, 전이를 통해 활성화된 대상관계가 확인되고 탐색되면서, 환자는 무력감을 덜 느끼고 더 자유롭게 연상하고 이야기할 수 있게 되었다. 이 과정을 통해 치료자와 환자는 환자의 일상에서 직면하고 반복되는 문제들을 대상관계와 연관 짓기 시작했다.

치료 동맹 강화

경증 성격병리 환자들은 관심을 가지고 도움을 주는 전문가와 치료 동맹을 충분하게 발달시킬 수 있는 능력이 있다[1](Bender 2005; Gibbsons et al. 2003; Piper et al. 1991). DPHP에서 일반적으로 치료자와 환자 사이의 치료 동맹은 초기에 자연스럽게 형성된다. 그리고 자유롭고 열린 소통을 통한 초기 저항 분석은 치료 설정에 대한 환자 초기 반응을 치료자와 함께 탐색하면서 치료 동맹 발달을 강화한다.

하지만 치료 동맹을 강화하는 데 어느 정도의 어려움을 겪는 경증 성격병리 환자들도 있다. 이런 환자들은 치료 시작 단계에서 치료 관계 경험을 왜곡시켜 매우 부적응적이고 방어적인 대상관계를 빠르고 또 상대적으로 강력하게 활성화한다. 결국 이런 종류의 치료 관계 왜곡은 전이 분석의 기초가 된다. 하지만 치료 설정에 의해 즉시 갈등이 심화될 수 있는 보다 심한 성격 경직성을 가진 환자의 경우, 예상보다 이르고 비교적 강력한 부정적 전이가 경중 성격병리 환자에서 전형적으로 보이는 것보다 더 빠르고 강력하게 치료자와의 관계를 왜곡시킬 것이다. 이러한 조기 전이 반응은 치료 동맹의 자연스런 발달을 저해할 수 있다.

---

1) 저자 주: 이는 심한 중증 성격병리 환자들과 대조되는 것으로, 그들의 초기 치료 동맹은 일반적으로 불안정하며 치료자를 이상화하는 경우가 흔하다.

DPHP 치료자는 이런 전이를 적극적으로 확인하고 탐색하면서 치료 동맹 발달을 다루어야 한다. 이 과정은 왜곡된 치료 관계에서 오는 부정적 전이로부터 어느 정도 거리를 두고 스스로 성찰할 수 있는 능력을 가능하게 하면서 치료 동맹 활성화를 도울 것이다. 본질적으로, 초기 부정적 전이 분석은 전문적 역할로 도움을 주는 치료자와 부정적 전이 대상 간의 차이를 환자가 더 정확하게 구분하도록 돕는다.

치료 동맹 수립의 어려움을 탐색하는 임상 사례

　치료 초기에 치료자를 수정하려고 하고, 자신의 이야기를 치료자가 정확히 이해하고 있는지를 두고 힘겨루기를 하는 환자의 사례다. 환자는 치료자가 자신을 이해하지 못하고 도움을 줄 수 없다고 생각했고 무능력한 치료자에게 스스로를 맡겼다는 생각에 두려웠다.

　치료자 역시 치료 동맹이 형성되지 않는다고 느꼈다. 역전이로, 치료자는 환자가 자신을 비판하고 평가절하한다고 느꼈다. 치료자는 환자가 치료를 그만두지 않을지 궁금해하였다. 처음에 환자는 직장에서 자신을 비난하고 평가절하하는 상사와 무능력한 부하직원과의 갈등에 대해 토로했다. 치료자는 환자의 내면에서 재연되는 대상관계에 대해 묘사할 수 있었다. 환자가 가진 지배자적인 마음은 상대를 비판적으로 평가절하하지만, 다른 한편으로는 무력감과 거절에 대한 두려움을 가지고 있었다. 치료자는 스스로가 비판당하고 무능하다고 느끼는 것에서 환자를 평가절하하고 거절하는 느낌으로 어떻게 흘러가고 있는지 주목했다. 치료자는 환자의 무례한 행동이 치료자로부터 평가절하받고 비판받을 것 같은, 즉 치료자로부터 거절당할 것 같은 그의 두려움에서 나온 것이라 추론했다.

　치료가 진행되면서 치료자가 이해한 재연된 대상관계에 대해 환자와 공유하였다. 그리고 이를 환자의 상사 및 부하직원과의 갈등과 연결시켰다. 치료자는 초기 단계에서 치료를 거부하는 환자에 대해, 환자를 존중하고 비난하지 않으며 평가절하하지 않는 태도로 환자의 걱정에 대해 대화하고 치료적 중립성을 유지하며 이 작업을 했다. 치료자는 환자의 비난적이고 평가절하하는 태도와 치료자가 무능하고 환자에게 아무것도 해 주지 못할 것 같다는 환자의 걱정에 대해 묘사하였다.

또한 치료자는 환자가 도움을 받기 위해 왔다는 것을 지적하였다. 만약 진심으로 치료자가 환자를 이해하지 못한다고 느꼈다면, 환자는 더 나은 다른 치료자를 선택했을 것이다. 하지만 만약 치료자가 무엇인가 제공하고 있다고 느꼈다면, 환자는 자신이 치료자를 왜 그렇게 대했는지를 이해하고 이것이 자신이 치료하고 싶은 문제와 어떤 연관이 있는지 탐색하기 위해 노력해야 한다고 말했다.

치료자가 환자를 비판하거나 평가절하하지 않고, 관심을 가지고 염려하는 태도를 유지하자, 환자는 치료자의 말을 인정하였다. 환자는 아마도 치료자가 환자의 행동에 대한 의미를 알고 있을 것이라 생각했다고 반응했다. 이러한 초기 성격 저항을 훈습하면서 환자는 치료 과정과 자신의 감정을 방해하는 내면의 힘에 대해 깨닫게 되었으며, 치료자와 함께 훈습해 나가는 것을 이해하게 되었다.

일반적으로 치료 동맹을 공고히 하기가 어려운 환자일수록 치료 시작 단계는 더 길어진다. 이러한 환자들에서는 치료 초반에 환자의 관찰 자기와 치료자의 역할 사이를 방해하는 초기 저항을 확인하고 어느 정도 훈습하기 위해 많은 시간이 할애되어야 한다. 반면, 자연스럽게 치료 동맹을 형성하는 환자는 치료 설정에서 자신과 치료 관계에 몰입하여 치료자가 불안과 저항을 확인하고 탐색하도록 빠르게 협력할 수 있기 때문에 치료 시작 단계를 더 빠르고 유연하게 진행해야 한다.

긍정적 전이

우리는 DPHP 시작 단계에서 어떻게 초기의 부정적 전이가 치료 동맹 강화를 저해할 수 있는지 확인하였다. 반면, 초기의 긍정적 전이는 치료 동맹 형성을 강화하고 지지한다. 그러므로 DPHP에서는 일반적으로 '양성 긍정적 전이(도움을 주려는 치료자에 대해 비교적 갈등이 없는 전이)'를 탐색하거나 분석하지 않는다. DPHP에서는 이러한 전이를 분석하기보다 치료 동맹을 강화하고 갈등적 대상관계를 탐색하는 도구로 쓴다.

양성 긍정적 전이는 긍정적 전이로 보여지는 심리적 방어와 구분을 해야 한다. DPHP 치료자는 의존적 · 공격적 · 성적 대상관계가 자극되며 나타나는 심리적 방어가 긍정적 전이처럼 보이는 것을 구분할 수 있다. 긍정적 전이처럼 보이는 심리적 방어는 더 격양되어 있고, 잘 통합되지 않으며, 중립적으로 느껴지는 양성 긍정적 전이보다 더 이상화된다. DPHP에서 이상화 전이는 방어적 대상관계 분석의 표준적 방법을 사용하여 분석해야 한다.

초기 성격 저항 탐색

우리는 제7장 'DPHP의 기법: 개입'에서 DPHP 기술로서 저항 분석의 핵심적 역할에 대해 알아보았다. 전이와 같은 활성화된 방어 작용으로 저항을 정의한다면, 치료 시작 단계의 치료자와의 관계에서 환자의 성격 방어가 역할재연되는 것을 쉽게 볼 수 있을 것이다.

이 장의 도입부에서 언급한, 언제나 면담 준비를 해 오는 성실한 환자와 항상 비난하고 무시하며 논쟁하기를 좋아하는 환자, 두 가지 사례 모두 환자가 치료자와의 관계에서 성격 방어를 어떻게 활성화시키고 어떻게 재연시키는지를 보여 준다. 사례 속 두 환자는 진료실 밖에서 늘 행동하는 것처럼 치료 중에서도 행동하였다. 치료 시작 단계에서 환자의 성격 방어 역할재연은 DPHP 치료자가 환자의 부적응적 성격에 내포된 대상관계를 묘사하고 탐색할 수 있게 해 주며 환자의 주 호소 속 갈등을 궁극적으로 확인할 수 있게 해 준다.

요컨대, 우리는 진료실 안과 밖 모두에서 역할재연되는, 세상 및 타인과 교류하는 환자의 반복되고 부적응적인 방식들을 DPHP 초기 단계에서 확인한다. 이것은 환자 행동에 내포된 대상관계를 묘사할 수 있게 하며 핵심 갈등을 피하기 위해 기능하는 환자의 자동적·습관적 역할재연 기능을 찾을 수 있게 한다. 지배적인 방어적 대상관계의 분석을 통해 환자의 핵심 갈등을 파악할 수 있으며, 제2부에서 언급된 전략, 기법, 전술을 활용하여 환자의 현재 어려움에 내포된 갈등을 분석할 수 있게 된다.

중간 단계로 변화와 전환 신호

경중 성격병리 환자는 전형적으로 자기 관찰 능력이 제법 잘 발달해 있다. 하지만 갈등 영역에서는 환자의 방어 작용에 의해 자기 관찰은 일반적으로 제한되고 방해를 받는다. DPHP 시작 단계에서 환자는 갈등 상황에서 자기를 성찰하고 스스로 생각, 감정, 행동을 관찰하는 능력을 증진시키게 된다. 기술적 중립성 유지를 통해서 치료자가 환자의 내적 생활을 탐색한 결과로 환자의 자기 관찰, 자기 성찰 능력은 강화될 수 있다. DPHP 시작 단계에서 자기 관찰 및 자기 성찰 능력이 증가하게 되면, 갈등과 관련되어 있어 과거에는 무시했거나 의식하지 못하였던 환상이나 일시적인 생각과 감정에 대해서도 환자는 의식적으로 인식하게 된다.

시작 단계 동안 환자는 '무의식적 동기'에 익숙해지게 된다. 이는 환자의 방어 작용과 근본 불안을 능숙하고 체계적으로 탐색하는 치료자를 따라 변화한다. 환자는 치료가 진행되면서 나타나는 부적응적 행동 양상과 반복되는 생각, 감정, 경험들의 많은 부분이 의미 있고 치료의 원동력이 됨을 점차 인식한다. 또한 환자는 점점 더 자아 이질적으로 느껴지는 자신의 성격 특성과 부적응적 행동들에 대한 익숙한 합리화에 의문을 가지게 된다.

환자는 시작 단계를 거치면서 과거에 분리되고 억압되었던 내면을 인식하는 것을 견뎌 내고 자신과 타인의 갈등 경험을 성찰하는 능력을 기르기 시작한다. 억압되고 분리되었던 심적 표상을 의식화하는 것은 기술적 중립성을 유지하는 치료자의 개입(특히, 명료화, 직면, 저항 분석)에 의해 가능하다. 치료자의 허용적이고 관대한 태도는 갈등적 대상관계 인식을 견뎌 내는 환자의 능력을 지지해준다. 갈등적 대상관계 인식을 견뎌 내는 능력이 높아지는 것은 성격 경직성이 감소하였다는 초기 신호이며 중간 단계로 넘어갈 수 있는 지표 중 하나이다. 이는 전이를 다루는 능력이 증가하는 것과 관련되어 있다.

DPHP 중간 단계

DPHP 중간 단계는 1~3년까지 지속될 수 있다. 중간 단계의 주요 작업은 제5장('DPHP의 전략과 치료 설정')에서 설명한 치료 계획과 부합한다. 이 책의 대부분은 치료 전략을 설명하고 어떻게 치료를 시행하는지에 집중했기 때문에, 이 장에서는 중간 단계의 주요 과제를 간략하게 언급하고 전형적인 임상적 변화에 대해 집중적으로 다뤄 볼 것이다.

핵심 갈등의 본질인 대상관계의 탐색과 훈습

치료 시작 단계의 작업 결과로 환자는 치료 중간 단계로 들어오면서 핵심 갈등의 본질을 인식하게 된다. 방어적 대상관계를 탐색하고 환자 근본 문제의 무의식적 동기, 불안, 환상에 상응하는 갈등적 대상관계를 확인한다. 치료 과정과 일상의 대인관계에서 재연되는 갈등적 대상관계와 같은 핵심 갈등을 훈습하는 과정이 중간 단계의 주요 작업이다.

훈습 과정은 시간이 지남에 따라 다양한 맥락에서 갈등적 대상관계의 특정 부분을 반복적으로 역할재연, 동일시, 탐색하는 것을 의미한다. 훈습 과정 절차는 치료 중간 단계에서 시작되어 종결 단계까지 이어지고, 종결 후 치료자의 도움 없이 환자에 의해 마무리된다. 하지만 훈습 과정 대부분은 DPHP 중간 단계에 일어난다. 요약하면, DPHP 중간 단계의 주요 작업은 환자의 주관적 경험이 유연하게 통합될 수 있도록 갈등적 대상관계 및 환자 주 호소와 연관된 불안을 탐색하고 훈습하는 것이다. 또한 치료 목표와 연관된 핵심 갈등을 훈습하는 과정이며, 성격 경직성과 증상의 개선을 이끌어 낸다.

보다 깊은 '원초적' 심성 내용과 감정을 허용할 수 있는 능력

DPHP 초기에 나타난 대상관계는 대개 방어적이고, 비교적 의식적으로 접근이 쉬우며 잘 통합되어 있다. 또한 기저 갈등적 동기와 연관된 불안이 치료 초기에 나타난다면, 그것은 상대적으로 '건전'하거나 '세련'된 형태이다. 이 표현들은 기저 갈등의 파생물로 보는 것이 더 정확하며, 일반적으로 기저 갈등적 동기와 불안이 직접적으로 표현되거나 표상으로 나타나지는 않는다. 이와는 대조적으로 중간 단계에 들어서면, 치료 과정에서 노출된 대상관계는 갈등적 동기와 연관된 불안을 더 직접적으로 보여 준다.

DPHP 중간 단계 동안 환자는 자신의 내면에 더 잘 접근할 수 있고, 수용하지 못해 경계 밖에 있는 내면을 더 잘 인식할 수 있는 힘이 생긴다. 그 결과, 치료 중간 단계로 들어선 대상관계는 이전에 보이던 것에 비해 더 양극화되고, 더 피상적이며, 덜 분화되고(재연된 내적 대상관계 표상의 내용 및 질과 관련하여), 더 경직되고 정서적으로 격양될 것(재연된 내적 대상관계와 관련된 경험의 질과 관련하여)이다. 갈등적 대상관계는 치료가 진행되는 동안 재연되고 말로 표현되면서 위협적으로 다가오기 때문에 치료자는 관대하고 수용적인 태도로 환자가 더 넓은 심리적 경험을 인내할 수 있도록 지지한다.

억압되고 수용할 수 없었던 의식과 매우 격양된 내면을 환자가 점점 견뎌 낼 수 있게 되는 과정을 '치료적 퇴행(therapeutic regression)' 또는 '심화(deepening)'라고 한다. 점점 의식화되며 치료에서 재연되는 대상관계는 경증 성격병리 환자의 일반적인 의식적 경험보다 체계적이지 않고 더 '원초적'

이다. 환자가 이전에 접근할 수 없었던 심적 내용을 인식할 수 있게 되면서, 역설적으로 더 와해된 대상관계와 정동을 향한 '퇴행적' 변화는 중간 단계로 치료가 진행됨을 의미한다. 치료적 퇴행과 심화는 DPHP 중간 단계의 특징이다.

전이 강화와 전이 작업에 대한 관심 증가

몇몇 경중 성격병리 환자들은 전이 작업에 잘 적응하나, 어떤 환자들은 전이 감정을 쉽게 활용하거나 발전시키지 못한다. 비록 시간이 다양하게 걸리지만 대부분의 환자들은 치료 중간 단계가 진행되면서 전이를 활용하는 능력을 기르게 된다.

이 기능은 갈등적 동기와 표상을 인식하고 견뎌내는 능력이 증가하는 것을 반영한다. 환자는 갈등 속의 공격적 · 의존적 · 성적 소망, 요구, 공포 경험을 두려워하지 않고 더 편안하게 효과적으로 전이 대상을 활용한다. 중간 단계를 거쳐 치료가 깊어지면서, 과거에 억압되었던 갈등적 대상관계가 의식적으로 접근이 가능해지며 전이로 재연된다. 전이로 재연된 대상관계는 치료 초기에 활성화된 전이보다 더 정서적으로 격양되기 쉽다.

핵심 갈등의 본질인 대상관계 훈습에 대한 추가 설명: 우울 불안 이전의 편집 불안

다양한 치료 단계의 주제를 다루다 보면 DPHP에서 환자의 갈등을 탐색하는 특정 순서가 있는지에 대한 의문이 떠오를 수 있다. 첫째, 치료에서 갈등이 드러나는 순서는 환자 개인에 따라, 어떤 갈등이 환자에게 가장 위협적인지에 따라서 매우 다양하게 나타난다. 둘째, 치료 개입 시기의 결정을 언제 어떻게 할 것인지는 앞서 설명했던 것처럼, 정서적 지배성 규칙과 표면에서 심층으로 작업한다는 원칙을 따라가면 된다. 이 원칙들은 치료자의 개입을 도울 것이다.

하지만 중간 단계에서 환자의 핵심 갈등이 확인, 탐색되고 연관된 현재 문제가 훈습되면서 치료자는 치료 시간에 종종 두 종류의 불안에 직면하게 된다. 두 종류의 불안 모두 치료에서 재연되며 의식적이다. 한 종류 불안의 재연은 다른 종류의 활성을 막으며, 반대 역시 마찬가지다. 이러한 상황에서 어떤 종류의 불안을 주된 것으로 간주하고 다른 것을 방어적인 것으로 간주할지 결정하는 것은 치료자의 몫이다.

서로를 방어하는 두 가지 역할재연된 불안을 마주하였을 때, 일반적으로 우울 불안(depressive anxieties)보다 편집 불안(paranoid anxieties)을 먼저 훈습하는 것이 좋다. 제3장에서 다룬 바와 같이, **편집적 지향**(paranoid orientation)은 환자 내면의 위협적인 부분이 자기 경험으로부터 분리되어 대상에게 투사되었다는 것을 의미한다. 그 결과, 환자는 어떤 방식으로든 위협적으로 느껴지는 대상과 관련하여 스스로 위험에 처해 있다고 느낀다. 책임감과 죄책감은 외부에 존재하며 주된 정서는 공포이다. 대조적으로, **우울 지향**(depressive orientation)은 갈등적 동기와 정서적 상태를 투사하기보다 억누르는 것을 의미한다. 여기에서 환자는 스스로를 염려하는 것이 아니라 환자 스스로의 공격적이고 이기적인 동기의 결과로 위험에 빠지게 된 대상을 염려한다. 우울 불안과 연관된 주요 정서는 죄책감과 상실감이며 흔히 보상하고 싶은 소망과 연관된다.

편집 불안은 다소 양극화되고 일차원적이며 자신과 타인에 대한 전적으로 좋은 것 또는 전적으로 나쁜 것의 이미지와 연관되어 있다. 만약 내가 편집적 지향을 가지고 있다면, 두려워하고 혐오하는 사람을 내가 사랑하고 신뢰하는 사람과 완전히 분리할 것이다. 만약 내가 경쟁심 또는 불쾌감을 느낀다면, 이는 적대적 대상이 나에게 완전히 미움을 받거나 패배당할 만하기 때문이다 (사랑과 증오, 두 종류의 대상관계를 분리한다면 갈등이 일어나지 않는다는 것을 알아야 한다). 반면에 우울 불안은 상대적으로 자신과 타인에 대한 경험이 잘 통합되어 있거나 양가적이다. 내가 잠재적으로 파괴하고 싶은 사람은 동시에 내가 사랑하고 신뢰하는 사람이다. 타인과 마찬가지로 나 역시도 사랑받고 파괴될 수 있는 사람이다(이 상황에서는 갈등이 불가피하다는 것을 명심해야 한다).

편집 불안을 훈습하고 우울 지향이 더 주된 상태가 되는 것은, 깊고 안정적이며 복합적인 자기와 대상 이미지를 지탱하는 능력을 향상시킨다. 죄책감과 애도는 전체적이고 양가적인 대상을 통해 충분히 경험하기 때문에(Klein 1935; Steiner 1993), 치료를 통해 우울 불안보다 먼저 편집 불안을 다뤄 주면 우울 불안을 훈습할 수 있게 된다. 그에 반해 우울 불안이 편집 불안보다 먼저 다뤄진다면 편집 불안은 여전히 '마음 깊은 곳에 숨어 있을 위험'이 있다. 이 경우 편집적 갈등은 상대적으로 탐색하기 어려워지면서 우울 불안을 완벽히 훈습하는 것을 방해할 수 있다.

우울 불안보다 편집 불안을 먼저 처리하는 원칙은 특정한 치료 시간에 일어나는 미시적인 과정이면서 동시에 수개월에서 수년에 이르는 치료 전체에서 일어나는 거시적인 과정이기도 하다. 거시적으로는 편집 불안을 치료 중간 단계 동안 훈습함으로써 점차 일관되게 우울 불안으로 치료 초점이 맞추어질 것이다. 미시적으로는 환자의 핵심적 편집 불안, 우울 불안 및 그와 관계된 대상관계가 치료에서 확인되고 탐색될 때, 환자는 훈습 과정의 한 부분으로 편집 역동과 우울 역동 사이를 오갈 것이다. 비록 치료 전반 궤도는 계속해서 갈등 영역 내에서 우울 수준의 기능에 머물러 있지만, 치료 과정 동안 치료 시간마다, 그리고 순간순간마다 환자는 일반적으로 우울 지향과 편집적 지향 사이에서 계속 오가게 되는 것이다.

우울 불안 이전의 편집 불안 탐색에 대한 임상 사례

다음은 변호사 시험에서 떨어진 25세 법학 대학원 학생의 사례다. 치료 초기 몇 달 동안 그녀는 치료자에게 천진난만하며 매우 환심을 사려는 태도를 보였다. 치료자는 경쟁적이며 잠재적으로 환자를 굴복시키려는 어머니에 대한 환자의 대상관계를 탐색하고 이해하려고 했다. 이것들이 부분적으로 훈습되면서 환자는 스스로 어머니와 룸메이트에게 경쟁심을 느끼고 있는 것을 약간 알게 되었다. 환자의 어머니는 번듯한 직장을 다니고 싶었지만 그러지 못했다. 반면, 환자는 항상 직장에 다녔다. 비슷한 양상으로 룸메이트는 애인이 없어 불행하다고 했지만 환자는 새로운 애인이 있어 행복했다. 환자는 이에 대해 어느 정도 쾌감을 느끼고 있다는 사실을 기분이 언짢지만 받아들일 수밖에 없었다.

치료를 시작한 지 9개월이 지나 환자는 애인의 청혼을 받아들였다. 그리고 치료가 이어지는 몇 주 동안, 치료자는 치료 초기 수개월 동안 행동했던 방식처럼 환자가 치료자에게 더 공손한 태도를 보이는 것에 주목했다. 치료자는 이 부분을 지적했고 치료자를 기쁘게 하려는 소망을 깨달은 환자는 이를 인정했다. 환자는 그것이 최근 약혼과, 또 어머니와 관련되었을 것이라고 의심했다.

치료자는 어떻게 이 부분에 개입할지 고민했다. 치료자는 행복하지 않은 사람들(어머니, 룸메이트, 어쩌면 치료자도)의 기분을 나쁘게 할 것이 두려워서 자신의 행복을 보거나 느끼지 않으려고 하는 환자의 노력을 순종적 행동과 연결시켰다. 이를 통해 우울 불안 그리고 죄책감에 대한 방어에 초점을 맞출 수 있었다. 또한 치료자는 환자의 행복, 성공을 원망하는 본질적으로 '나쁜' 어머니상의 복수를 막기 위한 노력과 환자의 순종적 행동을 연결하면서 편집 불안에 대한 방어에 초점을 맞출 수 있었다. 두 가지 역동은 분명하게 활성화되었고 이미 이전 치료 과정에 탐색된 것들이었다. 두 가지 갈등은 정서적으로 격양되어 있었고 의식적으로 접근할 수 있었다.

우울 불안 이전에 편집 불안을 해결하는 원칙에 따라서, 치료자는 우선 어머니의 공격과 치료자의 원망에 대한 환자의 걱정을 해결하였다. 어머니상과 경쟁적으로 투쟁하는 편집 불안을 탐색하고 훈습하는 것이 환자의 경쟁적이고 공격적인 소망

을 수용하는 데 도움이 될 것이다. 동시에 치료자는 환자의 공격에 직면해 취약해
진 어머니를 인정하고 어머니상을 잘 통합하면서 환자가 양가적인 관점을 가질 것
이라고 생각했다. 결국 어머니와의 관계에서 양가적인 모습을 수용하는 능력은 치
료자가 편집증적 우려를 건너뛰고 우울 불안 방어를 즉시 해결하는 경우보다 더 깊
은 수준에서 환자가 우울 불안을 해결하는 것을 도와준다.

편집 불안을 방어하는 우울 불안: '도덕적 방어'

우리는 이미 어떻게 경증 성격병리 환자에서 편집적 지향이 우울 불안에
대한 방어로 거시적이며 미시적 수준으로 활성화될 수 있는지 논의하였다.
이 시점에서 우리는 한편으로는 편집적 대상관계의 활성을 방어하기 위해,
다른 한편으로는 이상적 돌봄 관계의 상실을 방어하기 위해 우울적 대상관계
와 불안이 재연되는 성격적 방어의 특별한 유형에 대해 설명하려 한다. '도덕
적 방어(moral defense)' 또는 '초자아의 방어'라 부르는 이러한 현상은 스코틀
랜드 분석가 Ronald Fairbairn(1943)이 처음 묘사하였다. Fairbairn은 때때로
현저하게 의식적인 죄책감, 상실감, 열등감, 자기 비판, '스스로 도덕적으로
나쁘다.'라고 느끼는 감정이 오이디푸스 갈등 또는 우울 갈등과 관련된 우울
불안을 반영한다기보다는, 의존적 대상관계와 연관된 편집 불안을 억압하기
위한 방어적 대상관계를 의미한다고 보았다.

Fairbairn의 도덕적 방어 이론은 양육자로부터 학대당한 아이들을 관찰하
면서 만들어졌다. Fairbairn은 이 아이들이 양육자를 학대한다고 비난하기보
다 스스로를 '나쁘다.'고 여기면서 양육자를 이상화하는 것에 주목하였다. 한
편으로 이러한 심리적 상황은 학대가 '내 잘못'이고 그렇기 때문에 '내가 제어
할 수 있는 것'이라고 아이가 만든 의식적인 경험으로 해석된다. 다른 한편으
로 자신과 타인에 대한 의식적인 우울 경험은, 냉담하고 무능하며 혼란스럽

고 잔인하거나 착취적인 양육자에게 의존하는 것과 연관된 편집 불안을 억압하도록 돕는다. 본질적으로, '내가 나쁘고 쓸모없기 때문에 나쁘지 않은 양육자가 나를 형편없이 대우해도 된다.'라고 아이는 경험한다.

Fairbairn은 아이들은 본질적으로 부모를 더 선하게 보려 하는데, 이는 아이가 선하고 온전한 세상에 산다고 여기는 것과 심리적으로 유사하다고 지적했다. 자신이 잘못했다고 가정함으로써 아이는 관계의 편집증적 측면을 성공적으로 억압하면서 이상화된 양육 관계를 만들고 지킬 수 있다. 이런 심리적 상황은 아이에게 통제 환상을 가져다준다. 아이에게는 '나를 사랑하고 돌봐 줘야 하지만 이를 행하지 않은 사람들로 인해 나는 무력한 희생자가 되었다.'라고 스스로 느끼기보다, '나는 나쁜 아이라서 학대받는 것이 마땅하지만, 언젠가 나는 올바르게 될 수 있고 사랑받을 것이다.'라고 느끼는 것이 더 낫다.

도덕적 방어의 개념은 학대당하는 아이들을 관찰하면서 만들어졌지만, 이 방어 체계는 부모의 무관심이나 적대감을 인식하면서 스스로를 보호하는 다양한 환자에게서 관찰된다. 경중 성격병리 환자에서 도덕적 방어는 자신을 사랑스럽지 않고 사랑받을 자격이 없는 사람으로 보는 의식적이고 방어적인 대상관계의 지배성을 드러내며, 이는 우울감과 자존감 문제로 나타난다. 일반적으로 이러한 자기표상들은 다른 사람들이 환자를 느끼는 방식 및 역전이를 통해 치료자가 환자를 느끼는 방식과 일치하지 않는다. 이 환자들은 궁지에 빠진 채 자신을 증오하기만 하지만 본질적으로 배려심이 있고 괜찮은 사람들이다. 이 환자들은 무의식적 죄책감을 표현하는 것이 아니라, 편집 불안 없이 좋은 대상으로 이뤄진 건전하고 사려 깊은 세상 이미지를 유지하기 위해 매우 노력하는 것이다.

이 매뉴얼에 설명된 무의식적 갈등 모델 관점에서 도덕적 방어를 생각해 본다면, 우리는 어떻게 방어적이고 자기 비난적인 대상관계가 이상적 양육 관계의 신뢰를 유지하면서 편집 불안을 억누를 수 있는지 설명할 수 있다. 근본적인 갈등적 동기는 사랑하는 양육자의 관심을 받는 사랑스럽고 만족스러운 아이가 되고자 하는 소망이다. 도덕적 방어에 의존하는 환자는 이런 매우 행복하고 갈망하던 의존적 대상관계의 역할재연 경험을 의식적으로 받아들이지 못한다. 이런 환자가 스스로를 사랑받을 자격이 있다고 경험하기 시작하면, 편집 불안이 활성화되고('나의 양육자는 나를 미워하고 학대할 거야.') 무의식적이었던 고통스러운 상실감이 나타나게 된다('나의 양육자는 내가 사랑받기 원하는 만큼 나를 절대 사랑할 수 없을 거야.').

이러한 고통스러운 감정은 환자가 자신의 '악함'을 강력히 주장하게 하여 방어적 대상관계를 점차 강화시킨다. 이 방어가 편집 불안의 억압을 지탱하지 못할 정도가 되면 환자는 두려움, 적대감, 고통스러운 상실의 감정과 연관된 악의에 찬 양육자 관계 표상을 의식적으로 경험하게 될 것이다.

우리는 다음과 같은 것들을 임상적으로 경험하게 된다. 환자의 방어적 경험이 도전을 받게 될 때가 생기는데, 이런 도전은 생활 속에서는 그가 진정으로 사랑받고 있음을 인정할 수밖에 없을 때 나타나고, 치료 상황에서는 그의 자학적인 측면이 방어적으로 이뤄지고 있다는 것을 직면하게 될 때 나타나게 된다. 이런 경우 환자는 그의 '악함' 혹은 무가치함에 대해 의문을 품자마자 의식으로 나타나려고 위협하는 편집적 대상관계를 억압하기 위해, 더욱더 자기 비판적인 반응을 하게 된다. 방어적 노력이 궁극적으로 실패하면, 편집-의존적 대상관계가 의식으로 나타나고 현재 대인관계에서 재연됨으로써 환자는 편집 사고와 감정을 가질 수 있다. 따라서 도덕적 방어를 훈습하는 것은 편집적 대상관계를 환자가 인식하는 것을 견뎌 내고, 과대평가되고 이상화된 양육자와의 관계 상실을 애도하는 것과 함께 대상관계의 양면성을 확인, 훈습하는 것이다.

우울 불안이 편집-의존적 대상관계 억압을 지지할 때 DPHP에서 기술적 접근은 우울·편집 갈등을 더 직접적으로 분석하기 위한 접근방식과 다르지 않다. 하지만 치료자가 이론적으로만 환자를 대하지 않고 열린 마음으로 환자와 면담하는 것이 특히 임상적으로 중요하다.

예를 들어, 치료자는 환자의 자기 비판이 무의식적 죄책감을 반영한다고 즉시 가정하기 쉽다. 하지만 도덕적 방어 관점에서 무의식적 죄책감이 자기 비판의 근원이라는 암시는 치료자가 부적절한 해석을 하게 만들 수 있다. 무의식적인 죄책감을 확인하려는 목적으로 이뤄지는 해석은 기저의 편집적 대상관계를 억압하는 것에 도움이 될 뿐 그런 대상관계가 의식으로 나타날 수 있도록 허용하지 않는다. 그런 대상관계가 의식에 나타날 수 있어야 환자는 사랑받고 또 사랑하는 아이라고 느끼고 싶은 소망과 연관된 불안을 훈습할 수 있는 기회를 제공받게 된다.

도덕적 방어에 대한 임상 사례

장성한 자녀의 어머니인 50대 주부가 수년간 가장 친한 친구로부터 갑자기 이해 불가능한 공격과 거절을 당한 후 치료를 받기 시작하였다. 환자는 우울한 상태였다. 그녀는 그 사건이 어떻게 자신의 인생을 '불필요하다.'고 느끼게 했는지 설명하였고, 남편이 뭐라고 위로하든 자신이 잘못한 것 같은 느낌을 지울 수 없다고 하였다.

환자는 성인이 된 이후 인생의 대부분을 자녀, 남편, 연로한 부모님, 아픈 자매, 친척, 친구들을 포함한 다른 사람들을 돌보는 데 보냈다. 하지만 그녀는 치료자에게 스스로가 '가치가 없고' '자신이 사라져도 아무도 눈치 채지 못할 것'이라고 말했다. 치료를 받아야 한다는 남편의 권유로 치료를 시작하였다. 환자의 남편은 환자가 스스로를 매우 평가절하할 것이라 예상했다. 이러한 환자의 자기 비판적이고 평가절하하는 표현이 얼마나 비현실적이고 방어적인지 치료자에게 알려 주기 위해 치료 초기에 함께 방문하겠다고 고집하였다.

치료 시작 몇 달 동안, 진행된 전이는 '쓸모없는' 작은 소녀의 대상관계를 역할재연하는 것으로 특징지어졌다. 그녀는 어머니상으로부터 받을지도 모르는 어떤 보살핌과 관심에 감사했다. 그녀는 환자에게 베풀어 주고 이해해 주는 '중요한' 대상으로 이상화되었지만, 동시에 어린 소녀의 필요에는 무관심했다. 이 기간 동안 치료자는 이러한 관점을 유지하기 위한 환자의 노력(예를 들면, 치료자를 포함한 다른 사람의 잠재적 실패나 한계를 인지하지 못하고 그녀 스스로의 성공과 영향력을 항상 최소화하는 것)을 지적하였다. 또한 치료자는 이런 방어로 무장한 세계관에 틈이 생길 때마다 환자가 불안해하고 자기 비판적이 된다고 지적하였다.

치료 6개월 뒤 환자는 국가 기관에서 공로를 인정받아 수상자로 지목되었고, 동시에 매우 영향력 있고 급여가 높은 자리로 이동하게 되었다. 환자는 스스로 '과찬이다.' '자격이 없다.'라고 느꼈고 제안을 거절하겠다고 생각하였다. 그러나 환자의 남편은 그녀가 그 일에 가장 적합한 사람이라고 주장하였고, 제안을 거절하려는 그녀의 생각에 반대했다. 그래서 그녀는 그 자리를 받아들이는 것을 고민하였다.

환자는 인생에서 처음으로 피해의식을 느끼기 시작하였다. 환자는 치료자에게 남편이 돈 때문에 그녀가 직업을 가지길 원하는 것 같은 느낌을 묘사하였다. 갑자기 그녀는 남편을 '보호자'라기보다는 '착취자'로 보기 시작하였다. 비슷한 방식으로 환자는 치료자가 그녀를 돕는 데 진정한 관심이 없고 환자가 이야기할 때 치료자의 개인적 문제를 생각하고 있다고 느꼈다. 때때로 환자는 스스로가 비논리적이라고 느꼈으나, 남편과 치료자에 관한 생각은 매우 감정적으로 격양되어 있으며 환자에게 믿을 만한 것처럼 보였다. 비교적 강렬한 이 반응들은 사라지기 전까지 며칠 동안 완화와 악화를 반복하였다.

환자와 치료자는 환자의 성공으로 인해 활성화된 갈등과 사랑받고 존경받는 느낌을 분석하고 훈습하는 데 몇 달을 보냈다. 환자의 주관적 경험은 환자가 의존하는 이기적이고, 냉담하고, 착취적인 어머니상과 편집적 대상관계의 영향을 받았다는 것이 환자의 '반응'을 통해 나타났다. 이런 대상관계의 역할재연은 적대감, 공포, 명백한 편집증과 연관되어 있었다. 환자의 아주 경직된 우울 방어를 깨뜨린 이런 편집적 대상관계는 결국 지금까지 완전히 무의식 상태였던 것이다.

이러한 대상관계는 오랫동안 아팠던 자매에 몰두하던 어머니와 환자의 관계와 연결되어 있다는 것이 확인, 탐색, 훈습되었다. 환자는 항상 어머니를 '성자'처럼 이상화하였고 환자가 원하는 합리적인 모든 것을 제공해 주던 어머니의 관심 속에 행복한 유년기를 보냈다고 의식적으로 생각하였다. 하지만 시간이 지남에 따라 어머니에게 방치당하고 지독한 대우를 받았다는 깊은 감정이 나타났고, 두 사람 사이의 문제들은 단지 어머니가 오랫동안 아팠던 환자의 자매에게 집착하느라 환자를 방치했다는 것 이상의 것으로 보였다.

　그 후 몇 개월 동안 환자는 유년기와 대부분의 성인기를 돌이켜 보았을 때 어머니의 행동이 종종 적대적이었다는 사실을 받아들이기 시작하였다. 사실, 친척과 친구들이 수년 동안 이를 지적하였으나 환자는 어머니의 태도를 인정하지 않고 주변 사람들의 의견을 받아들이지 않았다. 환자는 자신이 어머니의 적대감과 분노, 어머니에 대한 환자의 상호 간 적대감과 분노를 인식하지 못하였고, 이는 환자가 견디기 어려워서 분리, 억압할 수밖에 없었던 심리적 현실(psychological reality)이라는 것을 깨달았다. 쓸모없는 아이와 좋은 엄마의 방어적 대상관계에 집착하면서 편집적 대상관계의 억압이 유지되었고, 이는 이상적 양육 관계에 대한 소망이 지속되도록 하였다.

이런 종류의 DPHP 환자가 치료를 받을 때, 훈습 과정의 대부분은 의존 대상의 이상화된 이미지 손상을 받아들이고 애도하는 과정을 포함한다. 환자가 사랑하고 의존하는 사람들에게 향한 것이든 혹은 그들로부터 비롯된 것이든 간에, 분노와 화를 현실적으로 경험하고 참는 환자의 능력이 이 과정을 통해 길러질 것이다. 결국 환자는 사랑과 돌봄을 받을 만한 자격이 있다는 새로운 감각을 느낄 것이다.

편집적 대상관계의 활성과 역할재연은 극적이고, 편집 불안의 훈습은 어렵고 많은 시간이 걸릴 것이다. 하지만 이 환자들이 투쟁하고 있는 핵심 불안은 사랑과 돌봄을 전적으로 받을 자격이 있고 분노가 없는 이상적 자기와 관련된, 이상적이고 돌봄을 주는 어머니 혹은 양육자를 고통스럽게 잃는 것이다.

부정적 치료 반응

환자에게 치료 효과가 나타난 이후 증상이 더 악화되고, 불안 혹은 우울해지거나 치료 이득을 원점으로 돌아가게 하는 것을 **부정적 치료 반응**(negative therapeutic reaction)이라고 한다(Sandler et al. 1992). 부정적 치료 반응은 치료의 어느 단계에서나 나타날 수 있으나, 치료자와 치료를 통해 도움을 받으며 현실 감각을 깨우치기 시작하는 경증 성격병리 치료 중간 단계에서 가장 흔하게 나타난다.

경증 성격병리 환자의 부정적 치료 반응의 역동은 의식적이든 무의식적이든 도움을 받고 이득을 얻는 것에 대한 죄책감과 연관되어 있다. 환자가 치료자의 도움을 받을 자격이 없다고 느끼거나, 어떤 식으로든 다른 사람을 희생시켜 이득을 얻게 되거나 환자가 관심을 가지는 사람들을 '내버려 두게' 할 것 같은 걱정이 흔하다. 우울 불안을 반영한 이런 종류의 부정적 치료 반응은 치료 중간 단계 동안 (일부 환자에서는 수 회에 걸쳐) 공들여 훈습할 필요가 있으며 종결 단계 동안 정비해야 한다.

부정적 치료 반응이 항상 우울 갈등의 결과로 나타나는 것은 아니며 때로는 편집 불안의 방어로 나타난다는 점을 명심해야 한다. 이런 맥락에서는 치료자가 도움을 주었거나 치료자가 자신에게 제공할 의미 있는 무언가를 가지고 있다고 환자가 느낄 때, 환자의 눈에 치료자는 '너무 강하게' 보인다. 그 결과, 치료자의 도움은 열등감, 선망, 적대감뿐만 아니라 착취당하고 조종당할 것 같은 두려움을 자극할 수 있으며 치료 결과를 되돌리려는 충동을 동반할 수 있다. 선망과 연관된 편집 불안의 결과인 부정적 치료 반응은 심각한 성격 장애, 특히 자기애적 환자에서 흔하다. 이런 유형의 부정적 치료 반응은 경증 성격병리 환자에서도 흔치 않게 나타난다. 경증 성격병리와 현저한 자기애적 갈등을 가진 환자는 선망의 결과로서 부정적 치료 반응이 잘 나타난다.[2]

---

2) 역자 주: 증오(hate)가 나쁜 대상을 향하는 공격성이라면, 선망(envy)은 좋은 대상을 향하는 공격성이다.

부정적 치료 반응에 대한 임상 사례

부정적 치료 반응의 두 가지 형태와 DPHP에서 어떻게 부정적 치료 반응이 나타나는지 설명하기 위해, 이 장의 앞부분에 설명했던 환자를 살펴보자. 그는 치료 시작 단계에 자신을 비난하고 평가절하하는 상사와 무능력한 부하직원의 대상관계를 재연했으며, 까다롭고 따지기 좋아하는 사람이었다. 치료 중간 단계의 초반에 환자는 직장 성과 평가에서 관리자로서 업무를 더 잘 수행하고 있다는 평을 들었다. 환자는 기뻤지만 그날 저녁 치료 시간에 치료가 너무 느리게 진행되지는 않는지, 다른 치료자와 다른 종류의 치료가 더 효과적이지 않을지 궁금해했다. 환자는 기분이 좋지 않다고 불평했고 치료가 진행되면서 치료자를 의심하기 시작했다. 그는 왜 치료자가 변화 가능성을 제기하지 않는지, 왜 치료자가 환자의 변화 가능성에 대한 의견에 직접적으로 대답하지 않는지 의문을 가졌다.

이에 대해 치료자는 치료자 및 치료에 대한 환자의 현재 태도와 직장에서 긍정적 평가를 받은 것 사이의 모순을 지적했다. 치료를 통해 환자는 어려움을 해결하고 도움을 받은 것처럼 보였으나, 환자는 지금에 만족하지 못하고 있었다. 치료자는 아마 역설적으로 치료자가 **도움이 된다**는 사실 때문에 환자가 완전히 만족하지 못했을 것이라는 의견을 제시했다. 환자가 동의하지 않자 치료자는 아마 치료자가 '매우 강력'하다고 느껴지는 상황이 있었을 것이라고 말했다. 그것은 마치 치료자의 도움이 환자를 무력하게 만들고, 환자 스스로 할 수 없는 것을 치료자가 도와줌으로써, 환자를 '무안하게' 만드는 것과 같았다.

치료자는 최근의 치료 효과로 인해 환자 스스로 기분이 나빠진 것뿐만 아니라 치료자에 대한 의심이 들었을 가능성에 대해 제시하였다. 어찌되었든 치료자가 제공할 '내용'이 있다면 왜 더 효율적으로 공유하지 않을까? 환자는 무심코 그렇게 생각했었다는 것을 인정했고, 그동안 치료자에 대한 불신을 느껴 왔다는 것을 그때 깨달았다.

얼마 뒤 치료 중간 단계에서 환자는 직장에서 또 한 번 긍정적 인사 고과를 받게 되었다. 지난 6개월 치료 동안 환자는 상사에 대한 그의 상반된 감정을 이해하고 훈습하는 데 집중했다. 환자는 상사가 자신과 일하면서 얼마나 즐거웠는지를 이야기했다고 회상했다. 상사는 환자의 승진을 매우 적극적으로 추천했다고 말했다.

다음 날 환자는 좋은 소식을 전하기 위해 치료 시간에 왔으나 갑자기 그가 처음 치료를 받을 때만큼이나 우울하다고 말했다. 그는 치료가 정말로 도움이 되는지 재차 궁금해했고, 치료 시간이 끝날 무렵 치료를 종결하겠다고 결심했다. 이제 환자는 그가 할 수 있었던 모든 것을 성취했다고 말했다.

치료자는 한 번 더 환자의 현재 우울감과 치료에 대한 허무주의적 태도를 순조로운 직장 생활과 연결했다. 치료자는 환자가 죄책감과 함께 치료에서 더 이상 도움을 받을 만한 자격이 없다고 무의식중에 느끼고 있어서 치료 종결을 결심하고, 또한 우울했을 것이라 말했다. 그러자 환자는 상사의 격려에 잠시 기뻤지만 승진으로 상사와 경쟁하는 위치에 놓이게 될까 봐, 그리고 치료자의 연봉보다 더 큰 돈을 환자가 벌지 않을까 걱정되기 시작했다고 답했다.

갈등적 대상관계에서 발달적 선행 사건의 훈습

제7장('DPHP의 기법: 개입')에서 해석 과정을 소개하면서, DPHP에서는 환자 초기 병력을 현재 갈등과 연결하는 '기원적' 해석을 강조하지 않고, 지금-여기 환자의 삶과 치료에서 재연되고 있는 갈등적 대상관계에 일반적으로 초점을 맞춘다고 언급하였다. 하지만 환자가 중간 단계를 거쳐 핵심 갈등이 훈습되면, 지금-여기에서 훈습 중인 대상관계와 환자 성장 과정에서 중요한 인물 및 경험을 연결하는 것이 도움이 된다. 과거 역할에 대한 이른 해석은 지적인 토의로 이어져 제한된 치료적 이득밖에 얻을 수 없지만, 환자의 초기 병력과 치료에서 나타나는 대상관계를 연결시켜 시기적절하게 해석하면 부가적인 깊이와 의미를 제공할 수 있다.

따라서 DPHP 중간 단계에서 환자의 핵심 갈등으로 정의되는 대상관계와 발달 과정에서 중요한 인물, 사건의 연결고리를 확인하고 탐색하는 것이 훈습 과정의 일부가 될 수 있다.

종결 단계로의 변화와 전환 신호

중간 단계 초반에는 주어진 갈등과 관련된 대상관계를 확인하고 완전히 탐색하기까지 여러 회기가 소요되지만, 중간 단계 후반에는 전체적인 갈등, 방어, 불안, 갈등적 동기, 또는 몇몇 핵심 갈등조차도 단일 치료 시간 내에 역할재연 및 분석할 수 있다. 이 변화는 환자의 성격 경직성이 감소되면서 다양한 갈등 요소들을 쉽게 의식에서 접근할 수 있게 되었기 때문이다. 또한 환자와 치료자의 친밀감이 높아지면서 핵심 갈등과 연관된 주요 방어적 · 충동적 대상관계에 대해 빠르고 쉽게 확인할 수 있기 때문이기도 하다. 게다가, 중간 단계 후반을 거치면서 종결을 앞두면 일반적으로 거의 치료자의 개입 없이도 독립적으로 관찰하고, 성찰하고, 역할재연되는 갈등을 훈습하는 환자의 능력이 증가하는 것을 볼 수 있다.

치료 중간 단계에서 환자의 주된 호소 속의 갈등과 연관된 대상관계는 반복적으로 역할재연되고 훈습된다. 이 과정의 결과로 갈등적 대상관계는 더 잘 통합되고 덜 위협적이며 더 양가적이고 전반적으로 긍정적인 경향을 가지게 된다. 따라서 DPHP 중간 단계의 초기 및 중기에서는 제대로 통합되지 않은 대상관계의 출현으로 치료의 진행을 알 수 있지만, 후기에는 갈등적 대상관계와 연관된 표상과 감정이 점진적으로 통합되는 것으로 치료의 진행을 알 수 있게 된다. 환자는 이러한 잘 통합된 대상관계를 의식적으로 견뎌 내고, 자기 경험의 갈등적 측면으로 인정한다. 이 과정은 중간 단계에서 종결 단계로의 전환을 뜻한다.

DPHP 종결 단계

　종결 단계는 일반적으로 3~6개월 소요되며 환자와 치료자가 치료 종결을 결정하였을 때 시작된다. 종결 단계의 목표는 치료 기간 동안 만들어진 이득을 강화하고, 종료 가능성에 의해 심화된 불안을 훈습하는 것이다. 치료 과정 동안 얻은 이득에 주목하고 치료 목표 달성을 향해 나아가는 것은 결국 치료는 종료되고 치료 목표는 한정되어 있다는 것을 환자가 인식하게 하여 치료 종결을 준비하게 한다. 이별, 상실, 실망, 성공을 처리하는 방법은 치료 과정 중에 다루어졌다. 이와 함께 이러한 영역에서 환자 갈등의 본질과 관련되어 수집된 정보들은 환자가 어느 정도 준비된 상태에서 치료 종결 시기에 드러날 도전들을 직면할 수 있을지에 영향을 미칠 것이다.

종결의 기준

　DPHP 종결의 기준은 치료 시작 시 설정된 치료 목표에 따라 결정된다. 이 목표들을 달성하였거나, 환자가 치료에 충분히 만족하였거나, 치료 이득이 안정적일 때 종결을 고려해야 한다. 치료 결과로서 증상 호전은 환자 주 호소와 연관된 기능 영역에서 성격 변화(즉, 성격 경직성 감소)와 일치해야 한다. 치료 목표와 함께 성격 경직성 감소를 종결 기준으로 사용하는 것은 성격 변화 없이 증상 호전이 나타나는 '전이 치유(transference cure)'와 진정한 치료적 이득을 구분할 수 있게 해 줄 것이다. 전이 치유의 경우 환자의 증상은 치료자와 지속적으로 접촉해야만 호전되는 반면, 성격 변화를 동반한 이득은 비교적 안정적이고 지속적이며 치료 종결 이후에도 발전할 수 있다.

　대부분은 아니지만 많은 환자들은 일시적으로 종결 단계에서 증상이 다시 나타나고 치료에서 얻은 많은 이득을 잃는 것처럼 보이기도 한다. 이 명백한 퇴행은 종결 단계에서 상대적으로 흔히 나타나며 반드시 치료 종료를 재고할 필요는 없다.

종결 시점

종결에 대한 화제는 환자나 치료자 누구나 꺼낼 수 있다. 어떤 환자들은 이 주제를 치료 과정 내내 꺼내기도 한다. 환자의 제안이 아직 이르다면 환자의 의견은 일반적으로 전이에 의해 활성화된 대상관계를 반영한다. 환자의 치료 종결에 대한 이른 제안은 다른 임상적 소재와 마찬가지로 반드시 탐색되고 분석되어야 한다.

반면, 중간 단계 후기에 치료 목표가 상당한 수준에 도달하면 현실적인 용어로 종결에 대해 논의하는 것이 적절해진다. DPHP 치료자는 이 주제를 꺼낸 것이 환자인지 치료자인지 관계없이, 설령 환자가 치료 종결 시점이 다가온 것을 편안하게 느낄지라도, 현실적으로 가능성 있는 종결에 대한 논의는 환자에게 반응을 불러일으킨다는 것을 염두에 두어야 한다. 종결 날짜를 정하고 순조롭게 진행하기 전에 환자와 치료자는 이 논의에 대한 전이 환상에 특히 유의하여 치료 종결이 환자에게 어떤 의미를 가지는지 잘 탐색해야 한다.

우리는 실제 종결에 앞서 종결 과정 기간을 최소 3개월에서 최대 6개월을 넘지 않는 것을 추천하며, 치료 기간이 길면 종결 기간도 더 길게 가져야 이득을 얻을 수 있다. 3개월 미만은 이득을 최상의 상태로 통합하고 치료 종료에 의해 자극된 주제를 훈습하기에 충분한 시간이 아니다. 반면에 만약 날짜를 너무 일찍 정하면, 종결 날짜가 너무 많이 남았기 때문에 환자가 현실적으로 종결에 집중할 수 없게 된다.

치료 동안의 헤어짐에 대한 분석

치료 과정 중 주말, 휴가, 질병으로 인한 치료자와의 헤어짐에 대한 환자의 반응을 분석하는 것은 종결에 대한 환자 반응을 예측할 수 있다. 치료자와의 헤어짐에 대한 환자의 반응은 편집증부터 우울, 정상 반응까지 포함하며 통합 정도에 따라 설명할 수 있다. 치료자와의 헤어짐에 대한 정상 반응에는 슬픔, 상실감, 애도 반응이 포함된다. 상황에 따라 헤어짐에 대한 정상 반응에는 해방감, 안정감, 미래를 조망함이 포함되기도 한다.

헤어짐에 대한 우울 반응은 강렬한 슬픔, 치료자의 이상화로 주로 나타나며, 종종 죄책감, 무가치감, 관계에 대한 집착을 보이기도 한다. 일반적으로, 치료자를 떠나게 하거나 지치게 한 것에 책임이 있다는 환상을 보인다.

반면에 치료자와의 헤어짐에 대한 편집증적 반응은 슬픔 대신에 심한 분리 불안으로 나타나며, 환자는 강렬한 불안과 유기 공포를 경험한다. 환자는 치료자를 유기하고, 공격하고, 좌절시키는 '나쁜' 대상으로 보는 경향이 있다.

치료 과정 동안 치료자는 치료 중단에 대한 환자의 반응을 탐색한다. 이런 반응을 반복적으로 분석하는 것은 환자가 더 편집적이거나 우울한 반응이 아니라 정상적으로 반응할 수 있도록 하고 치료 종결을 준비하도록 할 것이다. 환자가 헤어짐에 대해 편집증적 반응과 우울 반응을 모두 보이면 우울 반응 이전에 편집증적 반응을 먼저 분석해야 한다. 앞서 논의했듯 편집적 대상관계 분석은 우울 갈등을 더 완벽하고 성공적으로 훈습할 수 있게 하기 때문이다. DPHP에서 헤어짐에 대한 환자 반응의 편집증적 요소는 치료에서 접근하기에 깊숙하게 억압되어 있는 더 '원초적인' 대상관계를 탐색하고 해결할 기회를 제공할 수 있다.

치료자와의 헤어짐으로 활성화된 불안에 대한 임상 사례

사례 1 다음은 치료 종결 후 치료자와 헤어짐에 대한 반응으로 억압된 편집적 대상관계가 나타난 예다. 환자는 심한 성적 억제와 자존감 문제를 가진 경도 우울증의 젊은 여성 환자다. 치료 과정에서는 경쟁적 · 성적 · 공격적 문제를 둘러싼 우울 갈등이 재연되고 분석되었다. 치료자는 환자가 상상 속 오이디푸스 승리에 대한 죄책감을 느끼는 것과 스스로를 평가절하하는 방식으로 항상 바라보는 방어적 욕구를 연관지어 해석하였다. 치료 초기에는 편집적 대상관계에 대한 명확한 부분은 거의 드러나지 않았다. .

치료 10개월 후, 치료자는 미리 정해 놓은 4주의 휴가를 떠났다. 치료자의 휴가 기간 중 환자는 남편과의 관계에서 급격히 편집증적인 모습을 보였다. 환자는 착취적이며 아내가 잘 지내는지에 별로 관심이 없는 남편을 이기적이고 냉담하다고 느꼈다. 환자는 그제서야 스스로가 화가 난 것을 발견했다. 하지만 동시에 그녀는 자신의 감정이 합리적이지 않고, 행복했던 지난 5년의 결혼 생활과도 맞지 않다는 것을 깨달았다.

치료자는 휴가를 끝내고 다시 치료 시간을 가졌다. 치료자의 휴가 기간 중 치료자의 부재로 인해 과거 증오에 찬 아이와 냉담하고 이기적인 어머니와의 대상관계를 분석할 수 있게 되었다. 환자의 깊숙한 내면에 있었던 경쟁과 관련된 이런 편집적 대상관계는 치료자의 휴가 이전에는 완전히 무의식 속에 있었다. 치료자의 부재로 인해 그녀의 편집적 대상관계는 활성화되었고 이런 문제를 해결하는 것은 이후 성공적인 오이디푸스 갈등을 훈습하게 했다.

사례 2 다음은 성공적으로 치료 종결을 맞게 된 환자가 겪게 되는 헤어짐에 대한 정상 반응에 대한 사례다. 환자는 치료자의 여름휴가 몇 개월 전 치료 종결에 대해 이야기했다. 종결 날짜는 아직 정해지지 않았으나 환자는 지속적으로 마무리하고 싶다고 느꼈다. 치료자의 휴가 전날, 환자는 과거에 치료를 중단했을 때처럼 치료자와 치료를 그리워할 것이라 예상했지만, 그는 두렵지 않고 치료자가 이전보다 필요하지 않다고 느꼈다. 어떤 면에서 환자는 치료자에게 의지하지 않는 것이 어떤 느낌일지 기대하였고, 또한 보통 치료자를 이른 아침에 만났기 때문에 여자 친구와 침대에서 더 여유로운 아침을 즐길 기대를 하고 있었다.

이와 대조적으로 치료자의 지난 여름휴가 동안, 이 환자는 치료자의 부재가 주는 굶주림의 느낌을 알고 있었으며, 환자의 '칭얼거림'으로부터 벗어나기 위해 치료자가 다가올 휴가를 고대할 것이라 생각하였다. 휴가 동안 환자는 우울감과 자기 비판적인 느낌을 받았으며 직장에서 일을 잘 해내지 못했다고 확신했다. 환자는 이러한 감정과 치료자의 부재 사이 연관성을 치료자가 복귀한 후 지적하기 전까지 명확하게 알지 못했다.

치료 마지막 단계에서 헤어짐

경증 성격병리 환자의 치료가 종결되기 전까지 치료자와 환자는 치료자로부터 헤어짐에 대한 환자의 반응을 분석할 많은 기회를 가지게 될 것이다. 일반적으로, DPHP에서 종결에 대한 정상 반응과 우울 반응을 모두 볼 수 있다. 종결에 대한 우울 반응은 체계적으로 치료가 끝나기 전 몇 개월에 걸쳐 분석하고 훈습되어야 한다. 만약 헤어짐에 대한 환자의 경험에 여전히 편집증이 우세하게 남아 있다면 치료를 지속하는 것이 좋다. 비록 종결에 대한 일시적인 편집증적 반응은 드물지 않으나 헤어짐에 대한 지속적이고 지배적인 편집증적 반응은 편집증적 불안을 훈습하기 위한 작업을 지속해야 할 적응증이 된다.

지금까지 우리는 상실의 관점에서 종결 시 치료자와의 헤어짐에 대한 환자의 일반적인 반응에 초점을 두었다. 하지만 DPHP 종결에 대한 일반적 반응은 상실 경험일 뿐만 아니라 성공에 대한 반응도 포함된다. 모두가 그런 것은 아니지만, 성공적으로 치료를 마친 환자는 자신이 떠남으로써 치료자에게 왠지 상처를 주었을 것이라고 잠깐이라도 염려하는 것이 일반적이다. 환자는 치료자가 환자의 부재로 홀로 남겨져 외롭고 잊히고 늙는다고 느끼거나 또한 환자의 수입에 의존하다 환자가 떠남으로써 경제적인 부담을 가질 것이라 상상할 수 있다. 종결 단계에서 이런 환상을 분석하는 것은 전이에서 우울 갈등을 훈습할 수 있는 마지막 기회를 제공하고 치료에서 얻은 이득을 확고히 하는 데 도움을 줄 것이다.

종결 단계에 대한 양가감정

이득에 대해 주목하고 확고히 하는 것 외에도, DPHP의 종결 단계에 있는 환자는 치료에서 성취되지 못한 것에 대해서도 반드시 고려해야 한다. 그들은 치료자뿐 아니라 치료 중에 성취되기를 소망했던 이상적인 모습 또한 상실했다는 것을 인정하고 애도해야 한다. 비록 치료 목표가 성공적으로 달성되었더라도, 종결 단계의 환자는 그의 인격과 행동이 여전히 완전하지 않다는 사실에 부딪히게 된다. 성공적인 DPHP에서 실망과 이득을 훈습하는 능력은 환자가 편안하게 통합된 자기감을 얻었다는 것을 의미한다.

실망을 훈습하는 것은 치료와 치료자에 대한 실망에 직면하는 것을 포함한다. 치료자의 한계를 인식하면서도 전반적으로 치료자를 긍정적으로 바라보는 능력은 치료자를 향한 환자 측의 양가적 태도를 의미한다. 성공적으로 종결하면 전반적으로 긍정적 치료 관계에 실망과 분노의 감정이 포용될 수 있고, 치료자가 가진 기량의 진가를 알아보며 치료자가 준 도움에 진심으로 고마워하는 특징을 보인다.

종결하는 동안 치료틀 유지

치료가 끝날 때까지 주 2회 치료 시간을 가지는 것을 유지하도록 권고한다. 환자 또는 치료자의 입장에서 치료 횟수를 줄이거나 치료에서 환자를 '독립시키고자' 하는 욕망은 치료자로부터의 헤어짐과 치료 종결에 의해 자극된 불안을 완화하려는 욕구를 반영한다. DPHP에서 이것은 정확히 우리가 해서는 안 될 일이다. 오히려 우리는 이런 불안들이 드러나도록 허용하여 불안들을 탐색하고 훈습할 수 있다. 이 과정은 치료 종결 이후 치료자 없이 환자가 더 잘 기능할 수 있도록 하며 치료 이득을 강화할 수 있는 중요한 기회를 제공한다.

또한 치료가 끝날 때까지 기술적 중립성을 잃지 않고 환자와 치료자 간 상호 관계를 변화시키지 않으면서 치료 관계를 유지하는 것을 추천한다. 이렇게 하더라도 치료가 끝나 가고 전이가 훈습됨에 따라 치료자와 환자의 관계가 더 현실적으로 변해 가는 것을 피할 수 없다. 하지만 치료 관계의 이러한 자연스러운 변화를 넘어서, 치료 마지막에 치료자가 자신의 역할을 바꾸거나 사회적으로 친밀해지거나 완전히 지지적인 태도를 유지하는 것은 추천하지 않는다. 마지막 치료 시간에 치료자는 치료를 통한 이득을 확인하고 환자와 함께 작업한 자신의 긍정적 감정을 전달하는 것이 적절하다.

치료 종결에 대한 치료자 반응

DPHP가 끝날 때, 특히 길고 보람을 느꼈던 치료에서 치료자가 애도 반응을 경험하는 것은 자연스럽다. 또한 종결 시에 치료자가 우울한 염려를 가지는 것도 드문 일이 아니다. 환자가 치료에서 실망에 대해 이야기하고 훈습하려 할 때, 치료자가 죄책감을 가지는 것 역시 드물지 않다. 후회와 자기비판(예를 들어, 치료자가 더 잘 했었어야 했다고 느끼거나 아마 다른 사람이 더 잘했을 것만 같은)은 특히 경험이 부족한 치료자에서 흔하다. 환자와 마찬가지로, 치료자는 치료에서 성취하지 못한 것을 받아들여야 한다.

예상보다 빠른 종결

몇몇 환자는 치료 목표를 달성하기 전에 치료를 끝내기를 원한다. 이런 경우 치료자는 그만두려고 하는 환자의 동기를 탐색하고 치료에서 최근 활성화된 불안과 동기를 연결시키며 전이에 특히 관심을 기울여야 한다. 만약 환자가 여전히 치료 종결을 원한다면 치료자는 치료를 통해 달성된 것, 달성하지 못한 것, 향후 작업을 통해 기대될 수 있는 것에 대한 현실적 평가를 공유해야만 한다.

환자가 여전히 치료를 조기에 끝내기를 원한다면 치료자는 힘겨루기를 피해야 한다. 치료자는 지금 시점에 종결하는 것에 대한 그의 의구심을 솔직하게 공유하고 이상적으로 적어도 한 달 전에 치료를 위한 만남을 중단할 날짜를 합의하는 것이 적절하다. 치료자는 이득을 확고히 하고 치료를 마무리하기 위한 기간을 설정하는 것이 도움이 된다고 설명할 수 있다. 또한 치료자는 환자에게 추후 언젠가 치료를 받고 싶다고 느끼면 치료를 위한 '문은 항상 열려 있다.'라고 설명해야 한다.

치료 종결 후 접촉

환자가 치료 종결 후 만남에 대한 질문을 하지 않는다면, 치료자가 언급하는 것이 적절하다. 환자가 미래에 치료자에게 연락하는 것이 '예정' 또는 '허용'되지 않았거나, 연락하는 것이 치료 실패를 의미한다고 믿는 경우가 드물지 않다. 치료자는 환자에게 도움이 될 수 있고, 필요한 경우 추후 언제든 환자의 이야기를 들을 수 있다고 전달해야 한다.

몇몇 환자들은 치료가 끝난 후 점심 식사를 같이 하는 것과 같은 사교적 만남에 대해 질문할 수 있다. 우리는 DPHP 치료자가 치료 종결 후 환자와 사회적 관계를 맺지 않을 것을 강력히 권고한다.

치료적 교착 상태

일부 치료는 종결로 진행되지 않는다. 대신, 그들은 중간 단계 어느 시점에서 수렁에 빠지는 것처럼 보인다. 때때로 치료자와 환자는 성공적으로 분석되고 훈습되지 못하는 근본적 의견 충돌과 의사 소통 오류에 갇혀 있는 것처럼 느끼게 된다. 다른 때에는 처음에 훈습될 것처럼 보였던 것이 점차 제자리를 맴도는 것처럼 느껴질 것이다. 동일한 소재가 반복적으로 나오고 탐색되기는 하지만, 이 과정은 새로운 곳으로 나아가지 않고 치료는 진행되지 않는다. 이런 종류의 상황이 치료 동안 발생하고 여러 회기 또는 수 주 동안 지속되는 것은 드물지 않게 일어난다. 하지만 이런 상황이 몇 달 동안 지속되면 우리는 '치료적 교착 상태(therapeutic impasse)'의 관점에서 생각해야 한다.

치료적 교착 상태의 흔한 원인

치료자는 치료를 어떻게 진행할지 결정하기 전에 치료적 교착 상태에 빠지게 된 근본 원인에 대해 진단하는 것이 필요하다. 때때로 교착은 치료자가 확인하지 못하고 훈습되지 않은 만성적 전이−역전이가 역할재연된 것이다 (Schlesinger 2005). 그 결과, 근본적 갈등의 활성을 피하기 위한 방법으로 동일한 대상관계가 반복해서 재연되고 치료 진행을 방해한다. DPHP에서 치료적 교착 상태의 또 다른 흔한 원인은 진단되지 않았거나 잘못 진단되었거나 적절히 치료되지 않은 I축 장애, 그리고 환자의 성격 구조 수준을 잘못 진단한 경우이다. 진단되지 않은 이차적 이득은 치료 정체를 불러올 수 있지만 이는 경증 성격병리 환자의 치료에서는 심한 중증 성격병리를 가진 환자에 비해 흔하지 않다.

정신치료 과정이 '교착'되면, 만성 역전이가 치료에서 실제로 진행되는 상황을 파악하는 능력을 종종 방해하기도 한다. 치료자가 실제로 진행되는 상황을 정확히 이해하더라도 어떤 부분에서는 역전이의 제약을 느껴 자신이 이해한 것을 효과적으로 사용하기 어려워진다. 결과적으로, 수개월에 걸쳐 치료가 진행되지 않고 치료자는 문제 원인을 명료화할 수 없어 환자가 문제를 훈습하는 것을 돕지 못한다. 따라서 항상 동료와 상의하는 것이 필요하며 이는 문제 해결에 매우 도움이 된다.

참고 도서

Fairbairn R: The repression and the return of bad objects (with special reference to the "War Neuroses") (1943), in Psychoanalytic Studies of Personality. London, Routledge, 1952, pp 59-81

Freud S: Recommendations to physicians practicing psychoanalysis (1912), in The Standard Edition of the Complete Psychological Works of Sigmund Freud, Vol 12. Edited and translated by Strachey J. London, Hogarth Press, 1958, pp 109-120

Gray P: On helping analysands observe intrapsychic activity, in The Ego and Analysis of Defense, 2nd Edition. New York, Jason Aronson, 2005, pp 63-86

Klein M: On the criteria for terminating a psycho-analysis. Int J Psychoanal 31:78-80, 1950

Rosenfeld H: Negative therapeutic reaction. Reported in the transactions of the Topeka Analytic Society. Bull Menninger Clin 34:180-192, 1970

Sandler J, Dare C, Holder H: The negative therapeutic reaction, in The Patient and the Analyst, 2nd Edition. Madison, CT, International Universities Press, 1992, pp 121-132

Schafer R: The termination of brief psychoanalytic psychotherapy. International Journal of Psychoanalytic Psychotherapy 2:135-148, 1973

Schlesinger HJ: Endings and Beginnings: On Terminating Psychotherapy and Psychoanalysis. Hillsdale, NJ, Analytic Press, 2005

제**11**장
DPHP에서 약물치료 및
기타 치료의 병합요법

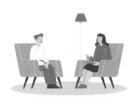

　임상에서 흔히 볼 수 있는 경증 성격병리 환자에게는 다양한 증상이나 관계 문제가 나타날 수 있다. 특히, 우울감, 불안감, 부부관계 문제, 성적 증상, 다양한 형태의 물질 오남용이 보통 나타난다. DPHP(경증 성격병리에 대한 역동적 정신치료)는 특정 증상이나 DSM−IV−TR I축 장애(American Psychiatric Association 2000)에 대한 일차적 치료법이 아니다. 따라서 DPHP와 함께 약물학적 개입이나 증상 중심 또는 문제 중심의 정신치료에 대한 적응증이 되는지 결정하기 위해서는 신중한 진단적 평가가 필요하다. 환자가 겪는 어려움과 문제에 따라 약물치료, 부부치료, 성 치료, 집단치료, 행동치료, 인지행동치료, 12단계 프로그램과 DPHP를 적절히 병합할 수 있다.

　이 장에서는 임상적으로 중요한 경증 성격병리와 함께 I축 장애 또는 특정한 주의를 요하는 관계 문제, 두 가지 모두 가진 환자의 치료에 초점을 맞춘다. 우리는 주로 우울증의 정신 약물치료와 DPHP를 결합하기 위한 전략에 중점을 둔다. 또한 불안장애 환자의 관리와 DPHP와 결혼 문제, 성적 문제, 대인관계 문제를 위한 다른 형태의 정신치료를 결합하는 것에 대해 간략히 언급하고 있다.

우울증 치료와 DPHP의 병합

상담에서 볼 수 있는 경증 성격병리 환자의 상당수는 '우울감'을 호소한다. 우울감을 호소하는 환자들의 감별진단에는 주요 우울장애, 기분부전장애, 달리 규정되지 않은 우울증, 양극성 장애, 우울감이 동반된 적응장애, 병적 애도 반응, 내과적 상태에 의한 2차 우울증, DSM-IV-TR 성격장애의 일부로서 만성적 불쾌감, 그리고 경증 성격병리와 관련된 기분장애가 포함된다.

초기 상담 중에 환자가 우울감을 호소하는 경우, 치료자-자문의사는 우울증에 대한 세심한 평가를 수행해야 한다. 드물지 않게 환자들은 기분장애, 동반된 성격 경직성, 그리고 주요한 심리적 스트레스 요인 등 복합적인 문제를 보일 것이며, 이 모든 것들이 환자의 현재 우울한 기분에 기여하는 것으로 보인다. 다만, 환자의 우울증 원인과 관련하여 치료자의 추정 진단과 관계없이, 기분장애의 진단은 환자의 주관적인 서술적 특징에 기초하여 이루어진다.

우울증은 재발하는 경향이 있으며, 시기적절한 치료를 통해 재발 위험을 줄일 수 있다(Dubovsky et al. 2003). 따라서 경증 성격병리와 우울증이 동반되었을 때, 임상에서 우선적으로 우울증을 관리해야 한다. 유의미한 성격 경직성과 함께 DSM-IV-TR 주요 우울장애 또는 기분부전장애를 임상적으로 추정 진단할 경우, 치료자는 이 추정 진단을 환자와 공유하고 치료 선택지를 검토하며 환자와 함께 치료 계획을 수립해야 한다.

다양한 치료법이 주요 우울장애와 기분부전장애에 효과가 있다는 것이 입증되었다. 항우울제 외에도 여러 증상 중심의 정신치료법이 개발되어 우울증 치료에 효과가 있는 것으로 나타났다. 인지행동치료는 가장 널리 연구되어 온 우울증에 대한 정신치료이며, 대인관계 치료(interpersonal therapy: IPT) 및 연구된 바는 더 적지만 단기 역동적 정신치료(short-term dynamic psychotherapy: STDP)도 효과가 있는 것으로 나타났다(Beutler et al. 2000; Lambert and Ogles 2004; Leichsenring 2001).

항우울제를 사용하는 약물치료 및 증상 중심의 정신치료와 대조적으로 DPHP는 기분장애의 치료로서 체계적으로 연구되지 않았으며, 그 효과를 뒷받침할 경험적 자료는 거의 없다. 이를 근거로, 우리는 표준 치료법을 모두 적용해 보기 전까지는 우울증 치료로 DPHP를 추천하지 않는다. 동시에 우울증에 대한 치료로 성격 경직성을 치료하는 것은 권고되지 않는다. 따라서 임상적으로 유의미한 경증 성격병리의 맥락에서 우울증을 앓고 있는 환자의 경우, 일반적으로 항우울제 처방을 DPHP와 병합할 것을 권고한다.

우울증 치료: 단계적 치료

임상적으로 유의한 우울 증상을 보이는 경증 성격병리 환자를 치료할 때, 단계적으로 치료하는 것을 권고한다. 구체적으로 기본적인 성격병리를 다루기 전에 우울증에 대한 치료를 먼저 시작할 것을 권고한다. 일부 성격 경직성으로 보이는 증상은 정서적인 증상이 호전되면 개선되기도 하기 때문에 우리는 이 권고안을 제시한다(Dubovsky et al. 2003). 다른 경우에서는 성격 경직성이 상대적으로 경미하거나 환자에게 문제가 되지 않기 때문에, 일단 기분장애를 치료하면 환자가 만족하게 되기도 한다. 반면, 우울 증상이 해소되었는데도 성격 경직성이 임상적으로 유의미한 경우, 환자와 치료자는 성격 경직성과 부적응 행동 양상이 계속해서 고통을 야기하고 환자의 기능과 삶의 만족을 떨어뜨리는 것을 보다 명확하게 볼 수 있다. 이런 상황에서는 정서적 증상이 호전되면 구체적인 치료 목표를 파악하고 DPHP 과정을 시작하는 것이 적절하다.

약물치료의 목표는 증상이 완전 관해되거나 가능한 최선의 약물치료 반응을 달성하는 것이다. 50% 미만의 우울증 환자만이 첫 번째 처방된 선택적 세로토닌 재흡수 억제제(selective serotonin reuptake inhibitor: SSRI)로 관해되므로(Thase et al. 2001), 대다수의 환자들은 약을 변경하거나 기존의 처방된 약물을 증량하며 지속적으로 약물 처방이 필요할 것이다. 또한 약물 처방에 부분적인 반응이 있다면, 체계적인 정신 약물치료 전략을 모두 시도해 보기 전까지는 우울증 잔류 증상이 성격 경직성을 반영한다고 가정할 수 없다. 따라서 단계적으로 치료할 때는, 우울 증상의 약물치료를 시작하고 증상이 부분적으로 완화되면 약물치료를 최대한 잘 활용하면서 DPHP를 시작하는 경우가 많다.

우울증과 경증 성격병리의 단계적 치료에 대한 다른 대안은 우울증의 약물치료와 동시에 치료 목표를 설정하고 DPHP를 시작하는 것이다. 이 접근법의 문제는 우울증이 관해되면 치료 목표가 바뀌거나 없어질 수도 있다는 것이다. 또한 우울증 환자들은 DPHP를 잘 활용하지 못해, 정서적 증상이 완화되기 전까지는 증상 중심의 좀 더 구조화된 정신치료 접근법이 더 나을 수도 있다.

단계적 치료가 시작되면 매주 또는 격주로 환자를 진찰하는 동안, DPHP 치료자가 정신건강의학과 전문의일 경우 약물을 처방할 수 있다. 초기 회기에서 치료자와 환자는 서로를 알게 되고 우울증에 대한 대처, 증상 관리, 약물 부작용 및 치료 반응 모니터링에 집중하면서 동맹적 작업을 하게 된다. SSRI에 반응하는 복잡하지 않은 우울증의 경우, 우울 증상이 완화되면 DPHP에 대한 목표를 설정하고 치료 과정을 시작할 수 있다.

환자가 약물 복용을 원하지 않고 증상이 심하지 않다면 인지행동치료, 대인관계 치료, 단기 역동적 정신치료를 약물치료의 대안으로 고려할 수 있다. 이러한 치료들이 완료되면, 임상가와 환자는 DPHP에 대한 필요성과 환자의 동기를 재평가할 수 있다.

우울증 치료와 DPHP 모두가 적응중인 환자와 상담을 시작할 때, 치료자는 두 치료법의 각각 다른 목표와 치료가 작용하는 방식에 대해 환자에게 분명하게 밝히는 것이 중요하다. 일반적으로 약물치료의 초기 단계에서는 증상 중심의 치료를 하게 되며, DPHP는 치료틀 및 치료자의 역할과 태도 등에서 차이가 있다. 또 우울증에서 약물치료 효과가 나타난 후 DPHP 과정이 시작되는 경우, DPHP로 치료가 전환됨을 명시해야 하며, 치료 횟수 변경(주 2회 회기), 치료 목표 수정, 정신치료 관계에서 치료자와 환자의 각각의 역할 소개 등이 포함될 것이다. 치료자는 치료를 위한 사전 동의를 얻을 때 DPHP는 기분장애 치료에 대한 효과를 입증받지 못한 반면, 항우울제 약물, 인지행동치료, 대인관계 치료 및 단기 역동적 정신치료는 치료 효과가 검증되었음을 설명해야 한다.

단계적 치료에 대한 임상 사례

다음은 2개월 전 승진에서 밀려난 39세 대학교수가 '통찰−지향 정신치료'를 받기 위해 방문한 사례다. 초기 상담에서 환자는 스스로를 비난하였고 자신의 실패와 실망에 대한 감정을 '다루기 어렵다.'고 호소하였다. 게다가, 그는 스스로 사회적으로 고립되었으며 식욕이 떨어지고 수면을 이루지 못하였다. 환자는 대학 시절 유사한 사건으로 항우울제 치료를 받고 우울증을 극복하였었다.

면밀한 평가 후에, 치료자는 재발성 주요 우울장애를 진단하였다. 치료자는 환자가 우울하다 생각했고 이것은 대학 시절에 일어났던 삽화가 재발한 것이며 그의 증상은 약물치료에 반응이 있을 것이라고 설명했다. 또한 치료자는 DPHP가 우울증을 치료하기 위해 고안된 치료법이 아니기 때문에 환자가 약물보다 정신치료를 선호한다면 인지행동치료 전문가에게 의뢰할 수 있다고 설명했다. 그리고 치료자는 환자가 우울증이 아니라 성격적 문제로 인해 다른 영역에서 어려움을 겪고 있어 DPHP가 도움이 될 수 있으나 환자가 우울감이 호전되기 전에는 명확한 평가가 어렵다는 점을 설명하였다.

환자는 매주 치료자를 만났고 약물치료에 동의했다. 우선, 치료자는 환자의 약물 반응과 부작용을 평가했다. 또한 치료자는 우울증이 시작될 무렵에 일어났던 일에 대한 이해를 높이기 위해 환자와 시간을 가지며 스스로를 알아 갈 수 있도록 격려했다. 처음에 환자는 우울감과 초조감, 자책감에 몰두했다. 치료자는 공감하며 경청하였고 환자에게 우울증으로 인해 자기 비판적 생각이 악화되며, 곧 약물치료의 효과를 느끼게 될 것이라고 상기시켰다. 환자는 초조감, 우울감이 호전되자 좌절감의 원인이었던 자신의 과거 삶에 대해 더 많은 이야기를 시작하였다. 이 회기에서 치료자는 환자의 우울감이 호전되면서, 치료 초반부에 비해 스스로 더 성찰하고, 과도한 자기 비판이 점차 줄어드는 방식으로 환자가 최근 승진 문제로 겪은 어려움을 표현한다고 상기시켰다.

6주 동안 약물치료를 받은 후 환자는 스스로 느끼기에 훨씬 나아졌으며 '평소 자신의 모습'처럼 느껴진다고 하였다. 그는 승진에서 탈락한 것에 대해 실망했지만, 다음 해에 승진할 수 있기를 희망했다. 동시에 그는 그 지역 다른 대학으로 이직도 고려하고 있었다. 또한 환자는 처음 치료를 위해 방문하였을 무렵, 인지되었던 실패를 대처하지 못한 것을 스스로 성찰했다. 그는 문제에 대한 대처가 자신답지 않았다고 했다. 완벽주의 성향이 있었지만 과거에는 좌절을 훨씬 더 침착하게 극복했었다. 그는 최근 자신이 겪은 어려움은 어느 정도는 우울증이 원인인 것 같다고 했다.

치료자는 환자에게 그의 우울증이 호전되고 있는 것 같다고 말했다. 치료자는 환자의 성격이나 사회적 기능에 대해 스스로 더 다루기 어렵고 더 고질적인 측면이 있는지, 아니면 현재 상황이 꽤 괜찮게 느껴지는지에 대해 물어보았다. 환자는 기분이 나아지고 자신감이 생겼지만, 승진 실패로 이어진 사건들을 탐색해 보니 자신의 살아온 방식이 과거뿐 아니라 현재의 직업적 좌절의 원인인 것 같아 걱정스럽다고 말했다.

이때 환자는 처음으로 치료자에게 자신이 최근 몇 달 동안 부서의 정치적 요소를 효과적으로 다루지 못했다는 사실을 인정했다. 그의 이러한 문제가 자신의 승진 가능성에 영향을 미칠 수 있다는 것을 알고 있었음에도 말이다. 이 말을 들은 치료자는 환자가 삶의 많은 부분에서 전반적으로 많은 성취를 이뤄 냈음에도 불구하고, 청소년기부터 항상 2등을 하고 결코 1등을 하지 않는 성향을 가졌던 것을 기억해 냈다. 치료자는 환자에게 과거의 모습과 현재 직장에서의 모습 사이에 연관성이 있을지도 모른다고 말하였다. 치료자는 환자가 아마도 이기고 경쟁하는 것에 불편하고 복잡한 감정을 느낄 것이라 말하였고, 환자는 스스로 그런 의문을 가졌었던 것을 인정하였다. 그리고 경쟁하고 이기는 것에 대한 불편감 때문에 최근 몇 년 동안 그가 직업적 성취를 이루어 나가는 것을 스스로 미묘하게 방해했을 것이라는 우려를 치료자와 공유하였다.

치료자는 경쟁과 관련된 불편감은 환자가 동기부여를 가진다면 DPHP에서 훈습할 수 있을 것이라고 제안했다. 치료자는 DPHP가 그에게 어떤 도움을 줄 수 있는지 설명했다. 환자는 치료에 대한 궁금증이 해결되자 DPHP에 관심을 보였다. 환자와 치료자는 함께 치료 목표를 세우고 주 2회 치료를 진행하기로 하였다.

치료자는 환자에게 그들이 이전 치료 시간에 해 왔던 역할에 어느 정도 변화가 있을 것이라고 설명했다. 이전에 우울증에 주로 초점을 맞춰 치료했을 때와는 달리, 환자의 마음이 자유롭게 탐색되도록 무엇이든 마음속에 떠오르면 구조화되지 않은 방식으로 말하도록 격려했다. 또한 치료 초기 단계보다 치료자가 더 사색적이고 어느 정도 적극성이 줄어든 것처럼 환자는 느낄 것이며, 환자의 내적 삶에 대한 이해도를 높이는 데 집중할 것이라 설명하였다. 치료자는 비록 환자의 우울증 자체에 초점을 덜 맞출지라도, 환자와 치료자 모두 우울 증상의 재발 가능성이나 약물의 변경에 대한 필요성에 경각심을 가질 필요가 있을 것이라 덧붙였다.

단계적 치료 이후: DPHP 중 약물 관리

DPHP 진행 중인 환자가 항우울제를 복용하고 있을 때 치료자는 치료 과정 내내 환자의 우울 증상을 인지하는 것이 중요하다. 많은 환자는 최적화된 우울증 치료를 위해 지속적인 약물 조정이 필요하다(Rush et al. 2006). 나아가,

우울증 중세가 호전된 이후에도 장기간 약물 복용으로 인한 부작용이나 증상 재발 여부를 지속적으로 평가할 필요가 있다. 약물을 처방하고 모니터링하는 사람이 치료자든 자문의사든 간에 치료자는 기분장애의 경과를 주시할 필요가 있다.

환자의 기분장애의 경과와 치료를 관찰하고 있는 DPHP 치료자는 환자의 이야기를 경청하고, 치료가 어떻게 진행되고 있는지 평가하고 개입하면서 상충되는 요구에 직면한다. 경중 성격병리 환자를 담당하는 DPHP 치료자로서의 역할에서 치료자는 치료 과정에서 재연되고 있는 대상관계를 경청하고 환자의 상대적으로 구조화되지 않은 의사소통에 내재된 무의식적 의미, 동기, 방어의 측면에 대해 고려해야 한다. 이런 맥락에서 치료자의 개입은 환자의 내적 삶에 대한 이해를 심화시키는 것을 목표로 한다. 이와는 대조적으로, 우울증 환자를 치료하는 의료인의 역할은 환자의 증상과 약물 부작용에 대해 청취하며 적극적으로 묻고 이를 증상의 '완전 또는 부분 관해' '부작용' '재발' 등의 용어로 생각하는 것이다. 의료인으로서의 개입은 증상과 부작용을 개선하는 것을 목표로 한다.

환자에 대해 경청하기

기분장애 환자를 치료하는 DPHP 치료자는 환자의 말을 듣고 또한 상호작용하는 매우 다른 두 가지 방법을 수용해야 한다. 간단한 예로, '아내와 친구들에 대해 불평하고 궁극적으로 치료자에게 짜증을 느끼는 환자'와 상담하는 치료자의 경우를 생각해 보자. DPHP 치료자의 역할은 환자의 짜증스러움을 알아차리고 경험하며 치료에서 재연되는 대상관계를 명확히 하는 것이다. 그러나 기분장애 환자의 경우, 치료자는 그의 마음속에 기준의 틀이 변화될 수 있는 여지를 남겨 두고 기분장애가 적절하게 치료되지 않았기 때문에 혹은 약물치료의 부작용 때문에 환자가 짜증을 낼 수 있을 가능성에 대해서 고려해야 한다. 첫째로, 정신역동적인 기준 틀에서 치료자는 환자의 연상에 귀를 기울이고 그가 무엇을 생각하고 느끼는지 탐색하고 적절할 때 해석을 해야 한다. 둘째로, 현상학 및 의료 모델에 기초한 기준 틀에서 치료자는 환자의 증상을 적극적으로 평가하고 약물 변경이 필요한 경우 적절하게 약물을 처방하는 의사와 상의할 수 있다.

DPHP에서 우울증 환자를 효과적으로 치료하기 위해 치료자는 두 가지의 매우 다른 치료 모델을 염두에 둘 수 있어야 한다. 이는 치료자가 **정신역동** (psychodynamics)**과 현상학**(phenomenology) 모두에 마음속으로 집중하고, 환자의 생각, 감정, 행동에 대해 듣고 생각하는 두 가지 방법을 번갈아 고려할 것을 요구한다. 두 가지 치료 모델을 모두 염두에 두어야 할 필요성은 치료자가 의사인지, 누가 약물 처방을 하고 있는지와 관계없이 적용된다.

치료 초기에 주로 우울증 치료에 집중하고 있을 때 치료자가 두 모델 사이를 오가야 하는 상황이 발생할 수 있다. 치료자는 정신역동적 모델과 현상학적 모델 사이를 오가다 어느 단계에서 개입할지 결정해야 한다. 치료 후반기에 기분장애의 증상 조절이 더 이상 급박하지 않을 때, 치료자는 병리와 치료의 정신역동적 모델에 더 일관되게 집중할 수 있는 여유가 생긴다. 그러나 우울증 환자를 치료하는 과정 내내, DPHP 치료자는 환자의 정신역동 및 기본적인 성격 구조뿐만 아니라 환자의 기분장애의 한 증상으로 환자가 말하고 행동하고 경험하고 있는 것들에 대해 경청하고 생각할 수 있어야 한다.

개입하기

기분장애 환자는 증상과 약물 부작용에 대해 치료자가 알아야 할 모든 것을 치료자에게 자발적으로 말하지는 않을 것이다. 따라서 치료자는 초기 단계뿐 아니라 치료 과정 전반에 걸쳐 다양한 시기에서 기분장애의 경과를 적극적이고 체계적으로 질문해야 한다. DPHP 동안 기분장애를 지속적으로 평가하고 관리하기 위해서 치료자는 전형적인 DPHP 치료자로서의 역할과는 다른 방식으로 환자와 상호작용할 수도 있다. 이는 계획들을 수립하고 체계적으로 환자에게 특정 정보를 묻는 등 더 구조화되고 더 직접적인 방식으로 소통하는 것이다. 치료자가 DPHP를 받는 환자와 증상 및 약물치료와 관련된 상호작용이 필요할 때, 가능하다면 치료 초기가 가장 좋다. 그러나 치료의 어느 시점에서든 환자는 기분장애 문제를 치료 안으로 가지고 올 수 있다. 이는 증상이나 부작용을 묘사하는 직접적인 방식일 수도 있고 자신의 경험이나 행동의 측면을 드러내는 간접적인 방식일 수도 있으며, 이때 치료자는 추가적인 평가가 필요한 것은 아닌지 생각해야 한다.

기분장애가 있는 환자를 보는 DPHP 치료자가 환자에 대해 경청할 때 두 가지 다른 방식 사이를 오가는 것처럼, 환자와 상호작용하면서 정보를 얻고 개입할 때도 두 가지 다른 방식 사이를 오갈 수 있어야 한다. 그러나 환자에 대해 경청할 때 치료자가 기준 틀의 변화를 주는 것과 대조적으로, 개입할 때는 치료자의 두 가지 방식의 변화를 환자가 즉시 알아차리게 된다. 혹은 기분장애에 대한 상호작용을 '의학적인 것'으로 간주하고 어떻게든 '정신치료의 일부가 아닌 것'으로 생각하고 싶은 유혹이 있을 수 있지만, 이것은 환자의 무의식 속에 존재하지 않는 구분이며, 치료자에게도 그렇다.

기분장애의 치료에 관한 상호작용은 전이뿐 아니라 일반적으로 역전이에도 영향을 미친다. 그러므로 치료자는 환자와 약물치료에 관한 상호작용을 할 때, 환자의 역동 관계와 치료 과정에서 어떤 일이 일어나고 있는지에 따라 환자에게 특정한 의미를 갖는 역할재연에 함께 참여하고 있다는 것을 명심해야 한다. 기분장애 치료와 관련된 역할재연은 다른 형태의 역할재연과 마찬가지로 다뤄야 한다. 치료자는 대화에 내포된 대상관계에 대한 환자의 경험을 탐구할 준비가 되어 있어야 한다. 약물을 처방하는 의사가 참여했을 때, 약물을 처방하는 의사에 대한 환자의 반응을 탐색함으로써 치료에서 재연되고 있는 대상관계와 방어되고 있는 대상관계가 밝혀지게 될 것이다.

DPHP에서 약물치료에 의한 문제가 제기된 임상 사례

다음은 55세의 전문직 여성의 사례로 환자는 최근 수련을 마친 남성 치료자와 6개월 동안 DPHP를 진행하였다. 처음 치료를 시작했을 때 환자는 우울증으로 진단받고 SSRI로 증상이 완전히 관해된 상태였다.

환자는 월요일 아침 치료 시간에 한동안 침묵을 지키다가 자신이 '뚱뚱하고 매력적이지 않다.'고 호소하기 시작했다. 치료자는 자신이 매력적이지 않다고 보는 환자의 시선이 이전 치료 시간이 끝날 무렵에 감지했었던 성애적인 분위기에서 멀어진 것이 아닌지 궁금했다. 동시에 치료자는 환자를 쳐다보았고 처음으로 그녀가 상당히 살이 쪘다는 것을 알아챘다.

치료자는 체중 증가에 대해 물었다. 환자는 그에게 몇 달 동안 5kg이 늘었다고 말했다. 계속해서 그녀는 전에는 체중으로 고민한 적이 없었지만, 이번에는 살이 빠지지 않는다고 호소했다. 치료자는 환자의 체중 증가가 그녀가 복용하는 약물과 관련이 있을 가능성을 제기했다. 그러자 그녀는 지난달 내내 온라인에서 상당한 양의 정보를 검색했으며, 복용한 약 때문에 체중이 늘어난 것 같다고 대답했다. 환자와 치료자는 치료 선택지에 대해 논의했고, 체중 증가를 일으킬 가능성이 적은 다른 항우울제로 바꾸기로 결정했다. 또한 환자가 매주 체중을 측정하고 이를 치료자와 공유하기로 했다.

치료자는 이후 자신이 불안하고 왠지 스스로 죄책감을 느끼고 있음을 깨달았다. 그는 약물 부작용 가능성에 대해 환자에게 좀 더 적극적으로 물어봤어야 했다 생각했고, 환자의 체중 증가를 일찍 알아차리지 못한 것에 대해 고민했다. 또한 환자가 치료자에게 이 사실을 언급하지 않고 꽤 오랫동안 항우울제의 부작용을 찾아보았다는 사실에 충격을 받았다. 치료자는 환자에게 그 사실에 대해 물어보았다. 그러자 환자도 치료자에게 그 이야기를 꺼내는 것에 죄책감을 느꼈다고 대답했다. 실제로 그 약을 복용하고 환자의 증상이 좋아지기도 하였고, 그녀는 그런 문제로 치료자를 기분 나쁘게 만들고 싶지 않았다는 것이다. 환자의 염려를 탐색해 보니, 약물 부작용에 대해 이야기하면 치료자가 비난받는 느낌을 받을까 봐 환자가 두려워했다는 것이 밝혀졌다. 상담 중 그들은 쉽게 화를 내고 자기애적으로 취약하며 통제하려는 부모와 부모를 기쁘게 하고 싶은 아이의 대상관계를 확인하였다. 이 대상관계는 환자가 치료자에 대한 자신의 비판적인 감정을 알지 못하도록 했다. '불평하는 것'은 죄책감을 유발하는 위험한 것인데, 이는 환자가 용납할 수 없는 공격적인 감정을 느끼도록 하기 때문이었다.

　치료자는 환자가 왜 특정 회기에서 체중에 대한 주제를 제기했는지를 곰곰이 생각해 보았다. 치료자가 환자에 의해 비난받는다고 느끼면 어떻게 하나 하는 환자의 불안을 반영하는 이 대상관계가, 환자의 성적인 감정 및 환자가 치료자를 유혹하지는 않을까 하는 그녀의 불안을 방어하는 것은 아닌지 치료자는 궁금해졌다. 아마도 환자가 자신의 체중에 대해 말하기를 꺼렸던 것은 치료자가 자신의 신체에 주의를 기울이는 것에 대한 환자의 불안이 반영되었기 때문일 것이다. 치료자는 그 후 자신의 죄책감에 대해서도 생각했다. 환자의 체중 증가를 눈치 채지 못한 것은 아마도 '어머니의 나이와 거의 가까운 여성의 신체에 관심을 둔다는 것에 대한 치료자의 불안감을 반영하지 않을까?' 하는 생각이 들었다. 아마도 치료자는 그가 완전히 알아채지 못한 새로운 성애적인 전이-역전이가 불편했을 것이다.

DPHP 도중에 나타나는 우울증

　DPHP를 시작한 일부 환자들은 우울증 병력이 있지만, 치료를 시작할 당시에는 우울감을 보이지 않는다. 일부는 유지 치료 또는 재발 예방 목적으로 약물 처방을 받는 상태로 치료에 참여한다. 기분장애는 재발하는 경향이 있기 때문이다(Dubovsky et al. 2003). 특히, 약물을 복용하지 않는 환자들이 치료 과정 동안 우울해지는 것은 흔한 일이다. 따라서 기분장애 병력이 있는 환자를 치료할 때 치료자는 치료 과정 내내 재발 가능성을 염두에 두어야 한다. 또한 기분장애 병력이 있는 환자와 DPHP를 시작하기 전에는 환자와 재발 가능성에 대해 논의하는 것이 현명하다.

　만약 DPHP 과정 중에 치료자 혹은 환자가 우울증 재발이 걱정된다면, 증상에 대한 신중하고 체계적인 평가가 필요하다. 만약 치료자의 진단이 재발성 우울증이라면 치료자는 먼저 왜 우울증이 재발했다고 결론 내렸는지 환자에게 명확히 설명한 후, 치료의 추가적인 선택지들을 환자와 논의해야 한다. DPHP 과정 중에 항우울제 투여가 시작되거나 조절될 때, 기존 치료에서 약물치료가 환자에게 어떤 의미를 가지는지 설명하는 것도 중요하다.

DPHP 중 나타나는 우울증에 대한 임상 사례

　30세 생일을 앞둔 한 전문직 여성이 앞으로 자신이 결혼하지 못할 것 같은 걱정과 불안을 주소로 내원하였다. 그녀는 치료자에게 자신이 여러 남성들과 꽤 오랜 기간 연애를 지속했음에도 불구하고 왜 약혼까지 이어지지 않는지에 대해 알고 싶다고 말했다.

　치료 초기에 그녀는 어떤 생각에 사로잡혀 초조해하였다. 그녀는 밤에 잠들기 어려워 침대에 앉아 있을 때 자신이 "고양이들에 둘러싸인 채 흔들의자에 앉아 있는 노처녀"가 될까 봐 불안하다고 말했다. 그녀는 다른 우울 증상들을 부인했고 스스로 자신은 우울하지 않다고 말했다. 상담 중 환자는 활기가 넘치고 다양한 감정을 드러냈지만, 치료자는 그녀가 치료 초기에 여러 번 울었다는 점에 주목했다. 환자의 어머니는 우울증을 앓았으나 환자 자신은 우울증 치료를 받은 적이 없었다. 그녀의 아버지는 환자가 18개월이 되었을 때 교통사고로 사망했다.

　치료자는 환자에게 적어도 두 가지 문제가 있는 것 같다고 설명했다. 첫째, 환자 자신이 언급했듯이 그녀는 친밀한 관계, 특히 한 남자와 장기간 연애를 하는 것에서 문제가 있는 것처럼 보였다. 치료자는 매번 남자 친구와 헤어질 때마다 그녀에게 합리적으로 보이는 이유가 있었지만, 무의식 속에 합리적이지 않은 동기들이 있어서 남자 친구와 장기간 관계를 지속하지 못하는 것일 수 있다고 언급했다. 치료자는 그녀의 반복되는 행동에 무엇이 동기를 부여하는지 명확하게 이해하는 데 DPHP가 도움을 줄 수 있으며, 환자의 치료 목표는 미래 자신을 위해 좋은 선택을 하는 것이라고 설명했다.

계속해서 치료자는 환자에게 또 다른 문제가 있는 것 같다고 말했다. 환자는 자신이 우울하지는 않다고 했지만, 치료자가 볼 때는 공황과 불안감을 유발하는 반복적 사고, 쉽게 눈물을 흘리는 모습 등으로 미루어 보아 환자가 우울해하고 있음을 암시한다고 밀했다. 환자의 가족력을 살펴봤을 때 충분히 우울증일 가능성이 있었다. 치료자는 만약 환자가 실제로 우울증으로 진단이 된다면, 구체적인 치료가 필요할 것이라고 설명했다. 또한 DPHP만으로는 치료가 충분하지는 않을 것이라고 덧붙였다.

환자는 자신이 우울하지 않다고 치료자에게 단호하게 말했다. 치료를 받으려는 결정만으로도 그녀는 기분이 좋아졌고, 만약 그녀가 좋은 관계를 맺고 약혼을 한다면 괜찮아질 것이라고 확신했다. 그녀는 어머니의 반복되는 우울증을 보았고, 자신은 어머니가 느꼈던 것처럼 느끼지는 않는다고 했다. 치료자는 환자의 불안과 눈물이 그녀의 현재 상황과 다가오는 생일(이것은 저절로 해결될 상황이다.)에 대한 일시적인 반응인지 아니면 치료가 필요한 새로운 우울증의 전조 증상인지에 대해 확신이 없음을 인정했다. 그들은 치료 선택지에 대해 논의했고 환자의 기분을 계속 지켜보면서 DPHP를 시작하기로 합의했다. 환자는 자신이 우울하지 않으며, 남자친구만 생기면 괜찮을 것이라고 단호하게 말했다.

6주 후, 치료자는 주 2회의 회기 동안 환자가 결혼하지 않는 것에 대한 두려움 외에 다른 것들은 자유롭게 말할 수 없었고, 이러한 상황은 시간이 지나도 변하지 않는다고 말했다. 환자는 눈에 띄게 불안해했고 몇 주 동안 눈물을 보이는 횟수가 증가했다. 치료자는 환자의 체중이 감소된 것을 알아차렸고 그녀는 사회생활을 더 이상 하고 싶지 않다고 하였으며 직장에서 소외감을 느낀다고 표현했다. 이때 치료자는 다시 우울증 문제를 제기하며 환자가 우울해하는 것 같고, 이러한 가능성을 인정하는 것을 두려워하는 것 같다는 생각을 환자와 나누었다.

이에 대해 환자는 어머니처럼 정신질환으로 장애인이 될까 봐 두렵다고 표현하였다. 치료자는 우울하다고 해서 환자가 장애인이 되는 것은 아니라고 언급했다. 그녀의 어머니는 치료를 항상 거부했지만, 만약 환자가 자신의 문제를 알아차리고 치료를 시작한다면 증상이 호전될 것이라고 설명했다. 치료자는 환자의 복잡한 감정을 고려하여, 우울증 치료에 대해 진단적 평가를 제공하고 정신역동적 문제를 잘 다루는 자문의사를 추천하였다. 환자는 이에 동의했고, 자문의사는 불안을 동반한 주요 우울장애의 진단을 내렸으며 약에 대한 환자의 불안을 공감적으로 탐색했다. 결국 환자는 자문의사가 처방한 SSRI를 복용하는 것에 동의했다.

환자는 매주 2회씩 계속해서 치료자를 만났다. 상담 내용은 결혼에 대한 공포에서 어머니의 우울증에 대한 두려움과 마치 어머니가 그랬던 것처럼 무력화되는 것에 대한 두려움으로 옮겨졌다. 두 달 만에 불안감은 완화되었고, 그녀는 더 이상 쉽게 울지 않았다. 환자는 자신의 미래에 대해 좀 더 현실적인 태도를 취하기 시작했다. 30세밖에 되지 않은 자신은 결혼하고 가정을 꾸릴 충분한 여유가 있으며, 우울증이 어머니처럼 극단적인 과정을 밟지 않는다는 두 가지 사실 모두를 인지하게 되었다.

환자의 불안감과 우울감이 완화되고 동시에 자신의 우울증에 대해 더 잘 받아들이면서, 스스로 자기 성찰을 더 잘할 수 있게 되었다. 환자는 약물치료와 병합해서 DPHP를 받는 것에 대해 동의했다. 그들은 환자가 결혼하지 못하게 된 근본적인 동기, 특히 만성적으로 우울한 어머니에 대한 환자의 복잡한 감정과 관련된 갈등적 동기를 이해한다는 점에서 치료의 목표를 다시 설정했다.

상담치료와 약물치료의 분리 치료

DPHP에서 경증 성격병리와 기분장애가 공존하는 환자를 치료하는 정신건강의학과 의사는 상담치료와 약물치료를 분리할 것인지 아니면 동일한 치료자가 약물치료와 상담치료를 병행할 것인지에 대한 질문에 부딪히게 된다. 이는 상황에 따라 다르게 결정될 수 있는 복잡한 사항이다. 일반화에 대한 예외는 항상 존재하지만 우리의 경험에 의하면, 경중 성격병리 환자가 약물치료와 DPHP를 동시에 했을 경우 약물 반응이 뚜렷하고 부작용이 적다면 굳이 분리 치료를 할 필요가 없다. 이와는 대조적으로, 약물치료가 복잡하고 시간이 많이 소요되며 반응을 최적화하기 위해 다양한 의학적 시도가 요구될 때는 약물을 처방하는 의사를 치료에 포함하는 것이 바람직할 수 있다. 임상에서 대부분의 정신건강의학과 의사들은 약물치료와 DPHP 치료자 역할을 모두 담당하는 반면, 의사가 아닌 치료자는 각각 다른 두 치료자가 치료를 할 수밖에 없다.

두 사람의 치료자가 제공하는 치료나 단일 임상가가 제공하는 치료에는 모두 장단점이 있다. DPHP 치료자 및 약물을 처방하는 의사로서 기능하는 단일 임상가의 이점은 일부 실용적이라는 점이다. 환자는 두 명의 전문가를 만나는 비용을 절약할 수 있다. 그리고 치료자는 다른 치료자와 계속 전화 연락을 유지하는 데 필요한 시간을 절약할 수 있다. 임상적 관점에서 단일 임상가가 제공하는 복합적 치료는 대개 약물치료의 전이에 대한 평가를 더 쉽게 할 수 있을 것이다. 환자들은 치료자에 대한 전이와는 구별되는 전이를 약물을 처방하는 의사에게 갖게 된다. 두 개의 전이가 단일 임상가에서 나타날 때 치료자가 두 가지의 감정을 모두 다루는 것이 더 나을 수 있다.

또한 매주 2회 환자와 만나는 치료자 겸 약물을 처방하는 의사는 약물치료에 대한 결정과 관련된 정보를 일관성 있고 시기적절하게 얻을 수 있기 때문에 약물 용량의 조절에 더 유리하다. 그리고 환자의 상태, 부작용의 유무, 증상의 변화와 환자의 현재 삶과 치료 중 나타난 사건에 대한 증상과 연관성 등을 함께 다룰 수 있다. 그러나 이것은 양날의 칼이 될 수 있다. 즉, 약물을 처방하는 의사와 치료자의 역할을 동시에 해야 하는 정신건강의학과 의사는 체계적으로 질문을 해야만 비로소 이러한 정보를 얻을 수 있다.

DPHP와 약물치료를 한 사람의 치료자가 하는 경우, 이점도 있지만 중요한 도전에 직면하기도 한다. 앞서 논의했듯이 치료자와 약물을 처방하는 의

사로서 동시에 기능하기 위해서는 임상가가 환자에 대해 경청하는 방법과 환자를 개입하는 방법에 있어 매우 다른 두 가지 방법을 번갈아 가면서 사용해야 한다. 치료의 관점에서 살펴보면 치료자가 치료에서 재연되고 있는 정신역동적인 주제를 소홀히 하고 의료적 문제로만 초점을 맞출 위험성이 있다. 약물을 처방하는 의사 관점에서 보면 치료자가 치료자로서의 역할에 너무 매여 있어서 일관되고 철저하게 의학적 치료에 집중하지 못할 위험이 있다.

분리 치료는 정신건강의학과 의사가 아닌 치료자들에게는 표준적인 치료법이며 여러 장점도 가지고 있다. 하지만 분리 치료는 치료자가 치료팀의 일부라는 점에서 추가적인 어려움을 가진다. 특히, 치료자가 아닌 다른 사람이 약물을 처방할 때 환자의 기분장애의 경과와 치료를 놓치지 않고, 약물을 처방하는 의사와 열린 의사소통을 확립하고 유지하며, 치료자와 약물을 처방하는 의사 사이에 분리된 전이를 관리하는 것은 치료자에게 달려 있다. 치료자가 약물을 처방하는 의사와 소통하는 것과 순수한 정신역동적 치료 외에 다른 치료를 개입시켜야 할 필요에 대해 복합적인 감정을 가지게 되면 어려움이 더 심화된다. 분리 치료에 내재된 어려움은 약물학에 대해 철학적 · 임상적으로 편안하게 받아들이는 치료자와 정신역동 및 전이의 역할에 대한 이해가 충분한 약물을 처방하는 의사 사이에서 빈번하고 지속적인 논의를 통해 효과적이고 만족스럽게 관리할 수 있다.

치료를 분리할 경우 치료자는 모든 환자의 약물처방을 한 명의 약물을 처방하는 의사에게 하도록 하고 그와 지속적인 관계를 맺을 것을 권고한다. 이를 통해 치료자와 약물을 처방하는 의사는 시간이 지남에 따라 서로 협력하고 공부하며 상호 간 의사소통을 체계화하는 효과적이고 효율적인 방법을 개발할 수 있다.

불안장애의 치료와 DPHP의 병합

우울 증상과 마찬가지로 불안 증세도 경증 성격병리 환자들에게서 흔히 나타난다. 여기서 말하는 불안장애에는 공황장애, 범불안장애, 사회공포증, 비행공포증이나 폐쇄공포증과 같은 특정 공포증, 강박장애, 달리 분류되지 않는 불안장애, 불안이 동반된 적응장애, 내과적 상태나 약물로 인한 이차적 불안장애, 경증 성격병리에 동반된 불안 등이 포함된다. 초기 상담 중에 환자가 불안감을 호소하는 경우, 불안장애, 내과적 질환, 적응장애, 성격 경직성과 정신사회적 스트레스로 인한 불안 등에 대해 치료자—자문의사는 주의를 기울여야 한다.

경증 성격병리와 불안장애가 동반된 환자를 치료하기 위해서는 기본적으로 우울증 환자를 관리하기 위해 설명한 것과 동일하며, 여기서는 특정한 불안장애에 대해서만 간략하게 언급하도록 한다. 우리는 불안장애 치료를 진행한 후에도 남아 있는 성격 경직성을 치료하기 위해, 역동적 정신치료의 필요성과 동기를 재평가하는 단계적 치료의 장점을 다시 한 번 강조한다.

환자가 임상적으로 경증 성격병리와 동반된 불안장애를 보일 때 치료자는 특정 불안장애에 대한 치료 효과를 입증하는 다양한 약물치료 및 인지행동치료가 있음을 설명해야 한다. 이와 달리 DPHP는 불안장애의 치료로 체계적으로 연구되지 않았으며, 기존 불안장애 치료를 위한 비구조화된 역동적 정신치료의 효과를 입증하기 위한 경험적 지지 연구가 부족하다(Hollander and Simeon 2003). 마찬가지로, 불안장애의 치료는 성격병리를 치료하기 위한 것이 아니다. 불안 증상이 완화되더라도 경증 성격병리로 인한 대인관계·직업·성 관련 문제가 남아 있다면 추가적인 치료가 필요할 수 있다.

DPHP 치료자는 성격장애와 불안장애가 공존하는 환자를 치료할 때, DPHP가 치료의 특정 시점에서 일시적으로 불안감을 불러일으킬 수 있다는 점을 염두에 두는 것이 중요하다. 이런 부분 때문에, 불안감이 잘 조절되었던 환자가 DPHP 도중에 증상이 더 심해지면 임상가는 특정한 치료가 필요한 불안장애의 재발과 DPHP에 의해 자극된 일시적인 불안감을 구별할 필요가 있다. 이런 경우 불안감이 심하지 않다면 환자의 불안장애 치료를 서두르지 않는 것이 최선인 경우가 많다. 임상가는 치료의 변화를 주기 전에 증상의 심각성을 계속해서 평가하고 환자가 겪는 불안의 즉각적인 유발 요인을 탐색하면서, 몇 주 동안 증상이 저절로 해결되는지 지켜볼 수 있다.

경증 성격병리에서 우울증이 동반된 환자의 치료와 마찬가지로, 불안감에 대한 약물치료가 우선될 때에는 상황에 따라 분리 치료를 할지 결정해야 한다. 우울증과는 달리, 불안장애에 대한 인지행동치료 및 행동치료를 한 이후 단계적으로 DPHP를 하는 경우에는 두 치료자가 분리하여 치료하기를 권고한다. 임상적으로 필요하다면, 불안장애에서 인지행동치료나 행동치료는 DPHP 기간 동안 속할 수 있다.

성 치료, 부부치료, 집단치료와 DPHP의 병합

경증 성격병리 환자들은 성적 문제나 부부간의 문제를 가지고 있다. 이 집단의 일부 환자들에게 DPHP는 성 치료나 부부치료와 결합할 수 있는 이상적인 접근법이 될 수 있다. 마찬가지로, 사회적 억제(social inhibition)[1]나 부족한 대인관계 능력을 가진 경증 성격병리 환자에게는 DPHP와 동시에 자기주장 훈련, 사회성 훈련, 노출치료 또는 집단치료 등을 적용할 수 있다.

DPHP를 보다 직접적인 형태의 정신치료와 결합하면, 조금 더 집중적이고

---

1) 역자 주: '사회적 억제'는 심리학 용어로 다른 사람이 자신을 지켜보고 있으면 긴장되고 위축돼 평소 실력을 제대로 발휘하지 못하는 현상을 일컫는다.

해결 중심의 방식으로 환자의 증상과 부적응적 관계 행동을 직접적으로 다룰 수 있다. 그리고 동시에 DPHP 환자는 치료자와 함께 증상에 따른 행동의 심리적 기초를 탐구할 수 있다. 예를 들어, 환자는 집단치료에서 자신에게 주어진 피드백을 활용하여, 그가 바꾸려고 하는 부적응적인 대인관계 행동의 근본적인 심리적 갈등에 대해 개별적인 치료에서 탐색을 촉진할 수 있다. 마찬가지로, 성 치료나 자기주장 훈련에 의해 자극되는 불안은 DPHP에서 성공적으로 탐색될 수 있다. 일부 환자의 경우 이러한 유형의 결합된 접근법이 단독 치료보다 더 효과적이고 더 효율적일 수 있으며, 심지어 단계적 치료보다 더 효과적일 수 있다. 약물 처방을 하는 의사와 DPHP 치료자가 각각 다른 분리 치료인 경우, 환자의 개별 치료자 간 개방적이며 정기적인 의사소통이 매우 유용하다. 12단계 프로그램 참여를 통해 안정적으로 금주 상태를 유지하고 있는 약물 오남용 환자는 진행 중인 12단계 치료와 DPHP를 결합하면 도움이 될 수 있다.

참고 도서

Busch F, Auchincloss E: The psychology of prescribing and taking medication, in Psychodynamic Concepts in General Psychiatry. Edited by Schwartz H, Bleiberg E, Weissman S. Washington, DC, American Psychiatric Press, 1995, pp 401–416

Kahn DA: Medication consultation and split treatment during psychotherapy. J Am Acad Psychoanal 19:84–91, 1991

Kessler R: Medication and psychotherapy, in Psychotherapy: The Analytic Approach. Edited by Aronson M, Scharfman M. Northvale, NJ, Jason Aronson, 1992, pp 163–182

Roose S: The use of medication in combination with psychoanalytic psychotherapy or psychoanalysis, in Psychiatry. Edited by Michels R. Philadelphia, PA, Lippincott, 1990, pp 1–8

제**12**장

맺음말

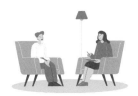

DPHP(경증 성격병리에 대한 역동적 정신치료)는 **전이 초점 정신치료**(transference-focused psychotherapy: TFP)에서 파생되었으며, 이 책은 뉴욕 웨스트체스터 장로교 병원 성격장애 협회에서 개발된『전이 초점 정신치료 매뉴얼: TFP 매뉴얼(The manual of transference-focused psychotherapy: TFP manual)』(Clarkin et al. 2006)의 안내서로 제공될 계획이었다. DPHP는 경증 성격병리를 치료하기 위해 개발되었으나 TFP는 중증 성격장애 환자의 정신역동치료를 위해 만들어졌다. 두 치료 모두 현대의 정신역동 대상관계 이론에서 등장한 주 2회 역동적 정신치료이다. 두 매뉴얼은 성격병리의 정신역동치료에 대한 통합적 접근방식과 넓은 범위의 성격병리를 치료하기 위한 전략을 제공한다. 우리는 독자들이 두 가지 매뉴얼을 충분히 알아보기를 권한다. 성격장애 협회에 대한 더 자세한 부분은 웹사이트(http://www.borderlinedisorders.com)를 참고하기 바란다.

성격병리의 진단, 구조화, 치료

역동적 정신치료에 대한 우리의 접근방식은 '한 가지 치료법이 모두에게 적합하지는 않다.'는 것이다. 오히려 특정 환자군에서 정의되는 정신병리와 임상적 필요성에 맞춰 치료법을 개발하려고 하였다. 환자의 정신병리와 심리적 자산을 조심스럽게 평가하는 것은 감별 치료 계획을 추진할 수 있게 한다.

Kernberg(1984)가 개발한 성격의 '구조적' 평가 구성은 정신치료 계획을 수립하기 위한 정신역동 진단의 접근방식을 제공한다. 진단 평가에 대한 이러한 접근은 개인의 경험과 행동을 구성하는 심리적 구조와 특징을 평가한다. 내면화된 대상관계와 정체성의 구조에 의존하고 또 정체성 통합과 정체성 병리 정도에 초점을 맞춰, 치료자는 정신병리의 심각도에 따라 환자를 분류할 수 있다. 이 경우 환자의 정신병리는 그들 자신 및 중요한 타인과 현실적이고 안정적이며 또한 의미 있는 관계를 맺을 수 있는 능력에 반영된다.

성격병리를 치료하는 우리의 접근방식은 심리적 구조를 수정하는 것을 중심으로 이루어진다. 우리는 정체성과 방어 작용에 초점을 맞춰 심리적 구조를 바꾸면서 증상과 행동 변화뿐만 아니라 전반적 삶의 안녕과 기쁨이 향상되도록 한다. 정체성 병리가 없거나 매우 가벼운 경증 성격병리 치료에 대한 우리의 접근방식은 자기 경험의 갈등 양상을 비교적 잘 통합된 자기 감각에 통합하려는 것이다. 정체성 병리가 임상적으로 중요하게 다루어지는 심한 중증 성격장애를 치료하기 위해서는 정체성 통합을 촉진하는 방식을 선택하였다. 두 치료 모두에서 우리는 환자의 지배적인 내재적 관계 양상에 초점을 맞추고 이러한 양상들을 통해 환자 자신과 세상에 대한 경험을 구성하는 방법을 찾도록 한다.

연구

특정 치료 효과를 연구하기 전에 연구 중인 치료가 실제로 전달되고 있는 지(이를 치료 순응도라고 한다.) 그리고 합리적이며 유능한 방식으로 이행되고 있는지 확인할 수 있어야 한다. 치료 순응도와 효과 평가를 위한 평가 척도와 함께 특정 치료에 대한 자세한 설명을 제공한 1960년대 치료 매뉴얼의 출현은 과거에 이용 가능했던 매뉴얼보다 더 정교하고 경험적인 정신치료 연구로 접근하기 위한 길을 열었다(Luborsky and DeRubeis 1984).

지금까지 매뉴얼화된 정신치료 대부분은 단기 치료이지만, TFP 매뉴얼은 장기적이고 더 복잡한 정신역동 기반 정신치료를 매뉴얼화 할 수 있는 가능성을 보여 주었다. TFP 매뉴얼은 우리 그룹에서 경계성 성격장애(borderline personality disorder)의 정신치료 연구에 사용되었다. 무작위 통제 임상 시험에서 90명의 환자에게 1년간 TFP, 변증법적 행동치료, 경계성 성격장애를 위한 인지행동치료, 매뉴얼화된 지지치료를 시행하였다. 모든 치료에서 환자들은 우울감, 사회 적응, 전반적 기능 평가 결과에서 상당한 호전을 보였다. 지지치료에서는 호전이 없었으나 TFP와 변증법적 행동치료에서는 자살경향성이 현저하게 줄었다(Clarkin JF, Levy KN, Lenzenweger MF, Kernberg OF: "The Personality Disorders Institute/Borderline Personality Disorders Research Foundation Randomized Control Trial of Borderline Personality Disorder: Treatment Outcome," 2005; under review). 자기 자신과 타인의 생각과 감정을 이해하고 인지하는 능력과 밀접하게 연관된 자기 성찰 능력[1]은 변증법적 행

---

1) 저자 주: 이 능력은 정신화(mentalization)라고 하며 정신화 능력 결핍은 경계성 성격장애와 연관된 부적응적 성격 특성을 유지하고 확립하는 데 주요한 역할을 하는 것으로 생각된다(Bateman and Fonagy 2004).

동치료와 지지치료 그룹에서는 호전이 없었으나 TFP 그룹에서 현저하게 향상되었다(Levy et al. 2006). 이 연구의 완전한 데이터 분석은 곧 발표될 예정이며 환자에 대한 장기 추적이 진행되고 있다. 우리는 경계성 성격장애 환자에서 자기 성찰 능력 변화가 기본 심리 구조의 변화를 반영한다고 가정하였다. 특히, TFP 치료를 받은 환자군에서 자기 성찰 능력이 향상되었으며, 이는 내적 대상관계 및 정체성 병리의 개선과 연관된 것으로 보인다.

TFP 매뉴얼이 경계성 성격장애의 역동적 치료를 연구하는 경험적 연구를 활성화했듯, 우리는 이 책에서 제시한 DPHP에 대한 정보를 통해 C군 성격장애와 다른 종류의 경증 성격병리 치료를 위한 역동적 정신치료 효과의 경험적 연구가 더 활성화되기를 바란다.

수련

우리는 이 책이 정신치료 연구에 활용되기를 원하지만 실제로는 임상가가 수련하는 데 가장 많이 활용될 것으로 생각한다. 정신치료 기법 및 치료적 변화 이론과 연관된 정신병리 통합 모델을 제공한 우리의 연구가 정신역동적 정신치료를 공부하는 이들에게 매우 도움이 될 것이다. 하지만 책이 아무리 좋더라도 정신치료는 책을 읽는 것만으로 배울 수는 없다. 교과서와 치료 매뉴얼을 주의 깊게 읽는 것이 첫 번째 단계지만, 능숙하게 정신치료를 진행하는 방법을 배우려면 숙련된 임상가의 감독하에 지속적으로 임상 경험을 쌓는 것이 필요하다. 집단 사례지도는 숙련된 지도교수의 시간 사용을 최적화할 뿐만 아니라 수련받는 사람이 경험할 수 있는 것보다 더 많은 환자와 더 다양한 임상 상황을 접할 수 있게 해 주는 장점이 있다.

유연한 실행

연구와 훈련의 필요성을 염두에 두고 우리는 가능한 명확하고 체계적이며 상세한 방식으로 경증 성격병리 역동적 정신치료 접근방식을 제시하려고 노력하였다. 하지만 임상 상황에서 특정 이론과 기법을 엄격하게 고수할 수는 없다. 사실, 가장 효율적인 임상가는 특정 정신치료 방식을 일관되게 적용하지만, 경직되지 않고 각 환자의 임상적 요구에 맞춰 표준 기법에서 어느 정도 편차를 허용하는 것을 볼 수 있다. 표준 기법으로부터 일시적으로 벗어난 치료를 해야 할 때도 있다. 그렇지 않을 경우, 개별 환자에게 적절하게 반응하지 않음에도 불구하고 경직되게 정해진 치료를 고수하는 위험을 감수해야 한다(우리는 이 치료는 잘 고수되었지만 유능한 방식은 아니었다고 말할 수 있다).

유연한 실행의 필요성은 정신치료 기법의 원칙이며, 특히 특정 개입보다 치료 전략과 기법을 강조하기로 선택한 이유 중 하나이다. 우리의 목표는 독자들로 하여금 이 핸드북에 기술된 정신치료 기법을 경직되게 고수하게 하는 것이 아니다. 오히려 우리가 바라는 것은 독자들이 역동적 정신치료에 대해 조리 있게 생각하는 것이다. 우리가 앞에서 잘 설명했다면, 독자들에게 주어진 임상 과정을 촉진하는 방법이나 장기적으로 치료적 이득을 최적화하는 방법을 성찰하고 스스로 변화할 수 있는 체계적이고 개념 잡힌 틀을 제공하였을 것이다. 요약하자면, 우리는 경험 수준이 다양한 모든 임상가가 이 책의 일반적 원칙과 기법적 전략을 이해하고 사용하면서 자신만의 치료법을 개발하기를 바란다.

참고 도서

Caligor E: Treatment manuals for long-term psychodynamic psychotherapy and psychoanalysis. Clinical Neuroscience Research 4:387-398, 2005

Carroll KM, Nuro KF: One size cannot fit all: a stage model for psychotherapy manual development. Clinical Psychology: Science and Practice 9:396-406, 2002

참고문헌

Akhtar S: Broken Structures: Severe Personality Disorders and Their Treatment. Northvale, NJ, Jason Aronson, 1992

American Psychiatric Association: Diagnostic and Statistical Manual of Mental Disorders, 4th Edition, Text Revision. Washington, DC, American Psychiatric Association, 2000

Apfelbaum B: Interpretive neutrality. J Am Psychoanal Assoc 53:917-943, 2005

Bateman A, Fonagy P: Psychotherapy for Borderline Personality: Mentalization Based Treatment. New York, Oxford University Press, 2004

Beahrs JO, Gutheil TG: Informed consent in psychotherapy. Am J Psychiatry 158:4-10, 2001

Beck AH, Rush AJ, Shaw BF, et al: Cognitive Therapy of Depression. New York, Guilford, 1979

Bender DS: Therapeutic alliance, in The American Psychiatric Publishing Text book of Personality Disorders. Edited by Oldham JM, Skodol AE, Bender DS. Washington, DC, American Psychiatric Publishing, 2005, pp 405-420

Beutler LE, Clarkin JF, Bongar B: Guidelines for the Systematic Treatment of the Depressed Patient. New York, Oxford, 2000

Bion WR: Attacks on linking (1959), in Second Thoughts. London, England, Hei nemann, 1967, pp 93-109

Bion WR: Learning from Experience. London, England, Heinemann, 1962a

Bion WR: A theory of thinking (1962b), in Second Thoughts. London, England, Heinemann, 1967, pp 110-119

Bion WR: Elements of Psycho-Analysis. London, England, Heinemann, 1963

Bion WR: Notes on memory and desire. Psychoanalytic Forum 2:271-280, 1967a

Bion WR: Second Thoughts. Northvale, NJ, Jason Aronson, 1967b

Bretherton I: Internal working models: cognitive and affective aspects of attach
     ment representations, in 4th Rochester Symposium on Developmental Psycho
     pathology on "Emotion, Cognition, and Representation." Edited by Cichetti D,
     Toth S. Hillsdale, NJ, Erlbaum, 1995, pp 231-260

Britton R: Naming and containing, in Belief and Imagination. London, England,
     Routledge, 1998, pp 19-28

Busch F: The Ego at the Center of Clinical Technique. Northvale, NJ, Jason Aron
     son, 1995, pp 49-70

Busch F: The ego and its significance in analytic interventions. J Am Psychoanal As
     soc 44:1073-1099, 1996

Caligor E: Treatment manuals for long-term psychodynamic psychotherapy and
     psychoanalysis. Clinical Neuroscience Research 4:387-398, 2005

Clark DA, Beck AT, Alford BA: Scientific Foundations of Cognitive Theory and
     Therapy of Depression. New York, John Wiley and Sons, 1999

Clarkin JF, Yeomans F, Kernberg OF: Psychotherapy for Borderline Personality:
     Focusing on Object Relations. Washington, DC, American Psychiatric Pub
     lishing, 2006

Costa P, Widiger TA: Personality Disorders and the Five-Factor Model of Person
     ality. Washington, DC, American Psychiatric Publishing, 1994

Dubovsky SL, Davies R, Dubovsky AN: Mood disorders, in American Psychiatric
     Publishing Textbook of Clinical Psychiatry. Edited by Hales RE, Yudofsky SC.
     Washington, DC, American Psychiatric Publishing, 2003, pp 439-542

Erikson EH: The problem of ego identity, in Identity and the Life Cycle. New York,
     International Universities Press, 1956, pp 101-164

Etchegoyen RH: Fundamentals of Psychoanalytic Technique. London, England,
     Karnac Books, 1991

Fairbairn R: The repression and the return of bad objects (with special reference to the "War Neuroses") (1943), in Psychoanalytic Studies of Personality. London, England, Routledge, 1952, pp 59–81

Fenichel O: Problems of Psychoanalytic Technique. New York, Psychoanalytic Quarterly, 1941

Fonagy P: Attachment Theory and Psychoanalysis. New York, Other Press, 2001

Fonagy P, Target M: Psychoanalytic Theories: Perspectives from Developmental Psychopathology. London, England, Whurr Publishers, 2003, pp 270–282

Freud S: The interpretation of dreams (1900), in The Standard Edition of the Complete Psychological Works of Sigmund Freud, Vols 4–5. Edited and translated by Strachey J. London, Hogarth Press, 1953

Freud S: Inhibitions, symptoms and anxiety (1926), in The Standard Edition of the Complete Psychological Works of Sigmund Freud, Vol 20. Edited and translated by Strachey J. London, Hogarth Press, 1959, pp 77–175

Freud A: The ego and the mechanisms of defense (1937), in The Writings of Anna Freud, Vol II. New York, International Universities Press, 1966

Freud S: Letters to Wilhelm Fleiss, 1887–1902. New York, Basic Books, 1954

Gabbard GO: What can neuroscience teach us about transference? Canadian Journal of Psychoanalysis 9:1–18, 2001

Gabbard GO: Long-Term Psychodynamic Psychotherapy: A Basic Text. Washington, DC, American Psychiatric Publishing, 2004

Gabbard GO, Westen D: Rethinking therapeutic action. Int J Psychoanal 84:823–841, 2003

Gibbons MCG, Crits-Christoph P, de la Cruz C, et al: Pretreatment expectations, interpersonal functioning, and symptoms in the prediction of the therapeutic alliance across supportive-expressive psychotherapy and cognitive therapy. Psychother Res 13:59–76, 2003

Gutheil TG, Havens LL: The therapeutic alliance: contemporary meanings and confusions. International Review of Psychoanalysis 6:447–481, 1979

Harris A: Transference, countertransference and the real relationship, in The American Psychiatric Publishing Textbook of Psychoanalysis. Edited by Person

ES, Cooper AM, Gabbard GO. Washington, DC, American Psychiatric Pub
　　lishing, 2005, pp 201-216

Hinshelwood RD: A Dictionary of Kleinian Thought. Northvale, NJ, Jason Aronson,
　　1991

Hollander E, Simeon D: Anxiety Disorders, in The American Psychiatric Publish
　　ing Textbook of Clinical Psychiatry. Washington, DC, American Psychiatric
　　Publishing, 2003, pp 543-631

Horvath AO, Greenberg LS (eds): The Working Alliance: Theory, Research and
　　Practice. New York, Wiley, 1994

Horvath L, Symonds BD: Relation between working alliance and outcome in psy
　　chotherapy: a meta-analysis. J Couns Psychol 38:139-149, 1991

Joseph B: Projective identification, some clinical aspects (1987), in Melanie Klein
　　Today, Vol. 1. Edited by Spillius EB. London, England, Routledge, 1988, pp
　　138-150

Kendler K, Kuhn J, Prescott CA: The interrelationship of neuroticism, sex, and
　　stressful life events in the prediction of episodes of major depression. Am J
　　Psychiatry 161:631-636, 2004

Kernberg OF: Countertransference, in Borderline Conditions and Pathological
　　Narcissism. New York, Jason Aronson, 1975, pp 49-68

Kernberg OF: Object Relations Theory and Clinical Psychoanalysis. New York,
　　Jason Aronson, 1976

Kernberg OF: Internal World and External Reality: Object Relations Theory Ap
　　plied. New York, Jason Aronson, 1980

Kernberg OF: Severe Personality Disorders: Psychotherapeutic Strategies. New
　　Haven, CT, Yale University Press, 1984

Kernberg OF: Aggression in Personality Disorders and Perversions. New Haven,
　　CT, Yale University Press, 1992

Kernberg OF: Aggressivity, Narcissism, and Self-Destructiveness in the Psycho
　　therapeutic Relationship. New Haven, CT, Yale University Press, 2004a

Kernberg OF: Contemporary Controversies in Psychoanalytic Theory, Techniques, and Their Applications. New Haven, CT, Yale University Press, 2004b

Kernberg OF: Identity: recent findings and clinical implications. Psychoanal Q 65:969-1004, 2006

Kernberg OF, Caligor E: A psychoanalytic theory of personality disorders, in Major Theories of Personality Disorder, 2nd Edition. Edited by Lenzenweger M, Clarkin JF. New York, Guilford, 2005, pp 114-156

Klein M: A contribution to the psychogenesis of manic-depressive states (1935), in Love, Guilt and Reparation and Other Works 1921-1945. London, England, Hogarth, 1975, pp 262-289

Klein M: Notes on some schizoid mechanisms (1946), in Envy and Gratitude and Other Works 1946-1963. New York, Free Press, 1975, pp 1-24

Klein M: Some theoretical conclusions regarding the emotional life of the infant (1952), in Envy and Gratitude and Other Works 1946-1963. New York, Free Press, 1975, pp 61-93

LaFarge L: Interpretation and containment. Int J Psychoanal 81:67-84, 2000

Lambert MJ, Ogles BM: The efficacy and effectiveness of psychotherapy, in Bergin and Garfield's Handbook of Psychotherapy and Behavior Change, 5th Edition. Edited by Lambert MJ. New York, Wiley, 2004, pp 139-193

Leichsenring F: Comparative effects of short-term psychodynamic psychotherapy and cognitive-behavioral therapy in depression: a meta-analytic approach. Clin Psychol Rev 21:401-419, 2001

Lenzenweger M, Clarkin J (eds): Major Theories of Personality Disorder, 2nd Edition. New York, Guilford, 2005

Lenzenweger MF, Clarkin, JK, Kernberg OF, et al: The Inventory of Personality Organization: psychometric properties, factorial composition and criterion relations with affects, aggressive dyscontrol, psychosis-proneness, and self domains. Psychol Assess 4:577-591, 2001

Levy KN, Kelly KM, Meehan KB, et al: Change in attachment patterns and reflective function in a randomized control trial of transference focused psychotherapy for borderline personality disorder. J Consult Clin Psychol 62:481-501, 2006

Levy ST, Inderbitzin LB: Neutrality, interpretation and therapeutic intent. J Am Psychoanal Assoc 40:989-1011, 1992

Loewald H: On the therapeutic action of psychoanalysis. Int J Psychoanal 41:16-33, 1960

Luborsky L: Principles of Psychoanalytic Psychotherapy: A Manual for Supportive Expressive Treatment. New York, Basic Books, 1984

Luborsky L, DeRubeis R: The use of psychotherapy manuals: a small revolution in psychotherapy research style. Clin Psychol Rev 4:5-14, 1984

Malan D: Individual Psychotherapy and the Science of Psychodynamics, 2nd Edition. New York, Oxford University Press, 2004

Marmar CR, Horowitz MJ, Weiss DS, et al: The development of the therapeutic alliance rating system, in The Psychotherapeutic Process. Edited by Greenberg LS, Pinsof WM. New York, Guilford, 1986, pp 367-390

McWilliams N: Narcissistic personalities, in Psychoanalytic Diagnosis: Understanding Personality Structure in the Clinical Process. New York, Guilford, 1994, pp 168-188

Moore BE, Fine D: Psychoanalysis: The Major Concepts. New Haven, CT, Yale University Press, 1995

Ogden TH: Projective Identification and Psychotherapeutic Technique (1982). Northvale, NJ, Jason Aronson, 1993

Oldham JM, Skodol AF: Charting the future of Axis II. J Personal Disord 14:30-41, 2000

Orlinsky DE, Ronnestad MH, Willutzki U: Fifty years of psychotherapy process outcome research: continuity and change, in Bergin and Garfield's Handbook of Psychotherapy and Behavior Change, 5th Edition. Edited by Lambert MJ. New York, Wiley, 1994, pp 307-390

PDM Task Force: Psychodynamic Diagnostic Manual, Personality Patterns and Disorders. Silver Spring, MD, Alliance of Psychoanalytic Organizations, 2006

Perry JC, Bond M: Defensive functioning, in The American Psychiatric Publishing Textbook of Personality Disorders. Edited by Oldham JM, Skodol AE, Bender

DS. Washington, DC, American Psychiatric Publishing, 2005, pp 523–540

Piper WE, Duncan SC: Object relations theory and short-term dynamic psychotherapy: findings from the quality of object relations scale. Clin Psychol Rev 19:669–685, 1999

Piper WE, Azim HFA, Joyce AS, et al: Quality of object relations versus interper sonal functioning as predictors of therapeutic alliance and psychotherapy out come. J Nerv Ment Dis 179:432–438, 1991

Racker H: The meaning and uses of countertransference. Psychoanal Q 26:303–357, 1957

Rangell L: The self in psychoanalytic theory. J Am Psychoanal Assoc 30:863–891, 1982

Rockland L: Supportive Therapy: A Psychodynamic Approach. New York, Basic Books, 1989

Rush AJ, Trivedi MH, Wisniewski SR, et al: Acute and longer-term outcomes in de pressed outpatients requiring one or several treatment steps: a STAR*D report. Am J Psychiatry 163:1905–1917, 2006

Sandell R, Blomberg J, Lazar A, et al: Varieties of long-term outcome among pa tients in psychoanalysis and long-term psychotherapy: a review of findings in the Stockholm Outcome of Psychoanalysis and Psychotherapy Project (STOPP). Int J Psychoanal 81:921–943, 2000

Sandler J: The background of safety. Paper presented at the 21st Congress of the International Psychoanalytical Association, Copenhagen, Denmark, July 1959

Sandler J: Countertransference and role responsiveness. International Review of Psychoanalysis 3:43–47, 1976

Sandler J: From Safety to Superego: Selected Papers of Joseph Sandler. New York, Guilford Press, 1987

Sandler J: On attachment to internal objects. Psychoanalytic Inquiry 23:12–26, 2003

Sandler J, Dare C, Holder H: The Patient and the Analyst, 2nd Edition. Madison, CT, International Universities Press, 1992

Schafer R: The Analytic Attitude. New York, Basic Books, 1983

Schafer R: The interpretation of psychic reality, developmental influences, and un conscious communication. J Am Psychoanal Assoc 33:537–554, 1985

Schlesinger HJ: Endings and Beginnings: On Terminating Psychotherapy and Psy choanalysis. Hillsdale, NJ, Analytic Press, 2005

Segal H: An Introduction to the Work of Melanie Klein. New York, Basic Books, 1964

Skodol AE, Oldham JM, Bender DS, et al: Dimensional representations of DSM–IV personality disorders: relationship to functional impairment. Am J Psychiatry 162:1919–1926, 2005

Smith HF: Analysis of transference: a North American perspective. Int J Psychoanal 84:1017–1041, 2003

Spillius EB: Development in Kleinian thought: overview and personal view. Psy choanalytic Inquiry 14:324–364, 1994

Steiner J: The equilibrium between the paranoid–schizoid and the depressive posi tions, in Clinical Lectures on Klein and Bion. London, England, Routledge, 1992, pp 34–45

Steiner J: Psychic Retreats. London, England, Routledge, 1993

Steiner J: Patient–centered and analyst–centered interpretations. Psychoanalytic In quiry 14:406–422, 1994

Steiner J: The aim of psychoanalysis in theory and practice. Int J Psychoanal 77:1073–1083, 1996

Steiner J: Interpretive enactments and the analytic setting. Int J Psychoanal 87:315–320, 2006

Sullivan HS: The Psychiatric Interview. New York, WW Norton, 1970, p 3

Thase ME, Entsuah AR, Rudolph RL: Remission rates during treatment with venlafaxine or selective serotonin reuptake inhibitors. Br J Psychiatry 178:234–241, 2001

Vaillant G: Ego Mechanisms of Defense: A Guide for Clinicians and Researchers. Washington DC, American Psychiatric Press, 1992

Vaillant G: The Wisdom of the Ego. Cambridge, MA, Harvard University Press, 1993

Westen D, Arkowitz-Westen L: Limitations of Axis II in diagnosing personality pathology in clinical practice. Am J Psychiatry 155:1767-1771, 1998

Westen D, Gabbard G: Developments in cognitive neuroscience, II: implications for theories of transference. J Am Psychoanal Assoc 50:99-134, 2002

Westen D, Schedler J: Revising and assessing Axis II, part I: developing a clinically and empirically valid assessment method. Am J Psychiatry 156:258-272, 1999a

Westen D, Schedler J: Revising and assessing Axis II, part II: toward an empirically based and clinically useful classification of personality disorders. Am J Psychiatry 156:273-285, 1999b

Widiger TA: The DSM-III-R categorical personality disorders diagnoses: a critique and an alternative. Psychological Inquiry 4:75-90, 1993

Widiger TA, Mullins-Sweatt SN: Categorical and dimensional models of personality disorders, in The American Psychiatric Publishing Textbook of Personality Disorders. Edited by Oldham JM, Skodol AE, Bender DS. Washington, DC, American Psychiatric Publishing, 2005, pp 35-56

찾아보기

인명

Akhtar, S. 35
Arkowitz-Westen, L 31

Beck, A. H. 19
Beutler, L. E. 14
Bion, W. R. 49, 208
Bond, M. 44
Bretherton, I. 19

Caligor, E. 13, 49
Clark, D. A. 19
Clarkin, J. F. 14
Costa, P. 31

Erikson, E. H. 35

Fairbairn, R. 289
Fonagy, P. 19
Freud, S. 17, 55, 76

Gabbard, G. O. 19, 101

Joseph, B. 49

Kendler, K. 31
Kernberg, O. F. 14, 19, 30, 34,
    35, 36, 37, 40, 44, 50, 242, 244,
    251, 330
Klein, M. 49, 76, 77

LaFarge, L. 49
Lambert, M. J. 22
Lenzenweger, M. F. 14, 49

Malan, D. 20
McWilliams, N. 264
Mullins-Sweatt, S. N. 31

Ogles, B. M. 22

Oldham, J. M. 32

Perry, J. C. 44
Piper, W. E. 273

Rangell, L. 49

Sandler, J. 96, 103
Skodol, A. E. 31, 32
Steiner, J. 49

Vaillant, G. 44, 46

Westen, D. 19, 31, 101, 273
Widiger, T. A. 31

Yeomans, F. 14

내용

12단계 프로그램 309, 328
DPHP 16, 59, 89, 271, 309
DPHP의 병합 327

DSM-IV-TR 241, 243, 261, 264
SWAP 273
TFP 331

ㄱ

가학성 18
갈등 분석 218, 219

저자 소개

Eve Caligor 박사(M.D.)는 뉴욕에 위치한 컬럼비아 의과대학의 정신건강의학과 임상교수이다. 그녀는 뉴욕 컬럼비아 대학교 정신분석 교육연구소의 교육, 분석감독관 및 책임자를 역임하고 있다.

Otto F. Kernberg 박사(M.D.)는 뉴욕 장로교 웨스트체스트 병원의 성격장애연구소의 책임자이자 웨일 코넬 의과대학, 코넬 의생명과학대학원의 정신건강의학과 교수이다. 그는 뉴욕 컬럼비아 대학교 정신분석 교육연구소의 교육, 분석감독관이며, 국제정신분석협회 회장을 역임했다.

John F. Clarkin 박사(Ph.D)는 뉴욕 장로교 웨스트체스트 병원의 성격장애연구소의 공동 책임자이자 웨일 코넬 의과대학, 코넬 의생명과학대학원의 정신건강의학과 교수이다. 그는 국제정신치료연구학회 회장을 역임했다.

역자 소개

최영민(Youngmin Choi) 정신건강의학과 전문의
전 인제대학교 상계백병원 정신건강의학과 교수

대표 저서
- - - - - - - - - - - - -
영성지향 대상관계정신치료(2017, 학지사), 쉽게 쓴 자기심리학(2011, 학지사),
 쉽게 쓴 정신분석이론(2010, 학지사)

시인은 말했다. 대추가 저절로 붉어질 리 없다고. 대추 한 알에 태풍 몇 개, 천둥 몇 개, 벼락 몇 개 들어 있고, 무서리 내리는 몇 밤, 땡볕 두어 달, 초승달 몇 날에 걸쳐 둥글어진 거라고. 역자는 말한다. 이 한 권의 책에도 그것보다는 조금 모자라는 노고와 수고로움이 담겨 있다고. 그래도 함께할 수 있어 좋았노라고. 그게 더 기뻤노라고!

방현숙(Hyeonsoog Bang) 정신건강의학과 전문의

이 책 안에서 나의 모습을 많이 볼 수 있었고, 능력자인 한 친구의 "내 이야기네."라는 말을 들으며 나와 너 그리고 우리의 고뇌와 치료 여정이 이 책에 담겨 있다는 생각이 들었다. 저자들의 탁월함을 접할 수 있도록 이 책을 선택하고 인도해 주신 최영민 선생님과 지난 1년간 함께한 역자 선생님들께 감사드린다.

손아영(Ayoung Son) 정신건강의학과 전문의

이 책을 함께 번역한 분들과 보낸 시간에 감사하다. 지난 1년 동안 초벌 후 여러 차례 교정하면서 우리는 각자가 성격 경직성을 가지고 있음을 고백했다. 부족하지만 함께 이루어 낸 공동 번역 작업처럼, 문제로 생각되는 성격 경직성도 함께하는 상담가, 친구, 가족이 있다면 내가 느꼈던 '함께라서 이루어 낸 일'을 경험할 수 있을 것이다. 마치 우리의 1년처럼!

송영옥(Youngok Song) 정신건강의학과 전문의

모든 사람은 공감과 이해의 시선으로 자신을 바라봐 줄 가까운 타인이 필요하다. 이 책이 가까운 타인이 되려는 따뜻한 치료자들에게 좋은 지침서가 될 수 있으면 좋겠다. 덧붙여 함께 번역 작업을 하는 동안 내게 기꺼이 가까운 타인이 되어 주셨던 여러 역자 선생님께 감사의 인사를 전하고 싶다.

이선이(Sunny Lee) 정신건강의학과 전문의

이번 공동 번역 작업을 통해 "사공이 많으면 배가 산으로 간다."라는 속담이 틀릴 수도 있음을 경험했다. 혼자가 아니어서 번역의 결점을 보완했고, 혼자가 아니어서 지치지 않도록 응원하고, 혼자가 아니어서 서로의 배려에 가슴이 따뜻했다. 번역이라는 작업도 번역자들의 끊임없는 담아내기(containing) 과정임을 경험하면서 바다에 배를 띄울 수 있게 되어 감사할 따름이다.

임유리(Yooli Lim) 정신건강의학과 전문의

이 책을 번역하고 나니 정신치료가 이전보다 가깝게 느껴진다. 정신치료를 통해 환자의 성격 경직성을 줄여 주는 것 외에도 치료자가 정신치료에 심리적 경직성을 버리고 좀 더 유연하게 다가가게 하는 것이 저자의 큰 그림이 아니었을까 생각해 본다.

최지애(Jiae Choi) 정신건강의학과 전문의

늘 어떤 이론을 배울 때 나 자신에 대해 먼저 생각하는 편이다. 이 책을 읽는 동안 과거 나 자신의 일부로부터 자유로워지는 경험을 했고, 그것이 지금의 나를 조금 더 행복하게 만들었다. 오랜 기간 내가 사랑하는 사람들에게 들려주고 싶은 마음으로 이 책을 번역했다. 이 책이 많은 사람에게 자신에 대한 깊은 이해를 가져오고, 반복되는 어려움을 극복하고, 나를 위한 더 좋은 선택을 하고, 그로 인해 진정 자신이 바라는 삶으로 이끌어 주기를 소망한다.

경증 성격병리의 정신치료
Handbook of Dynamic Psychotherapy for Higher Level
Personality Pathology

2022년 10월 20일 1판 1쇄 인쇄
2022년 10월 25일 1판 1쇄 발행

지은이 • Eve Caligor · Otto F. Kernberg · John F. Clarkin
옮긴이 • 최영민 · 방현숙 · 손아영 · 송영옥 · 이선이 · 임유리 · 최지애
펴낸이 • 김진환
펴낸곳 • ㈜**학지사**

　　　　04031 서울특별시 마포구 양화로 15길 20 마인드월드빌딩
대표전화 • 02-330-5114　　팩스 • 02-324-2345
등록번호 • 제313-2006-000265호

홈페이지 • http://www.hakjisa.co.kr
페이스북 • https://www.facebook.com/hakjisabook

ISBN 978-89-997-2773-3　93510

정가 19,000원

출판미디어기업 학지사

간호보건의학출판 **학지사메디컬** www.hakjisamd.co.kr
심리검사연구소 **인싸이트** www.inpsyt.co.kr
학술논문서비스 **뉴논문** www.newnonmun.com
교육연수원 **카운피아** www.counpia.com